普通高等医学院校护理学类专业第二轮教材

医学统计学

（第2版）

（供护理学类专业用）

U0206151

主　　编	张凤英　徐　刚
副 主 编	闫国立　赵铁牛　崔　宁　陈
编　　者	（以姓氏笔画为序）

王诗淇（内蒙古医科大学）

白丽霞（山西中医药大学）

刘启玲（陕西中医药大学）

闫国立（河南中医药大学）

李　静（安徽中医药大学）

张凤英（承德医学院）

张建斌（长治医学院）

陈　丹（湖北中医药大学）

陈学芬（上海中医药大学）

陈新林（广州中医药大学）

赵铁牛（天津中医药大学）

徐　刚（江西中医药大学）

郭晓燕（承德医学院）

崔　宁（山东中医药大学）

编写秘书　　郭晓燕

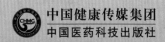

中国健康传媒集团

中国医药科技出版社

内 容 提 要

　　本教材是"普通高等医学院校护理学类专业第二轮教材"之一，按照编写的基本原则和要求，基于 OBE 理念，突出护理学专业的人才培养需求，在第一版的基础上完善、更新、补充教材内容。内容主要包括医学统计学的基本知识、单变量资料的统计分析、双变量的直线相关与回归分析及多变量的回归分析、研究设计、SPSS 软件等内容。每章包括学习目标、案例引导、知识链接、章节小结、目标检测等内容；突出专业性和实用性，注重实践能力和思辨能力的培养。本教材为"书网融合"教材，即纸质教材有机融合数字化教学资源，包括习题、PPT 及 SPSS 软件操作视频等。

　　本教材供护理学类专业师生参考使用。

图书在版编目（CIP）数据

医学统计学/张凤英，徐刚主编 . —2 版 . —北京：中国医药科技出版社，2022.8

普通高等医学院校护理学类专业第二轮教材

ISBN 978 - 7 - 5214 - 3201 - 5

Ⅰ.①医　Ⅱ.①张…　②徐…　Ⅲ.①医学统计 - 统计学 - 医学院校 - 教材　Ⅳ.①R195.1

中国版本图书馆 CIP 数据核字（2022）第 081574 号

美术编辑　陈君杞

版式设计　友全图文

出版　**中国健康传媒集团** | 中国医药科技出版社

地址　北京市海淀区文慧园北路甲 22 号

邮编　100082

电话　发行：010 - 62227427　邮购：010 - 62236938

网址　www. cmstp. com

规格　889mm×1194mm $^1/_{16}$

印张　14 $^3/_4$

字数　470 千字

初版　2016 年 8 月第 1 版

版次　2022 年 8 月第 2 版

印次　2022 年 8 月第 1 次印刷

印刷　北京市密东印刷有限公司

经销　全国各地新华书店

书号　ISBN 978 - 7 - 5214 - 3201 - 5

定价　42.00 元

获取新书信息、投稿、为图书纠错，请扫码联系我们。

出版说明

为了贯彻《中共中央、国务院中国教育现代化2035》"加强创新型、应用型、技能型人才培养规模"的战略任务要求，落实《国务院办公厅关于加快医学教育创新发展的指导意见》，紧密对接新医科建设对医学教育改革的新要求，满足新时代医疗卫生事业对人才培养的新需求，中国医药科技出版社在教育部、国家药品监督管理局的领导下，通过走访主要院校对2016年出版的全国普通高等医学院校护理学类专业"十三五"规划教材进行了广泛征求意见，有针对性地制定了第2版教材的出版方案，旨在赋予再版教材以下特点。

1.立德树人，融入课程思政

把立德树人贯穿、落实到教材建设全过程的各方面、各环节。课程思政建设应体现在知识技能传授中厚植爱国主义情怀，加强品德修养、增长知识见识、培养奋斗精神灌输，不断提高学生思想水平、政治觉悟、道德品质、文化素养等。医学教材着重体现加强救死扶伤的道术、心中有爱的仁术、知识扎实的学术、本领过硬的技术、方法科学的艺术的教育，培养医德高尚、医术精湛的人民健康守护者。

2.精准定位，培养应用人才

体现《国务院办公厅关于加快医学教育创新发展的指导意见》"立足基本国情，以服务需求为导向，以新医科建设为抓手，着力创新体制机制，分类培养研究型、复合型和应用型人才"的医学教育目标，结合医学教育发展"大国计、大民生、大学科、大专业"的新定位，注重人才培养应从疾病诊疗提升拓展为预防、诊疗和康养，以健康促进为中心，服务生命全周期、健康全过程的转变，精准定位教材内容和体系。教材编写应体现以医疗卫生事业需求为导向，以岗位胜任力为核心，以培养医工、医理、医文学科交叉融合的高素质、强能力、精专业、重实践的本科护理人才培养目标。

3.适应发展，优化教材内容

教材内容必须符合行业发展要求：体现医疗机构对护理人才在临床实践能力、沟通交流能力、服务意识和敬业精神等方面的要求；体现临床程序贯穿于教学的全过程，培养学生的整体临床意识；体现国家相关执业资格考试的有关新精神、新动向和新要求；注重吸收行业发展的新知识、新技术、新方法，体现学科发展前沿，并适当拓展知识面，为学生后续发展奠定必要的基础；满足以学生为中心而开展的各种教学方法的需要，充分发挥学生的主观能动性。

4.遵循规律，注重"三基""五性"

教材内容应注重"三基"（基本知识、基础理论、基本技能）、"五性"（思想性、科学性、先进性、启发性、适用性）；"内容成熟、术语规范、文字精炼、逻辑清晰、图文并茂、易教易学"；注意"适用性"，即以普通高等学校医学教育实际和学生接受能力为基准编写教材，满足多数院校的教学需要。

5.创新模式，提升学生能力

在不影响教材主体内容的基础上要保留"案例引导""学习目标""知识链接""目标检测"模块，去掉"知识拓展"模块。进一步优化各模块的内容，培养学生理论联系实践的实际操作能力、创新思维能力和综合分析能力；增强教材的可读性和实用性，培养学生学习的自觉性和主动性。

6.丰富资源，优化增值服务内容

搭建与教材配套的中国医药科技出版社在线学习平台"医药大学堂"（数字教材、教学课件、图片、视频、动画及练习题等），实现教学信息发布、师生答疑交流、学生在线测试、教学资源拓展等功能，促进学生自主学习。

本套教材凝聚了省属院校高等教育工作者的集体智慧，体现了凝心聚力、精益求精的工作作风，谨此向有关单位和个人致以衷心的感谢！

尽管所有参与者尽心竭力、字斟句酌，教材仍然有进一步提升的空间，敬请广大师生提出宝贵意见，以便不断修订完善！

普通高等医学院校护理学类专业第二轮教材

建设指导委员会

李惠萍（安徽医科大学）　　　　　杨　渊（湖南医药学院）

肖洪玲（天津中医药大学）　　　　宋维芳（山西医科大学汾阳学院）

张　瑛（长治医学院）　　　　　　张凤英（承德医学院）

张春玲（贵州中医药大学）　　　　张银华（湖南中医药大学）

陈　廷（济宁医学院）　　　　　　武志兵（长治医学院）

罗　玲（重庆医科大学）　　　　　金荣疆（成都中医药大学）

周谊霞（贵州中医药大学）　　　　单伟颖（承德护理职业学院）

房民琴（三峡大学第一临床医学院）　孟宪国（山东第一医科大学）

赵　娟（承德医学院）　　　　　　赵秀芳（四川大学华西第二医院）

赵春玲（西南医科大学）　　　　　柳韦华（山东第一医科大学）

钟志兵（江西中医药大学）　　　　钟清玲（南昌大学）

洪静芳（安徽医科大学）　　　　　徐　刚（江西中医药大学）

徐旭东（济宁医学院）　　　　　　徐富翠（西南医科大学）

郭先菊（长治医学院）　　　　　　黄文杰（湖南医药学院）

龚明玉（承德医学院）　　　　　　章新琼（安徽医科大学）

梁　莉（承德医学院）　　　　　　彭德忠（成都中医药大学）

董志恒（北华大学基础医学院）　　蒋谷芬（湖南中医药大学）

雷芬芳（邵阳学院）　　　　　　　潘晓彦（湖南中医药大学）

魏秀红（潍坊医学院）

数字化教材编委会

主　　编　张凤英　徐　刚
副 主 编　闫国立　赵铁牛　崔　宁　陈　丹
编　　者　（以姓氏笔画为序）
　　　　　王诗淇（内蒙古医科大学）
　　　　　白丽霞（山西中医药大学）
　　　　　刘启玲（陕西中医药大学）
　　　　　闫国立（河南中医药大学）
　　　　　李　静（安徽中医药大学）
　　　　　张凤英（承德医学院）
　　　　　张建斌（长治医学院）
　　　　　陈　丹（湖北中医药大学）
　　　　　陈学芬（上海中医药大学）
　　　　　陈新林（广州中医药大学）
　　　　　赵铁牛（天津中医药大学）
　　　　　徐　刚（江西中医药大学）
　　　　　郭晓燕（承德医学院）
　　　　　崔　宁（山东中医药大学）
编写秘书　郭晓燕

医学统计学是应用概率论和梳理统计学基本原理和方法，结合医学领域实际，研究数据搜集、整理和分析的一门应用学科，是医药工作不可少的工具，是一门方法学，是护理学专业的必修课。

本教材在编写中以"三基五性"为基本原则，对接国家"加强创新型、应用型、技能型人才培养规模"的战略任务要求，体现以学生为中心、需求为导向，突出护理专业的人才培养需求，科学规划、合理安排，精练文字，提高内容质量。以预防疾病、关注人群健康为指导，落实立德树人的根本任务，通过案例融合统计学知识，充分体现教材的科学性、适用性和育人功能。

本版教材在第一版教材的基础上从学习目标到模块内容都进行了严谨的更新、修改和补充。本教材设置的模块内容有学习目标、案例导引、知识链接、章节小结、目标检测、SPSS 操作等，同时在数字资源中配备习题、PPT 及具有实操性的 SPSS 软件微视频。本书共分为 14 章，介绍医学统计学的基本概念、工作步骤，单变量资料的统计描述与统计推断，双变量的线性相关与回归及多变量的回归分析，研究设计等内容。本版教材的特色在于：一是学习的目标设定更为具体全面，用易于理解的行为动词表达知识目标、技能目标、素质目标的要求，体现了思维层次的科学性；二是以任务为导向的案例引导和案例分析贯穿教材始终，启发思考、引起兴趣，培养统计学思维和批判性思维，体现高阶性和挑战度；三是纸质教材与数字资源相融合，每章都录制了 SPSS 实操视频，为自主学习提供丰富资源，体现应用性和创新性。编写任务分工如下：第一章，张凤英；第二章，李静；第三章，白丽霞；第四章，刘启玲；第五章，陈新林；第六章，徐刚；第七章，张建斌；第八章，陈学芬；第九章，郭晓燕；第十章，崔宁；第十一章，王诗淇；第十二章，陈丹；第十三章，赵铁牛；第十四章，闫国立。

本教材编写过程中，得到了所有编者及其所在单位领导的大力支持，在此一并表示衷心感谢。

由于受编者知识水平所限，书中难免有疏漏和不足之处，恳请广大师生不吝指正。

编 者
2022 年 4 月

目 录 CONTENTS

第一章 绪 论

PPT

📖 学习目标

知识要求：

1. 掌握 描述医学统计学工作的基本内容、步骤；列举变量、资料类型；理解同质与变异、小概率事件、总体与样本、参数与统计量等基本概念。

2. 熟悉 误差的概念，区分抽样误差与系统误差。

3. 了解 医学统计学的应用。

技能要求：

能够识别医学研究案例中的资料类型、统计学设计、资料收集、统计分析等方面的内容；并能在医学科研及工作实践中正确应用统计学思维解决问题。

素质要求：

通过医学统计学的基本概念及工作内容的学习，帮助学生逐步建立起统计思维；激发科研兴趣；培养严谨、科学、实事求是的科研道德素养；增强为人群健康服务的医学职业责任感。

本章概括介绍医学统计学的定义、作用、特点及医学统计学的工作内容；重点学习医学统计学中常用的基本概念。

⇒ 案例引导

案例：为了解医学生的健康素养水平，某研究者依据《中国公民健康素养66条》编写了调查问卷，在某医学高校的一至四年级学生中抽取500人作为研究对象，进行现场调查，收集了健康素养基本知识和理念、健康生活方式和行为、基本技能三方面的数据……，研究者计算了本次调查的医学生的健康素养水平为32.85%，认为高于社区居民的健康素养水平27.26%。

讨论：1. 你认为本次研究能否得出上述结论？

2. 从医学统计学的角度，医学研究中要想得出科学结论应从哪些方面考虑？

3. 结合你的专业谈谈调查医学生的健康素养水平有何意义？

第一节 概 述

一、医学统计学的定义与特点

（一）医学统计学的定义

统计学（statistics）是应用概率论与数理统计的基本原理和方法，研究数据的收集、整理、分析、解释的一门科学。统计学研究的是有变异的现象或事物，是对表面现象的内在规律性进行提炼概括，得出科学结论的学科，也是一门处理数据变异性的科学与艺术。统计学已被广泛应用于自然科学和社会科学的各个领域。

医学统计学（medical statistics）是根据统计学的原理和方法，研究医学数据的收集、分析、得出结论的一门应用学科。

医学统计学的研究对象是医学随机现象，即有变异的医学事物或现象。研究的是人或动物处于疾病或健康或某种干预状态下所呈现的指标数据，且通过数据分析、表达和解释，服务于医学实践与科学研究，从而达到防病治病、促进康复和促进健康的共同目标。

（二）医学统计学的特点

1. 变异性（variability） 生物现象的一个重要特点就是普遍存在着变异。统计学研究对象的变异性表现在数据量方面的变异性，其根源是人及生物个体的变异性。统计学研究方法是通过量变探讨质变的思维过程，即通过指标的量化和大量数据的观察与分析认知事物或现象的本质规律。否则，就会被变异性的表象所迷惑。

2. 随机性（randomness） 具有变异性的事物或现象在自然状态下所呈现的不同结果具有随机性，则该事物或现象称为随机事件（random event）。如掷硬币试验中出现正面或反面具有不确定性，属于随机事件。

3. 概率性（probability） 由于研究对象的变异性、结果表现的随机性和事物间关联的不确定性，只有通过概率论的统计学方法进行研究，才能得到客观结论和正确表达。概率论是统计学推断的基础。

学习医学统计学不仅要系统掌握其基本理论与方法，更要建立统计思维，能够正确认识变异性，用数字、重量和尺度说话，从个性中寻求共性；理解随机性，通过抽样研究，透过现象本质；强调概率性和总体推断，通过同质基础上的差异比较和假设检验，判别真伪可能性的大小，透过偶然揭示必然。

二、医学统计学的作用

医学统计学可以探索随机现象的规律性，在医学领域中，可用于对医学现象或事物进行描述、比较、探索事物间的联系与规律、预测等。例如，对某地某年龄组儿童的身高、体重等身体发育指标进行描述，并以此判断某儿童的身体发育状况是否正常；对比不同的护理方法对同一种疾病患者康复的影响有无差别；孩子的身高与父亲的身高有无联系；高血压与体质指数、饮酒、运动、饮食习惯等因素有无关联等。

随着医学的发展，医学统计学作为医学科学研究基本方法，已被医务工作者和医学科研人员广泛应用。在医学邻域的科研与实践中产生的大量数据因存在变异性不能被直接利用，需要有计划地收集、合理地整理、正确地分析和解释，才能获得关于医学事物的本质特征，从而为疾病防治、健康促进等方面提供客观依据。

第二节 变量与资料类型

一、变量

变量（variable）是指观察单位的某种属性或特征，即研究的指标或观察指标。观察单位是指研究对象的个体，以人为观察单位研究的各项生理生化指标即为变量，如性别、血型、身高、血压、血脂等。统计学上按照变量的取值特征不同可以分为定量变量、定性变量（无序分类变量）和等级变量（有序分类变量）。

1. 定量变量（quantitative variable） 是用数值的大小衡量变量的大小，可以测量，一般有数量单位，又称数值变量（numerical variable）。分为连续型变量和离散型变量。

2. 定性变量（qualitative variable）　是指变量所划分的类别或属性之间互不相容，又称无序分类变量（unordered categorical variable）。包括二项分类与多项分类。

3. 等级变量（ranked data）　是指变量取值的各类别之间存在着程度上的差别，又称有序分类变量（ordered categorical variable）。与无序多分类变量不同，有序分类变量的各个分类水平之间互不相容，但呈现向一个方向递增或递减的关系。如病情（轻、中、重），考核成绩（优、良、可、差）等。

二、变量类型

变量的观测值就是变量值，也称数据、资料（data）。更准确地讲，数据或资料是由具有若干变量值的观察单位所组成的。不同的变量对应的资料类型有定量资料、定性资料和等级资料。

1. 定量资料（quantitative data）　也称定量数据（quantitative data）、计量资料（measurement data）、数值变量资料（numerical variable data），是对定量变量进行数值大小的测量得到的资料，可以是连续型定量资料或离散型定量资料。如身高、体重、血压等变量获得的是连续型定量资料；呼吸、脉搏、护理次数等变量获得的是离散型定量资料。

2. 定性资料（qualitative data）　也称定性数据（qualitative data）、计数资料（enumeration data）或无序分类资料（unordered categorical data），是按观察对象的性质或类别不同进行分组，然后清点每组的个数所获得的资料，包括二分类资料和无序多分类资料。如性别分为男、女，检查结果分为阳性、阴性，疗效有效、无效等属于二分类变量资料；调查人群的 ABO 血型分布，按照 A、B、O、AB 四种分组，计数所得该人群的各血型组的人数即为无序多分类变量资料。

3. 等级资料（ranked data）　也称有序数据（ordinal data）或有序分类资料（ordinal categorical data），是对有序分类变量先按属性或类别程度上的差别有序分组，然后清点每组的个数所获得的资料。如尿蛋白浓度：-、±、+、++，患者对护理工作的满意度：很满意、满意、一般、不满意、很不满意等。

三、变量（资料）之间的转换

正确识别变量及资料分类是针对不同资料选择正确统计分析方法的先决条件之一。有时需要根据研究目的对变量或资料进行必要的转换。如：舒张压可以是具体测量值的大小，为定量变量，也可以按照高血压、正常、低血压的分类转化为等级变量，还可按照正常与异常转化为定性变量。某研究者测量了1000 名 7 岁男孩的身高（cm），此为定量资料；若按照 7 岁男孩身高的正常值范围将身高划分为偏低、正常、偏高三类，清点各类别的变量值个数，上述资料可转化为等级资料；也可将身高划分为正常和异常两类，那么上述资料就可以转换为定性资料。

第三节　基本概念

一、同质与变异

1. 同质（homogeneity）　在研究设计中确定研究对象或分组进行差异比较时，都要求观察单位具有同质性。同质是指研究对象中的个体具有性质或特征的一致性，或者说除了研究因素外影响被研究指标的非研究因素相同或相近。这里的一致或相同是相对的，通常根据研究目的确定。如研究某年某市 7 岁男孩的生长发育状况，其研究对象的同质条件应该是时间、地区（出生地）、年龄、性别等因素相同；又如临床观察某药物治疗高血压的效果，治疗组和对照组除了干预（用某药与不用某药）不同外，要求两组高血压患者在给予干预前应具有同质性，如年龄、性别、病情等主要的非研究因素一致或相近。同质是差异或效果比较的基础。

2. 变异（variation） 同质的个体间研究指标的差异称为变异。如具有同质性的 7 岁男孩，他们的身高值各有不同，他们的体重值也各有不同，即身高和体重均存在变异。同质是相对的，变异是绝对的，没有变异就不需要统计学。

二、总体和样本

1. 总体（population） 研究对象的全体称为总体，是根据研究目的确定的具有相同性质的所有观察单位的某变量（或研究指标或观察值）的集合。如研究某年某地区 18 岁以上人群的血压，研究对象是该年该地区的 18 岁以上人群，观察单位是每个 18 岁以上的人，变量是血压，变量值是测得的血压值，该年该地区全体 18 岁以上人群的血压值就构成一个总体。总体按照有无时间空间范围的限制分为有限总体和无限总体。如某年某市所有 7 岁男孩的身高是有限总体，无时间空间限制的 7 岁男孩身高即为无限总体。

2. 样本（sample） 从总体中随机抽取的一部分有代表性的观察单位的集合，称为样本。总体中每一单位都有同等机会被抽取到，这称为随机抽样。抽取样本的过程称为抽样（sampling）；样本包含的观察单位数称为样本含量（sample size），记为 n。医学研究中，考虑到实施的可行性，通常选择从有限总体中抽取样本。如从某年某市随机抽取 2000 名出生在该地的 7 岁男孩进行身高的研究，该样本的样本量为 2000。对样本进行观察或试验，从获得的信息来推断总体特征的方法称为抽样研究，这是在医学研究中经常运用的重要研究方法。抽样研究的目的是通过样本数据对研究总体的规律进行推断。随机抽样是统计学的原则要求，其意义在于消除任意性或主观性干扰。遵循随机化抽样原则和样本量足够才能获得有代表性的样本，由此获得的统计学结论才具有真实性和可靠性。

三、参数与统计量

1. 参数（parameter） 是描述总体特征的指标，用希腊字母表示，如 μ 表示总体均数、σ 表示总体标准差。参数是客观存在的，但往往是未知的。

2. 统计量（statistic） 是描述样本特征的指标，用拉丁字母或英文字母表示，如 $\overline{X}$ 表示样本均数、s 表示样本标准差。实际中可以用样本数据计算所得统计量近似地反映其来自的总体参数，如用 $\overline{X}$ 和 s 可以估计 μ 和 σ。

四、误差与抽样误差

误差（error）是指测量值与客观真值之差，即通过一次试验得到的结果与事件真实结果之间的差值。误差分为随机误差与非随机误差，具体如下。

1. 过失误差（gross error） 是人为的过失造成的误差，属于非随机误差（non - random error）。其特点是：没有规律性，可以避免。

2. 系统误差（systematic error） 是仪器、试剂、方法、观察或试验条件等不一致或不规范等人为主观因素所造成的误差，属于非随机误差。如仪器测量前未校正，操作的不规范、不统一等均可导致系统误差。系统误差在流行病学中称为偏倚（bias）。系统误差的特点是：受确定因素影响，大小变化有方向性，可以避免。

3. 随机测量误差（random measurement error） 因偶然因素造成的观察值与真实值之差。其特点是：不可避免，但可以减少。

4. 抽样误差（sampling error）　在同一总体中进行抽样研究时，样本统计量与总体参数之间以及样本统计量之间的差异，称为抽样误差。抽样误差的产生条件包括抽样和个体变异。抽样误差产生的本质原因是由个体差异造成的，是客观存在的。其特点是：不可避免，但可以减少。

五、频率与概率

1. 频率（frequency）　对于随机事件 A，在相同的条件下进行 n 次试验，事件 A 发生的次数为 m，比值 m/n 为频率，记为 $f_n(A)$。如 50 次掷硬币试验中出现正面次数为 26，则其频率为 $26/50 = 0.52$。

⊕ **知识链接**

著名的掷硬币试验

试验者	掷硬币次数 n	正面次数 m	正面频率 f
De Morgan	2048	1061	0.5181
Buffon	4040	2048	0.5069
Pearson	12000	6019	0.5016
Pearson	24000	12012	0.5005

2. 概率（probability）　是表示随机事件发生可能性大小的度量，记为 $P_{(A)}$，简化为 P，其取值范围为 $0 \leq P \leq 1$。当 $n \to \infty$ 时，频率 $f_n(A) \to$ 概率 $P(A)$。统计学上常将 $P \leq 0.05$ 的事件称为小概率事件，认为这种小概率事件在一次试验中发生的可能性很小。

通常概率为针对总体而言的理论值，频率为针对样本而言的实际值。由频率可以估计概率。

第四节　医学统计工作的基本步骤

医学统计工作的基本步骤或程序包括统计设计、收集资料、整理资料和分析资料四个方面。这四方面工作不应是孤立的，而应是有序渐进和有机结合的。

一、统计设计

设计（design）是按照研究目的和要求所制定总目标和总任务的计划，包括专业设计（specialized design）和统计设计（statistical design）。医学统计工作中的设计是指统计设计。统计设计是指导医学研究成功的关键环节，也是提高观察或试验质量的重要保证。统计设计的内容包括数据收集、整理和分析全过程所制定的计划。如研究的总体是什么？研究对象、观察单位是什么？如何抽样？样本含量多少？设置哪些研究指标，如何收集原始数据？如何对数据进行整理、汇总分析？如何控制误差等等。这些都需要周密考虑、统筹安排，保证研究工作的质量和效率、科学性和可靠性。统计设计常见的设计类型有完全随机设计（成组设计）、配对设计、配伍组设计、析因设计、重复测量设计和正交设计等。

二、收集资料

收集资料（data collection）是根据研究目的和设计要求，选用适当的途径和方法获取准确可靠的原始数据的过程。

1. 资料的来源 包括现有数据和主动收集的数据。现有数据包括常规医疗工作记录、统计报表、统计年鉴和统计数据专辑等；主动收集的数据是指通过观察、专题调查、试验或试验研究获取的数据。

2. 质量要求 对原始资料的质量要求是完整、准确、及时和真实。完整是针对所需观察例数、项目结构与内容的数量和全面性要求，如例数达不到规定要求或漏项过多，会导致整个统计分析工作失败；准确是针对相关概念与数据的正确性和精确度要求，不能有误解和错误；及时是针对收集资料工作完成的时间要求，应在规定的时限内完成，否则影响到效率和质量；真实是针对内容的客观实在性要求，应力避主观和切忌造假，这也是医疗工作与科研中职业道德规范的要求。

三、整理资料

整理资料（data sorting）是根据研究目的，运用科学的方法对收集到的原始资料进行核查、分类、汇总等初步加工和处理，使其条理化、系统化，便于进一步分析的过程。

1. 资料的检查与核对 整理资料首先应对原始资料的正确性和完整性等方面核查。开展逻辑性检查、专业检查等，找出数据有无不合理、错误、重复及缺失等问题，一经发现问题，必须及时修正、补充及合理地删除。如收集患者的一般资料时，如发现心率 > 200 次/分、孕妇的年龄为 10 岁以下等不合理情况时应及时处理，只有数据合格方可进行整理。

2. 合理分组 根据资料的性质并结合研究目的对资料进行分组整理，以反映事物的特点与规律，便于进一步统计分析。可以按照变量的特征分为：①数量分组，将观察单位按其变量值的数值大小分组（如血糖、身高、血压等按数值大小的分组）；②定性分组，将观察单位按其属性或类别进行分组，可以是有序分组（如病情分为轻、中、重）或无序分组（如性别、血型、职业、疾病种类等）。可以按单个标志进行简单分组，也可以按两个及以上标志进行复合分组。科学合理地整理资料是承上启下的环节，为资料分析做好准备。

四、分析资料

分析资料（analyzing data）又称统计分析（statistic），是按照设计的要求，根据研究目的、资料类型及相应统计分析方法的应用条件，对整理后的资料作进一步的统计学分析，目的是在表达数据的基础上，阐明事物的内在联系和规律性。统计分析方法包括统计描述和统计推断。

1. 统计描述（statistical description） 用统计表、统计图、统计指标等揭示或表达资料的数量特征及其分布规律，以便进一步比较差异、分析关联性及探讨规律，是进一步分析的基础。

2. 统计推断（statistical inference） 用样本信息推断总体特征的过程，即用抽样研究得到的样本统计量推断总体参数，了解总体的数量特征及其分布规律。统计推断的具体内容包括参数估计（estimation of parameter）和假设检验（hypothesis testing）两方面的内容。参数估计常用区间估计法，如用样本均数估计总体均数95%的可信区间；假设检验是用样本差异推断其来自的总体参数是否不同的过程，本教材主要介绍单变量定量资料、定性资料、等级资料的假设检验方法（详见第六章）。

知识链接

统计学家名言

现代统计学奠基人之一、世界著名统计学家 Fisher 曾精辟指出：试验做完后再咨询统计学家，如同患者死后进行尸体解剖，统计学家或许能告诉你试验失败的原因。

因此医学研究中不可脱离统计学的指导，设计是统计工作的第一步，也是最关键的环节，是提高观察或试验质量的重要保证。

目标检测

答案解析

1. 统计学中所说的具有代表性的样本是指（ ）

  A. 随意抽取的总体中的部分观察单位的集合

  B. 总体中最容易获得的部分观察单位的集合

  C. 依照研究者要求选取总体中有意义的部分观察单位的集合

  D. 依照随机原则抽取总体中有代表性的部分观察单位的集合

  E. 依据自愿原则选择的部分观察单位的集合

2. 统计学中的总体通常是指（ ）

  A. 无限多的研究对象　　　　　　B. 全部研究对象中抽取的一部分

  C. 全部样本　　　　　　　　　　D. 全部研究指标

  E. 同质全部研究对象的某个变量值的集合

3. 下列属于等级变量的是（ ）

  A. 血红蛋白　　　　　　　　　　B. 病情程度（轻、中、重）

  C. 心率　　　　　　　　　　　　D. 生存时间

  E. 疾病疗效（有效、无效）

4. 若以舒张压 $\geq 140\text{mmHg}$ 为高血压，调查某地 100 人，其中有 20 人舒张压 $\geq 140\text{mmHg}$，80 人舒张压 $< 140\text{mmHg}$，由此获得的资料为（ ）

  A. 定量资料　　　　　　　　　　B. 等级资料

  C. 定性资料　　　　　　　　　　D. 连续型资料

  E. 无法确定资料类型

5. 下列资料转换可进行的是（ ）

  A. 定量资料转换为定性资料　　　B. 二分类定性资料转换为等级资料

  C. 等级资料转换为定量资料　　　D. 无序多分类资料转换为等级资料

  E. 定性资料转换为定量资料

6. 变异是指（ ）

  A. 样本间的差异　　　　　　　　B. 同质个体间的差异

  C. 个体值间的差异　　　　　　　D. 样本统计量与总体参数的差异

  E. 总体间的差异

7. 医学统计学研究的对象是（　　）

    A. 各种类型的数据   B. 样本

    C. 有变异的医学现象或事物   D. 总体

    E. 动物或人

8. 关于随机抽样，说法正确的是（　　）

    A. 随机抽样可以避免抽样误差

    B. 研究者在抽样时应精心挑选个体，以使样本更能代表总体

    C. 随机抽样即随意抽样

    D. 为确保样本具有更好的代表性，样本量应越大越好

    E. 抽样时应使得总体中的每个个体都有同等的机会被抽取

9. 概率用于描述（　　）

    A. 样本的特征   B. 数据具有的特征

    C. 数据的准确性   D. 偶然现象发生的可能性

    E. 随机事件发生的可能性

10. 统计工作的基本步骤是（　　）

    A. 设计、调查资料、核对资料、描述资料

    B. 设计、调查资料、归纳资料、整理资料

    C. 设计、收集资料、整理资料、统计推断

    D. 设计、收集资料、整理资料、分析资料

    E. 设计、收集资料、分析资料、撰写论文

书网融合……

本章小结

题库

第二章 计量资料的统计描述

PPT

学习目标

知识要求:

1. 掌握 频数分布表和频数分布图的用途;列举计量资料集中趋势和离散趋势的描述指标;区分不同指标的适用条件。

2. 熟悉 计量资料频数分布表的编制步骤。

技能要求:

医学实践与科研工作中,能够选择适当的指标对计量资料进行全面描述,能够利用 SPSS 软件进行计量资料统计描述指标的计算及结果解读。

素质要求:

通过学习计量资料的频数分布以及统计描述指标,培养统计思维、严谨的态度及批判性思维。

统计描述 (statistical description) 是统计分析的基础,通过统计指标、统计图、统计表及统计模型揭示数据资料的分布特征,便于进一步的统计分析。

案例引导

案例:某医院胃肠外科护理人员观察了 12 名患者在接受某手术后的恢复时间,分别是:36、38、42、37、36、40、35、33、34、40、72、108 小时,采用均数和标准差描述了 12 名患者的恢复时间为 (45.92 ± 22.13) 小时。

讨论:1. 该资料是什么类型的资料?

2. 统计描述指标的选择是否合适? 为什么?

3. 适宜的统计描述指标是什么?

第一节 频数分布

频数 (frequency) 是特定范围或组段内某变量值出现的次数。频数分布表 (frequency distribution table) 是由组段和其组段内出现的频数构成的表格,简称频数表,它是大样本统计描述的常用方法。

一、频数表与频数分布图

(一) 频数表

例 2.1 某单位为职工建立职业健康档案,收集 102 名成年男性的血清肌酐 (μmmol/L) 检测结果如下,试编制其频数表。

91	<u>58</u>	80	86	83	78	60	81	89	77	82	85	102	98	79
87	95	79	87	78	81	89	74	86	82	80	90	73	82	72
88	74	83	85	90	75	87	102	81	84	104	83	85	93	89
63	66	91	82	96	64	93	84	104	72	87	66	68	75	95
87	91	76	101	83	94	85	77	89	99	75	82	84	75	85
71	96	76	73	86	77	89	78	80	<u>106</u>	82	90	96	90	69
85	74	68	69	92	72	97	83	93	88	80	99			

1. 计算全距（range，R） 全距又称极差，是全部观察值中最大值与最小值之差。

本例 $R = 106 - 58 = 48 (\mu mmol/L)$。

2. 确定组段数、组距和组段 根据样本量的多少以及数据的变动范围大小，选择适当的组段数，组段数过多或过少均不利于反映数据的分布特征，通常设 8 ~ 15 个组段。各组段的起点称为"下限"，终点称为"上限"，相邻两个组段的下限之差即为组距。等距分组时，组距 = 全距/组段数。本例 $R = 48$，如果取组段数 = 10，则组距 = 48/10 = 4.8，为便于计算，取 5 作为组距。本例中，第一组段下限为 58μmmol/L，记作"58 ~"，第二组段下限为 63μmmol/L，记作"63 ~"，依此类推，最后一个组段记作"103 ~ 108"。

需注意：①第一组段应包含最小值，最后一组段应包含最大值；②除最后一组段，其余组段区间均为左闭右开，即包括下限，不含上限；③尽量采用等组距。

3. 汇总制表 采用手工划记或计算机统计各组段所含的频数，计算各组段频率、累计频数和累计频率等指标，累计频数是由上至下将频数累加，累计频率是由上至下将频率累加，结果如表 2 - 1 所示。

表 2 - 1　某单位 102 名男性职工血清肌酐（μmmol/L）的频数分布

组段（μmmol/L）	频数	频率（%）	累计频数	累计频率（%）
58 ~	2	1.96	2	1.96
63 ~	4	3.92	6	5.88
68 ~	8	7.84	14	13.72
73 ~	14	13.73	28	27.45
78 ~	18	17.65	46	45.10
83 ~	22	21.57	68	66.67
88 ~	15	14.71	83	81.38
93 ~	10	9.80	93	91.18
98 ~	6	5.88	99	97.06
103 ~ 108	3	2.94	102	100.00
合计	102	100.00	—	—

（二）频数分布图

除了频数表以外，频数分布图（graph of frequency distribution）也可以直观和形象地反映样本资料分布特征。连续型计量资料绘制的频数分布图又称直方图，一般情况下是以横轴表示观察变量（组距），以纵轴表示频数。根据例 2.1 资料，绘制频数分布图如图 2 - 1 所示。

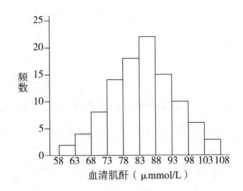

图 2 − 1　某单位 102 名男性职工血清肌酐的频数分布图

二、频数表与频数分布图的用途

1. 描述频数分布类型　频数分布包括对称分布和非对称分布。对称分布是指频数的高峰位于中间，左右两侧频数分布基本对称，如图 2 − 1 所示，血清肌酐值以组段 "83 ~" 为中心左右大致对称。非对称分布或偏态分布是指高峰偏向一侧，频数分布不对称，包括正偏态和负偏态两种类型。正偏态分布又称右偏态分布，其高峰偏向数值小的一侧（左侧），长尾向右延伸，如图 2 − 2A 所示；负偏态分布又称左偏态分布，其高峰偏向数值大的一侧（右侧），长尾向左延伸，如图 2 − 2B 所示。在统计分析时常需要根据资料的分布形式选择相应的统计分析方法。

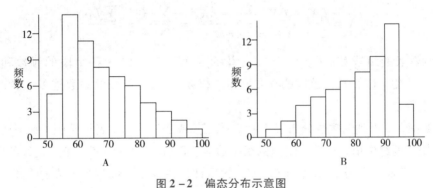

图 2 − 2　偏态分布示意图

A. 正偏态（右偏态）分布图；B. 负偏态（左偏态）分布图

2. 揭示频数分布特征　①集中趋势：从表 2 − 1 和图 2 − 1 可以看出，102 名男性职工的血清肌酐值向中间高峰处集中，即以 "83 ~" 这一组段的人数最多。②离散趋势：102 个血清肌酐值参差不齐，且各组段频数由中央向两端逐渐减少，即向范围（58 ~ 106）μmmol/L 两端值发散。

3. 便于发现异常值　如在频数表的两端连续出现几个组段的频数为 0 后，又出现一些极小值或极大值，需对这些数据进行检查和核对，若发现错误，及时改正。

4. 便于统计指标计算和统计分析　不同分布类型的资料采用的统计描述指标和统计推断方法各不相同。基于频数表和频数分布图反映出的数据分布类型和特征，便于进一步对资料进行统计描述与分析。

第二节　集中趋势的描述指标

集中趋势（central tendency）指的是一个计量资料的大多数观察值所在的中心位置。平均数（average）是统计学中用来描述集中趋势的一个重要的指标体系，常用的平均数包括算术均数、几何均数和中位数。

一、算术均数

算术均数（arithmetic mean）简称均数（mean），是反映一组观察值平均水平或一般水平的指标。适用于对称分布的资料，尤其是正态和近似正态分布。总体均数用 μ 表示，样本均数用 $\bar{X}$ 表示。均数的计算方法包括直接法和加权法。

（一）直接法

将所有观察值相加后除以观察值的个数，其计算公式如下：

$$\bar{X} = \frac{X_1 + X_2 + \cdots + X_n}{n} = \frac{\sum X}{n} \tag{2-1}$$

式中，X_1，X_2，$\cdots$，X_n 为观察值；n 为样本含量；$\sum$ 是希腊字母（读作 sigma），表示求和。

例 2.2　用直接法计算例 2.1 某单位 102 名男性职工血清肌酐的均数。

$$\bar{X} = \frac{91 + 58 + \cdots + 99}{102} = \frac{8515}{102} = 83.48 (\mu mmol/L)$$

（二）加权法

对于样本量较大的数据，可以在编制频数表的基础上使用加权法计算均数的近似值，其计算公式如下：

$$\bar{X} = \frac{f_1 X_1 + f_2 X_2 + \cdots + f_k X_k}{f_1 + f_2 + \cdots + f_k} = \frac{\sum fX}{\sum f} = \frac{\sum fX}{n} \tag{2-2}$$

式中，k 为频数表的组段数；f_1，f_2，$\cdots$，f_k 及 X_1，X_2，$\cdots$，X_k 为各组段的频数和组中值，组中值 =（某组下限 + 下组下限）/2。这时的频数也称"权数"，某个组段的频数越多，权数就越大，其组中值对均数的影响就越大。

例 2.3　根据例 2.1 得到的频数分布表 2-1，采用加权法计算 102 名男性职工血清肌酐的均数。

首先计算各组段的组中值，如第一组段的组中值 =（58 + 63）/2 = 60.5，第二组段的组中值 =（63 + 68）/2 = 65.5，以此类推，见表 2-2 第（3）列，然后计算各组段频数与组中值的乘积，将其结果列于表 2-2 第（4）列。

表 2-2　加权法计算 102 名男性职工血清肌酐的均数

组段（1）	频数（f_k）（2）	组中值（X_k）（3）	$f_k X_k$（4）=（2）×（3）
58 ~	2	60.5	121
63 ~	4	65.5	262
68 ~	8	70.5	564
73 ~	14	75.5	1057
78 ~	18	80.5	1449
83 ~	22	85.5	1881
88 ~	15	90.5	1357.5
93 ~	10	95.5	955
98 ~	6	100.5	603
103 ~ 108	3	105.5	316.5
合计	102	—	8566

$$\overline{X} = \frac{2 \times 60.5 + 4 \times 65.5 + \cdots + 3 \times 105.5}{2 + 4 + \cdots + 3} = \frac{8566}{102} = 83.98(\mu mmol/L)$$

结果显示，在样本量较大的情况下，加权法与直接法所得均数相近。

一般来说，算术均数适用于频数分布对称的数据，大多数正常人的生理、生化指标，如身高、体重、血红蛋白含量、白细胞计数等都适宜用均数来描述集中趋势。若资料的分布明显呈偏态，算出的均数容易受到极大值或极小值的影响，不能较好地反映分布的集中位置。

二、几何均数

在医学研究中，有些资料的观察值呈倍数关系，如抗体滴度、血清效价、细菌计数等，此时不宜使用算术均数来描述其平均水平，而应该采用几何均数（geometric mean）。几何均数是 n 个变量值乘积的 n 次方根。一般用 G 表示，适用于呈倍数关系的等比资料，或原始数据不符合正态分布但经对数转换后呈正态分布的资料。几何均数的计算方法包括直接法和加权法。

（一）直接法

$$G = \sqrt[n]{X_1 X_2 \cdots \cdots X_n} \tag{2-3}$$

式中，X_1，X_2，$\cdots$，X_n 为观察值；n 为样本含量。式2-3也可改用对数形式：

$$G = \lg^{-1}\left(\frac{\lg X_1 + \lg X_2 + \cdots + \lg X_n}{n}\right) = \lg^{-1}\left(\frac{\sum \lg X}{n}\right) \tag{2-4}$$

式中，lg 表示以10为底的对数，$\lg^{-1}$ 表示以10为底的反对数。

例2.4　5名呼吸道感染患者接受了肺炎支原体抗体检查，其滴度水平分别为1∶40、1∶80、1∶160、1∶320、1∶640，试计算抗体的平均滴度。

$$G = \sqrt[5]{40 \times 80 \times 160 \times 320 \times 640} = 160$$

或

$$G = \lg^{-1}\left(\frac{\lg 40 + \lg 80 + \lg 160 + \lg 320 + \lg 640}{5}\right) = 160$$

因此，5名呼吸道感染患者肺炎支原体抗体的平均滴度是1∶160。

（二）加权法

对于频数表资料，可以采用加权法计算几何均数，公式如下：

$$G = \lg^{-1}\left(\frac{f_1 \lg X_1 + f_2 \lg X_2 + \cdots + f_k \lg X_k}{f_1 + f_2 + \cdots + f_k}\right) = \lg^{-1}\left(\frac{\sum f \lg X}{\sum f}\right) \tag{2-5}$$

例2.5　某医院风湿免疫科某年收集了35名系统性红斑狼疮患者的抗核抗体滴度资料，结果见表2-3，试计算其平均滴度。

表2-3　某医院某年风湿免疫科35名系统性红斑狼疮患者的抗核抗体滴度

抗体滴度	频数 f	滴度倒数 x	$\lg x$	$f \lg x$
1∶80	3	80	1.9031	5.7093
1∶160	7	160	2.2041	15.4287
1∶320	10	320	2.5051	25.0510
1∶640	9	640	2.8062	25.2558
1∶1280	6	1280	3.1072	18.6432
合计	35	—	—	90.0880

$$G = \lg^{-1}\left(\frac{\sum f\lg X}{\sum f}\right) = \lg^{-1}\left(\frac{90.0880}{35}\right) = 375$$

即 35 名系统性红斑狼疮患者抗核抗体的平均滴度是 1 : 375。

计算几何均数时需注意：观察值不能为 0 或同时出现正负值，如果观察值全部为负值，计算时可先将负号省略，在最终的计算结果前面加上负号。同一组观察值的几何均数总是小于它的算术均数。

三、中位数和百分位数

（一）中位数

中位数（median，M）是将一组数据按从小到大顺序排列，位置居于中间的数值。当 n 为奇数时取位次居中的观察值，当 n 为偶数时取位次居中的两个观察值的均数。中位数适用于各种分布类型的资料，特别是偏态分布资料和开口资料（一端或两端无确切数值）。其计算公式如下：

$$n \text{ 为奇数时，} M = X_{(n+1)/2} \tag{2-6}$$

$$n \text{ 为偶数时，} M = \frac{1}{2}(X_{n/2} + X_{n/2+1}) \tag{2-7}$$

例 2.6   某科室护理人员对 11 名采用腹腔镜治疗的患者进行术后观察，并记录了他们的住院时间（天），分别为 6、4、8、3、6、9、5、12、28、9、3，试计算其中位数。

将该组数据按从小到大顺序排列如下：3，3，4，5，6，6，8，9，9，12，28

本例 $n = 11$，为奇数，因此根据公式（2-6），$M = X_{(n+1)/2} = X_{(11+1)/2} = X_6 = 6$（天），如果增加 1 例患者的住院时间是 10 天，此时 $n = 12$，为偶数，根据公式（2-7），$M = \frac{1}{2}(X_{n/2} + X_{n/2+1}) = \frac{1}{2}(6 + 8) = 7$（天）。

对于频数表资料，可通过百分位数计算中位数。

（二）百分位数

百分位数（percentile，P_X）是一种位置指标，它将全部观察值分为两部分，理论上有 $X\%$ 的观察值小于 P_X，$(100 - X)\%$ 的观察值大于 P_X。例如，P_{25} 表示小于或等于该值的观察值个数占总样本数的 25%，大于或等于该值的观察值个数占总样本数的 75%。中位数是一个特定的百分位数，即 P_{50}，其左右两侧的观察值个数相等。P_X 的计算公式如下：

$$P_X = L_X + \frac{i_X}{f_X}(nX\% - \sum f_L) \tag{2-8}$$

式中，L_X 为第 X 百分位数所在组段的下限，i_X 为组距，f_X 为所在组段频数，n 为样本含量，$\sum f_L$ 为上一组段的累计频数。

频数表法计算中位数公式，即 $M = P_{50} = L_{50} + \frac{i_{50}}{f_{50}}(\frac{n}{2} - \sum f_L)$

例 2.7   试根据表 2-1 的频数表计算例 2.1 资料中血清肌酐的 P_{10}、P_{50}、P_{90}。

$$P_{10} = 68 + \frac{5}{8} \times (102 \times 10\% - 6) = 70.63 \text{（}\mu\text{mmol/L）}$$

$$P_{50} = 83 + \frac{5}{22} \times (102 \times 50\% - 46) = 84.14 \text{（}\mu\text{mmol/L）}$$

$$P_{90} = 93 + \frac{5}{10} \times (102 \times 90\% - 83) = 97.40 \text{（}\mu\text{mmol/L）}$$

中位数和百分位数应用时需注意：中位数和百分位数对资料分布特征没有特殊要求，由于中位数不受两端极大值或极小值的影响，因此特别适用于呈偏态分布或频数分布的两端无确定数值的资料。当资料呈正态分布时，原则上使用算术均数和中位数均可，但是算术均数利用了所有数据，因此较中位数更加准确和稳定。所以当资料适合使用算术均数时，不宜用中位数来描述其平均水平。

⊕ **知识链接**

国家统计局数据显示，2021 年全国居民人均可支配收入 35128 元，人均可支配收入中位数 29975 元。按常住地分，城镇居民人均可支配收入 47412 元，人均可支配收入中位数 43504 元。农村居民人均可支配收入 18931 元，人均可支配收入中位数 16902 元。按全国居民五等份收入分组，低收入组人均可支配收入 8333 元，中间偏下收入组人均可支配收入 18445 元，中间收入组人均可支配收入 29053 元，中间偏上收入组人均可支配收入 44949 元，高收入组人均可支配收入 85836 元。

（注：全国居民五等份收入分组是指将所有调查户按人均收入水平从低到高顺序排列，平均分为五个等份，处于最低 20% 的收入家庭为低收入组，依此类推依次为中间偏下收入组、中间收入组、中间偏上收入组、高收入组。）

第三节　离散趋势的描述指标

计量资料的频数分布有集中趋势和离散趋势两个特征，仅仅用集中趋势来描述数据的分布特征是不全面的，只有把两者结合起来，才能全面认识事物。

离散趋势（tendency of dispersion）指的是计量资料的所有观察值与中心位置的偏离程度。常用的描述指标主要有极差、四分位数间距、方差、标准差和变异系数。

一、极差

极差（range，R）也称全距，是一组数据的最大值与最小值之差，$R = X_{max} - X_{min}$。极差越大，数据的离散程度越大，即数据间的变异程度也越大。

极差的算法简便，容易理解，适合于两端有明确数值的任何分布类型的资料，但是极差没有充分利用全部观察值的信息，不能反映其他观察值的变异程度，因此代表性较差。此外，极差不稳定，易受极端值的影响，样本含量越大，抽到较大或较小观察值的可能性越大，极差也会相应变大。

二、四分位数间距

四分位数间距（quartile range，Q）是上四分位数与下四分位数的差值，即 $Q = Q_U - Q_L = P_{75} - P_{25}$。其数值越大，资料的变异程度越大。

四分位数间距不受两端极大值或极小值的影响，因此较极差稳定，但是其大小仅受 Q_U 与 Q_L 的影响，仍存在对数据信息利用不充分、代表性较差的缺点。四分位数间距常用于描述偏态分布和开口资料的变异程度。在实际应用中，如果一组资料的集中趋势用中位数描述，其离散趋势常用四分位数间距表示。

例 2.8　求例 2.1 中 102 名男性职工血清肌酐的四分位数间距。

$$P_{25} = 73 + \frac{5}{14} \times (102 \times 25\% - 14) = 77.11 (\mu mmol/L)$$

$$P_{75} = 88 + \frac{5}{15} \times (102 \times 75\% - 68) = 90.83 (\mu mmol/L)$$

$$Q = P_{75} - P_{25} = 90.83 - 77.11 = 13.72 (\mu mmol/L)$$

三、方差和标准差

为了充分利用所有数据，可以通过计算每个观察值与均数的差值（即离均差，用 $X - \mu$ 表示）来反映资料的离散程度。但是由于对称分布资料的所有离均差相加求和，结果为 0，即 $\sum (X - \mu) = 0$，不能反映变异程度，因此通常将离均差平方后再求和，用 $\sum (X - \mu)^2$ 表示，称为离均差平方和（sum of square，SS）。它除了与变异度有关外，还与观察值的例数 N 有关，故将离均差平方和再平均，其结果称为方差（variance）。方差常用于描述对称分布，特别是正态或近似正态分布资料的离散趋势，方差越大，表明该组资料的变异程度越大。其计算公式如下：

$$\sigma^2 = \frac{\sum (X - \mu)^2}{N} \tag{2-9}$$

式中，σ^2 表示总体方差，X 表示观察值，μ 表示总体均数，N 表示观察例数。

在实际工作中，往往总体均数是未知的，需用样本均数来估计。数理统计证明，用 n 代替 N，会低估了 σ^2，因此计算时分母用 $n-1$ 代替 n。其计算公式如下：

$$s^2 = \frac{\sum (X - \bar{X})^2}{n - 1} \tag{2-10}$$

式中，s^2 表示样本方差，$\bar{X}$ 表示样本均数，n 表示样本例数。$n-1$ 称为自由度（degree of freedom，df）。

方差的单位是原观察值度量单位的平方，为了统计分析的方便，常使用标准差（standard deviation）这一统计指标。标准差是方差的算术平方根，其度量单位与原观察值相同。标准差适用于描述对称分布资料的离散趋势，在实际应用中，如果一组资料的集中趋势用均数描述，其离散趋势常用标准差表示。总体标准差用 σ 表示，样本标准差用 s 表示，其计算公式如下：

$$\sigma = \sqrt{\frac{\sum (X - \mu)^2}{N}} \tag{2-11}$$

$$s = \sqrt{\frac{\sum (X - \bar{X})^2}{n - 1}} \tag{2-12}$$

标准差充分利用了每个数据，因此较极差、四分位数间距更能反映变量的变异程度，通常情况下，标准差越大，说明一组资料的变异程度越大。

例 2.9　某科室护理人员测量了 16 名住院患者的脉搏（次/分），其结果报告如下：94、85、76、58、72、92、69、81、90、74、70、68、83、56、102、71，试计算其均数、极差、方差和标准差。

$$\bar{X} = \frac{\sum X}{n} = \frac{94 + 85 + \cdots + 71}{16} = 78（次／分）$$

$$R = X_{\max} - X_{\min} = 102 - 56 = 46（次／分）$$

$$s^2 = \frac{\sum (X - \bar{X})^2}{n - 1} = \frac{(94 - 78)^2 + (85 - 78)^2 + \cdots + (71 - 78)^2}{16 - 1} = \frac{2489}{15} = 165.9（次／分）^2$$

$$s = \sqrt{\frac{\sum (X - \bar{X})^2}{n - 1}} = \sqrt{165.9} = 12.88（次／分）$$

四、变异系数

变异系数（coefficient of variation，CV）是一个度量相对离散程度的指标，适用于比较度量单位不同的变量之间的变异程度，或者度量单位相同但是均数相差较大的变量间的变异程度，其计算公式如下：

$$CV = \frac{s}{\overline{X}} \times 100\% \qquad\qquad (2-13)$$

式中，s 为样本标准差，$\overline{X}$ 为样本均数。变异系数没有度量衡单位，常用百分数表示。变异系数越大，表示离散程度也越大。

例 2.10 某单位组织职工开展健康体检，结果显示女性的血清甘油三酯均数为 1.16mmol/L，标准差为 0.22mmol/L；血红蛋白均数为 128.6g/L，标准差为 10.5g/L，试比较女性血清甘油三酯与血红蛋白的变异程度。

血清甘油三酯和血红蛋白是两个不同度量衡单位的指标，不宜直接比较标准差，因此使用变异系数来反映变异程度更加合适。

血清甘油三酯：
$$CV = \frac{0.22}{1.16} \times 100\% = 18.97\%$$

血红蛋白：
$$CV = \frac{10.5}{128.6} \times 100\% = 8.16\%$$

结果显示，女性血清甘油三酯的变异程度要大于血红蛋白。

第四节 SPSS 软件操作与结果分析 🄴微课

一、频数分布表的编制

以下数据来源于例 2.1 资料。

1. 建立数据文件 以"血清肌酐"为变量名，录入数据建库 ht0201.sav，如图 2-3。

	血清肌酐
1	91
2	58
⋮	⋮
101	80
102	99

图 2-3 ht0201.sav

2. 分析步骤

（1）Transform→Record into Different Variables→"血清肌酐"放入 Numeric Variable 框中→Output Variable→Name 框中键入"组段"→Change→Old and New Values→Old Value 选中 Range：⋯through⋯，58 through 62。对应在 New Values 中键入 58，63 through 67.9 对应在 New Values 中键入 63，以此类推，直到 103 through 108 对应在 New Values 中键入 103→Continue→OK。

（2）Analyze→Descriptive Statistics→Frequencies→"组段"放入 Variables 框中，选中 Display frequency tables→OK。

3. 结果及解释 编制成的频数分布表见图 2-4。

		Frequency	Percent	Valid Percent	Cumulative Percent
Valid	58.00	2	2.0	2.0	2.0
	63.00	4	3.9	3.9	5.9
	68.00	8	7.8	7.8	13.7
	73.00	14	13.7	13.7	27.5
	78.00	18	17.6	17.6	45.1
	83.00	22	21.6	21.6	66.7
	88.00	15	14.7	14.7	81.4
	93.00	10	9.8	9.8	91.2
	98.00	6	5.9	5.9	97.1
	103.00	3	2.9	2.9	100.0
	Total	102	100.0	100.0	

图2-4 某单位 102 名男性职工血清肌酐（μmmol/L）的频数表

二、计量资料集中趋势和离散趋势的描述指标

（一）均数及百分位数

利用例 2.1 数据计算血清肌酐的均数、P_{10}、P_{50}、P_{90} 和四分位数间距。

1. 建立数据文件　用已建文件 ht0201. sav。

2. 分析步骤　Analyze →Descriptive Statistics→Frequencies→"血清肌酐" 放入 Variables 框中→点击 Statistics，在 Percentile Values 选中 Quartiles，Percentile，依次键入 10、50、90，在 Central Tendency 选中 Mean、Median→Continue→OK。

3. 结果及解释　结果见图 2 - 5，得均数、P_{10}、P_{50}、P_{90} 和四分位数间距分别为 83.48、69.60、83.50、96.70、90.00 - 76.75 = 13.25。

N	Valid	102
	Missing	0
Mean		83.48
Median		83.50
Percentiles	10	69.60
	25	76.75
	50	83.50
	75	90.00
	90	96.70

图 2 - 5　某单位 102 名男性职工血清肌酐（μmmol/L）的分析结果

（二）直接法计算几何均数

以下数据来源于例 2.4。

1. 建立数据文件　以"抗体滴度倒数"为变量名，录入数据，并建立数据文件 ht0202. sav，如图 2 - 6 所示。

2. 分析步骤　Analyze→Reports→Case Summaries→"抗体滴度倒数" 放入 Variables→点击 Statistics →选中 Geometric Mean 放入 Cell Statistics→Continue→OK。

3. 结果及解释　5 名呼吸道感染患者肺炎支原体抗体的平均滴度为 1：160，如图 2 - 7 所示。

	抗体滴度倒数
1	40
2	80
3	160
4	320
5	640

图 2 - 6　ht0202. sav

		抗体滴度倒数
1		40
2		80
3		160
4		320
5		640
Total	Geometric Mean	160.00

图 2 - 7　5 名呼吸道感染患者肺炎支原体抗体的平均滴度

（三）加权法计算几何均数

以下数据来源于例 2.5

1. 建立数据文件　设置两组变量，分别为"抗体滴度倒数"和"频数"，录入数据库 ht0203. sav，如图 2 - 8 所示。

2. 分析步骤

（1）频数加权 Data→Weight cases→Weight cases by，频数→Frequency Variable→OK。

（2）计算 Analyze → Reports → Case Summaries →"抗体滴度倒数"放入 Variables→点击 Statistics→选中 Geometric Mean 放入 Cell Statistics→Continue→OK。

	抗体滴度倒数	频数
1	80	3
2	160	7
3	320	10
4	640	9
5	1280	6

图 2 - 8　ht0203. sav

3. 结果及解释　35 名系统性红斑狼疮患者抗核抗体的平均滴度为 1：375，见图 2 - 9。

	抗体滴度倒数
1	80
2	160
3	320
4	640
5	1280
Total Geometric Mean	374.94

图2-9 35名系统性红斑狼疮患者
抗核抗体的平均滴度

(四) 离散趋势指标计算

以下数据来源于例2.9, 计算16名住院患者脉搏的极差、方差和标准差。

1. 建立数据文件 以"脉搏"为变量名, 录入数据建立数据库 ht0204. sav, 见图2-10。

2. 分析步骤 Analyze→Descriptive Statistics→Descriptives→"脉搏"放入 Variables 框中→点击 Options, 选中 Mean, Dispersion 中的 Std. deviation、Variance、Range→Continue→OK。

	脉搏
1	94
2	85
3	76
⋮	⋮
15	102
16	71

图2-10 ht0204. sav

3. 结果及解释 16名住院患者脉搏的极差、方差和标准差分别为46、165.73、12.87。

	N	Range	Mean	Std.Deviation	Variance
脉搏	16	46	77.56	12.874	165.729

图2-11 16名住院患者的脉搏 (次/分) 分析结果

目标检测

答案解析

1. 将一组计量资料整理成频数表的主要目的是 ( )

   A. 化为计数资料
   B. 便于计算

   C. 形象描述数据的特点
   D. 为了能够更精确地检验

   E. 提供数据和描述数据的分布特征

2. 编制频数表的步骤不包括 ( )

   A. 计算全距
   B. 定组距
   C. 分组段

   D. 计算频数
   E. 制分布图

3. 可用来描述计量资料的离散程度的指标是 ( )

   A. 算术均数
   B. 几何均数
   C. 中位数

D. 极差   E. 第50百分位数

4. 偏态分布资料宜用（   ）来描述其分布的集中趋势

     A. 算术均数   B. 标准差   C. 中位数

     D. 四分位数间距   E. 方差

5. 均数与标准差适用于（   ）的资料

     A. 正态分布   B. 偏态分布   C. 正偏态分布

     D. 负偏态分布   E. 不对称分布

6. 一组原始数据呈正偏态分布，其数据的特点是（   ）

     A. 数值离散度较小   B. 数值离散度较大

     C. 数值分布偏向较大一侧   D. 数值分布偏向较小一侧

     E. 数值分布不均匀

7. 某科室5人接种流感疫苗1个月后测定抗体滴度为1:40、1:80、1:80、1:160、1:320，求平均滴度应选用的指标是（   ）

     A. 均数   B. 几何均数   C. 中位数

     D. 百分位数   E. 倒数的均数

8. 最小组段无下限或最大组段无上限的频数分布资料宜用（   ）表示其平均水平

     A. 均数   B. 几何均数   C. 中位数

     D. 百分位数   E. 极差

9. 算术均数与中位数相比，其特点是（   ）

     A. 不易受极端值的影响   B. 能充分利用数据的信息

     C. 抽样误差较大   D. 更适用于偏态分布资料

     E. 更适用于分布不明确资料

10. 某厂发生食物中毒，9名患者潜伏期分别为：16、2、6、3、19、2、10、2、24 +（小时），请问该食物中毒的平均潜伏期为（   ）小时

     A. 5   B. 5.5   C. 6

     D. 10   E. 12

书网融合……

本章小结   微课   题库

第三章　正态分布及其应用

PPT

学习目标

知识要求：

1. 掌握　正确描述正态分布的概念、主要特征及其应用。

2. 熟悉　正态分布的标准化变换，能区分正态分布与标准正态分布的之间的关系，并会查阅标准正态分布表；能够列举制定医学参考值范围的常用方法及注意事项。

3. 了解　概率密度的概率分布函数。

技能要求：

能够用软件进行正态性检验；能借助软件制定医学参考值范围并在医学科研及工作实践中解决实际问题。

素质要求：

通过对正态分布及其应用的学习，培养学生以正态哲学观认识世界和改造世界，更好把握世界的本质和规律。

　　正态分布是统计学分布中最重要的一种分布，是许多统计分析方法的基础，医疗卫生工作中有许多数据都近似服从正态分布。在理论方面，正态分布可以导出其他一些分布，而其他一些分布在一定条件下又可用正态分布来近似。本章通过介绍正态分布和标准正态分布的概念与特征及其在制定医学参考值范围的应用，为以后内容的学习奠定基础。

案例引导

　　案例：为研究男婴出生体重服从什么分布，某研究者在某市妇幼保健院记录了 3 个月中 150 名男婴出生体重（kg）。

　　讨论：1. 编制频数表并绘制频数分布直方图，观察频数分布直方图是否以均数为中心，左右基本对称？

　　　　　2. 若以频数表中的频率为纵轴作图，得到 150 名男婴出生体重的频率分布图。设想，随着观察人数的逐渐增多，组段不断分细，图中的直条将逐渐变窄，各组段顶端中点连线越来越近似一条均匀连续的光滑曲线。且图中各直条的面积恰好等于男婴出生体重在这一组段内出现的频率，在例数较大的情况下，可近似地看作男婴出生体重在这一组段内的概率，试描述曲线的分布特征并求曲线下概率的总和？

　　　　　3. 试分析男婴出生体重近似服从什么分布？

第一节 正态分布

一、正态分布的概念与特征

（一）正态分布的概念

正态分布（normal distribution）是一种常见的钟形连续型分布，即一种中间多、两侧逐渐减少的基本对称的概率分布。由德国数学家高斯在描述误差分布时所发现。

⊕ 知识链接 --

正态分布是重要的一种概率分布。正态分布的概念是由德国的数学家和天文学家 Moivre 于 1733 年首次提出的，德国数学家高斯率先将其应用于天文学研究，故又叫高斯分布，高斯是一个伟大的数学家，其重要的贡献不胜枚举，在德国 10 马克的印有高斯头像的钞票上还印有正态分布的密度曲线。在高斯刚作出这个发现之初，人们还只能从其理论的简化上来评价其优越性，直到 20 世纪正态小样本理论充分发展起来以后，法国数学家拉普拉斯将其与他发现的中心极限定理联系起来，指出如若误差可看成许多量的叠加，根据他的中心极限定理，误差应服从高斯分布。拉普拉斯所指出的这一点有重大的意义在于他给了误差的正态理论一个更自然合理、更令人信服的解释。

（二）正态概率密度函数

如果随机变量 X 的分布服从概率密度函数

$$f(X) = \frac{1}{\sigma\sqrt{2\pi}} e^{-\frac{(X-\mu)^2}{2\sigma^2}} \quad (-\infty < X < +\infty) \tag{3-1}$$

称随机变量 X 服从正态分布，记为 $X \sim N(\mu, \sigma^2)$，式中 μ 和 σ^2 为正态分布的两个参数，随机变量 X 所对应的曲线为正态分布曲线。正态分布曲线是一簇曲线，其形态由两个参数决定，即总体均数 μ 和总体方差 σ^2，如图 3-1 所示。

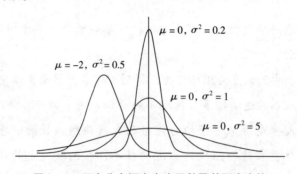

图 3-1 正态分布概率密度函数及其形态变换

（三）正态分布的特征

（1）正态分布曲线呈单峰型，在 $X = \mu$ 处有最大值，其值为 $f(\mu) = 1/(\sigma\sqrt{2\pi})$，随着 X 远离 μ，$f(x)$ 值逐步减小，在 $X = \mu \pm \sigma$ 处有拐点，曲线呈钟形。

（2）正态分布以均数为中心，左右完全对称，正态曲线以横轴为渐近线，两端与横轴永不相交。

（3）正态分布有两个参数。μ 为 X 的总体均数，描述正态分布的集中位置，又称位置参数，决定着正态曲线在横轴上的位置；σ 为 X 的总体标准差，用以描述正态分布的离散程度，又称形状参数，决定正态曲线的分布形状。若固定 σ，改变 μ 值，曲线沿着横轴平行移动，其形状不变；反之，若固定 μ，改变 σ，σ 越小曲线越陡峭，表示数据越集中，变异越小，σ 越大曲线越平缓，表示数据越分散，变异越大。如图 3－2 所示。

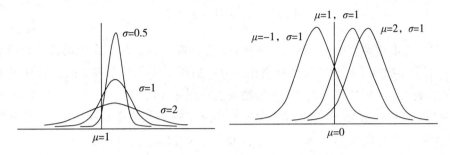

图 3－2 正态分布曲线

（4）正态曲线下面积分布有一定的规律性，曲线下的面积即为概率，欲求其一定区间的面积，可以通过对正态分布的概率密度函数的积分实现：

$$F(X) = \frac{1}{\sigma\sqrt{2\pi}}\int_{-\infty}^{X} e^{-\frac{(X-\mu)^2}{2\sigma^2}}\mathrm{d}x \tag{3－2}$$

式中 $F(X)$ 表示横轴自 $-\infty$ 至 X 间曲线下面积，即下侧累计面积（概率），如图 3－3 所示，函数 $F(X)$ 称为正态分布 $N(\mu, \sigma^2)$ 的分布函数。由上式可得出：①横轴与正态曲线所夹面积恒等于 1（或 100%），以 μ 为中心左右两侧面积各占 50%，越靠近 μ 处曲线下面积越集中，两边逐渐减少；②所有正态曲线，在 μ 左右的任意个标准差范围内面积相同，在区间 $\mu \pm \sigma$ 面积为 68.27%，在区间 $\mu \pm 1.96\sigma$ 面积为 95%，$\mu \pm 2.58\sigma$ 面积为 99%，如图 3－4 所示。

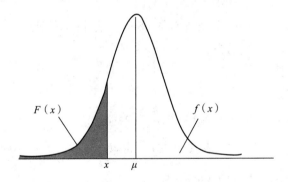

图 3－3 正态分布的概率密度函数及
分布函数及概率计算示例

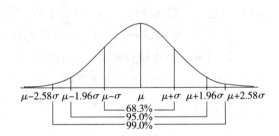

图 3－4 正态分布曲线下面积分规律

二、标准正态分布

正态分布由两个参数 μ 和 σ 确定，不同 μ 和 σ，会产生不同位置和形状的正态分布曲线，标准正态分布（standard normal distribution）是正态变量转换成标准正态变量 z 值（或 u 值）的分布，对任意一个服从 $N(\mu, \sigma^2)$ 分布的随机变量，经公式（3－3）变换都可转换为 $\mu = 0$，$\sigma = 1$ 的标准正态分布，记为 $z \sim N(0, 1)$，如此变换不仅是数理上的高度概括，也更便于实际应用，其转换公式为：

$$z = \frac{X - \mu}{\sigma} \tag{3－3}$$

标准正态分布的概率密度函数为

$$\varphi(z) = \frac{1}{\sqrt{2\pi}}e^{-z^2/2} \tag{3-4}$$

其分布函数为

$$\Phi(z) = \frac{1}{\sqrt{2\pi}}\int_{-\infty}^{z}e^{-z^2/2}dz \tag{3-5}$$

式中 $\Phi(z)$ 表示标准正态变量 z 在区间 $(-\infty, z)$ 上标准正态曲线下左侧的面积，即下侧累计面积（概率）。标准正态分布曲线下面积分布规律与正态分布曲线下面积分布规律的比较见图 $3-5$。为方便应用，统计学家已将不同 z 值的积分值 $\Phi(z)$ 编制成表（附表 1），由于标准正态分布曲线以 0 为中心，左右两侧完全对称，所以函数 $\Phi(z)$ 满足 $\Phi(z) = 1 - \Phi(-z)$，故表中只列出了 z 值的负数部分。z 在区间 (z_1, z_2) 内概率的计算公式为 $P(z_1 < z < z_2) = \Phi(z_2) - \Phi(z_1)$。

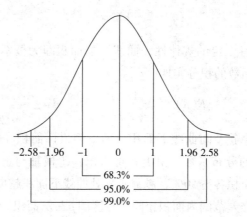

图 3-5　标准正态分布曲线下面积分布规律

例 3.1　某地 2010 年 120 名 8 岁男孩身高均数为 123.12cm，标准差为 4.68cm，估计以下问题。

（1）该地 8 岁男孩身高在 130cm 以上者占该地男孩总数的百分比。

（2）身高在 120～130cm 者占该地男孩总数的百分比。

（3）该地 80% 的男孩身高集中范围是多少？

解： 同年龄男孩身高的分布通常可用正态分布描述，设 μ 为 123.12，σ 为 4.68。

（1）根据公式（3-3），$z = \dfrac{X-\mu}{\sigma} = \dfrac{130-123.12}{4.68} = 1.47$，查表（附表 1）得 $z(-1.47) = 0.0708$，即该地 8 岁男孩身高在 130cm 以上者占该地男孩总数的百分比为 7.08%。

（2）$z_1 = \dfrac{X-\mu}{\sigma} = \dfrac{120-123.12}{4.68} = -0.67$，$z_2 = \dfrac{X-\mu}{\sigma} = \dfrac{130-123.12}{4.68} = 1.47$，查表得 $\Phi(-0.67) = 0.2514$，$\Phi(1.47) = 1 - \Phi(-1.47) = 1 - 0.0708 = 0.9292$，则正态曲线下区间 $(-0.67, 1.47)$ 上的面积为 $\Phi(1.47) - \Phi(-0.67) = 0.9292 - 0.2514 = 0.6778$，即身高在 120～130cm 者占该地男孩总数的百分比是 67.78%。

（3）80% 的曲线下左侧面积为 10%，查表 0.10 对应的 z 值为 -1.28，即 80% 的 8 岁男孩身高集中在 $\overline{X} \pm 1.28s$ 区间内，为 117.13～129.11cm。

三、正态分布的应用

正态分布是自然界最常见的一种分布，如人的生理特征身高、体重、血糖、血压等。有些变量虽为偏态分布，但经数据变换如取对数后可成为正态或近似正态分布，故可按正态分布规律处理，如抗体滴度、细菌密度等。因此，正态分布有着非常广泛的应用。

（一）统计方法的理论基础

按中心极限定律，很多统计量的分布在样本含量足够大时近似服从正态分布，正态分布是其他各种分布的极限分布，是统计方法的理论基础，也是多数统计方法的基本应用条件，如随后各章讨论到的 t 检验、F 检验、相关回归分析等统计方法都要求其资料服从正态分布，这些统计方法的统计量计算都是在正态分布的基础上推导出来的，否则，相应的统计量就没有任何实在的意义。对于非正态分布，可以进行适当变量变换，使之服从正态分布，然后再按正态分布的方法进行统计学处理。

（二）估计频数分布是否服从正态分布

例 3.2　根据例 3.1 资料判断 120 名 8 岁男孩身高样本是否来自正态分布或近似正态分布的总体。已知 $\overline{X} = 123.12$，$s = 4.68$，则可计算出 $\overline{X} \pm s$，$\overline{X} \pm 1.96s$ 和 $\overline{X} \pm 2.58s$ 的样本区间范围分别为 118.44 ~ 127.80，113.95 ~ 132.29 和 111.05 ~ 135.19，清点 120 名 8 岁男孩身高值落在不同范围的实际例数分别为 80 人、114 人和 116 人，所占百分比分别为 66.67%、95.00% 和 96.67%，与正态分布理论的 68.27%、95.00% 和 99.00% 相近，故认为当地 120 名 8 岁男孩身高来自正态分布总体。

（三）质量控制

质量控制领域常提到"3σ"原则，其意义是指正常情况下检测误差服从正态分布，根据正态分布的曲线面积或概率分布理论可知，3σ 之外的观察值出现的概率不到千分之三，如果超过这一值，则提示测量或产品质量有问题。因此统计学规定：以 $\overline{X}$ 为中心线，$\overline{X} \pm 2s$ 为警戒线，$\overline{X} \pm 3s$ 为控制线，根据以上规定还可以绘制出质量控制图。

第二节　医学参考值范围

一、医学参考值范围的概念

参考值是具有明确背景资料的参考人群某项指标的测定值。由于存在个体差异，生物医学数据并非常数，而是在一定范围内波动，故采用医学参考值范围（medical reference range）作为判定正常和异常的参考标准。医学参考值范围是指包括绝大多数正常人的人体形态、功能和代谢产物等各种解剖、生理生化指标观测值的波动范围。一般在临床上作为判断某个指标正常与异常的参考标准，在医学各领域有着广泛的应用。

二、制定医学参考值范围的注意事项

（一）选定足够例数的同质"正常人"作为研究对象

这里的"正常"人不是指机体任何器官、组织的形态和机能都正常的人，而是排除了对研究指标有影响的疾病或有关因素的同质人群，可以通过抽样的方法获得，抽取人群之前，须制定纳入标准和排除标准。另外要有足够的观察单位数，例数过少，代表性差；例数过多，增加成本也易导致对正常标准把握不严，从而影响数据的可靠性。实际工作中，可视研究问题的复杂程度、数据的变异度、所估计界值的范围以及选用的统计方法等来确定样本含量。

（二）依据指标的性质判定是否需要分组

在划分同质对象时，要注意地区、民族、性别、年龄、时间、妊娠等因素对指标的影响，因此，在实际工作中，应考虑是否按性别、年龄、职业等因素分组，分别估计医学参考值范围。原则上，组间差别明显并有实际意义的应分开制订。

（三）控制误差

检测过程中，要严格控制随机误差，避免系统误差和过失误差。测定的环境和条件要尽量与应用医学参考值范围时的实际情况一致。可通过人员培训、控制检测条件、重复测定等措施，严格控制非随机误差。

（四）选择单、双侧界值

应依据专业知识确定是采用单侧还是双侧界值。例如，白细胞计数无论过高或过低均属异常，故参考值范围需分别确定下限和上限，即采用双侧界值；有些指标仅过大或过小为异常，如肺活量仅过低异常，血铅过高为异常，只需确定下限或上限，即采用单侧界值。

（五）选择适当的百分界值

参考值范围是指绝大多数"正常"人（参照总体）测量值的所在范围。应结合专业知识，根据研究目的、研究指标的性质、数据分布特征等情况综合考虑百分界值的选择，可以取 90%、95% 或 99% 等，其中以 95% 最为常用。

（六）选择估计参考值范围的方法

根据资料的分布类型、研究目的等，选用适当的方法确定参考值范围。近似服从正态分布或转换为正态分布的资料，可选用正态近似法；不服从正态分布的资料，可选用百分位数法或曲线拟合法等进行估计。

三、医学参考值范围的计算方法

依据资料的分布类型，计算医学参考值范围最基本的方法有正态分布法和百分位数法。百分位数法适合于任何分布类型的资料，故在实际中最为常用，但由于参考值范围所涉及的常常是波动较大的两端数据，使用百分位数法必须要有较大的样本含量，否则结果不稳定；正态分布法要求资料必须服从或近似服从正态分布，优点是结果较稳定，缺点是适用范围较窄，不适合偏态分布资料。如偏态分布资料经变量变换（取对数、倒数等）能够转换为正态分布或近似正态分布，依然可用正态分布法估计参考值范围。

（一）正态分布法

许多医学数据服从正态分布或近似服从正态分布，如同性别健康成人的红细胞数、体重值等，对服从正态分布资料的医学参考值范围的制定通常采用正态分布法，采用该方法一定要事先对资料进行正态性检验，且样本含量足够大（如 $n > 100$）。

$$双侧 1 - \alpha 参考值范围：\overline{X} \pm z_{\alpha/2}s \tag{3-6}$$

$$单侧 1 - \alpha 参考值范围：> \overline{X} - z_{\alpha}s 或 < \overline{X} + z_{\alpha}s \tag{3-7}$$

式中 $\overline{X}$ 为均数，s 为标准差，z 值可由附表 1 查出。

（二）百分位数法

偏态分布以及资料中一端或两端无确切数值的资料，医学参考值范围的制定通常采用百分位数法，但要求样本量足够大（$n > 100$）。

$$双侧 1 - \alpha 参考值范围：P_{100\alpha/2} \sim P_{100-100\alpha/2} \tag{3-8}$$

$$单侧 1 - \alpha 参考值范围：> P_{100\alpha} 或 < P_{100-100\alpha} \tag{3-9}$$

例 3.3 某事业单位为本单位女职工进行体检,其中 101 名女性血清总胆固醇（mmol/L）正常,其测量结果如表 3-1。试编制频数分布表,计算 101 名正常女职工血清总胆固醇均数和标准差,并估计该单位正常女职工血清总胆固醇的 95% 参考值范围。

表 3-1 101 名健康女职工血清总胆固醇测量结果

序号	血清总胆固醇含量（mmol/L）	序号	血清总胆固醇含量（mmol/L）	序号	血清总胆固醇含量（mmol/L）
1	2.35	35	4.52	69	4.83
2	4.21	36	4.78	70	3.87
3	3.32	37	3.95	71	4.15
4	5.35	38	3.92	72	4.55
5	4.17	39	3.58	73	4.80
6	4.31	40	3.66	74	3.41
7	2.78	41	4.28	75	4.12
8	4.26	42	3.26	76	3.95
9	3.58	43	3.50	77	5.08
10	4.34	44	2.70	78	4.53
11	4.84	45	4.61	79	3.92
12	4.41	46	4.75	80	3.58
13	3.60	47	2.91	81	5.35
14	3.51	48	4.50	82	3.84
15	4.06	49	3.27	83	3.30
16	3.07	50	4.52	84	4.73
17	3.55	51	3.19	85	4.17
18	4.23	52	4.59	86	5.13
19	3.57	53	3.75	87	3.78
20	4.83	54	3.98	88	4.57
21	3.52	55	4.13	89	3.80
22	3.84	56	4.26	90	3.93
23	4.50	57	3.63	91	3.78
24	3.96	58	3.87	92	3.99
25	4.06	59	5.71	93	4.48
26	5.26	60	3.51	94	4.28
27	5.25	61	3.86	95	3.29
28	3.98	62	3.02	96	3.25
29	5.03	63	3.70	97	4.15
30	3.00	64	4.33	98	4.36
31	3.91	65	3.26	99	4.95
32	4.59	66	4.91	100	3.95
33	4.19	67	3.18	101	3.91
34	2.68	68	3.68		

（1）编制频数分布表 见表 3 - 2。

表 3 - 2 101 名正常女性血清总胆固醇（mmol/L）频数分布

组段（1）	频数（2）	组中值（3）	fX（4）=（2）×（3）	fX^2（5）=（2）×（3）^{2}	累积频数 $\sum f$	累计频率%
2.30 ~	1	2.45	2.45	6.00	1	0.99
2.60 ~	3	2.75	8.25	22.69	4	3.96
2.90 ~	6	3.05	18.30	55.82	10	9.9
3.20 ~	8	3.35	26.80	89.78	18	17.82
3.50 ~	17	3.65	62.05	226.48	35	34.65
3.80 ~	20	3.95	79.00	312.05	55	54.46
4.10 ~	17	4.25	72.25	307.06	72	71.29
4.40 ~	12	4.55	54.60	248.43	84	83.17
4.70 ~	9	4.85	43.65	211.70	93	92.08
5.00 ~	5	5.15	25.75	132.61	98	97.03
5.30 ~	2	5.45	10.90	58.41	100	99.01
5.6 ~ 5.90	1	5.75	5.75	33.06	101	100
合计	101	-	409.75	1705.09	-	-

（2）计算样本均数与标准差

$$\overline{X} = \frac{f_1X_1 + f_2X_2 + f_3X_3 + \cdots f_kX_k}{f_1 + f_2 + f_3 \cdots f_k} = \frac{1 \times 2.45 + 3 \times 2.75 + \cdots 1 \times 5.75}{1 + 3 + \cdots + 1} = 4.06(\text{mmol/L})$$

$$s = \sqrt{\frac{1705.09 - \frac{(409.75)^2}{101}}{101 - 1}} = 0.654(\text{mmol/L})$$

（3）经检验该指标服从正态分布，可使用正态分布法，双侧范围如下。

上限：$\overline{X} + z_{\alpha/2}s = 4.06 + 1.96 \times 0.654 = 5.34(\text{mmol/L})$

下限：$\overline{X} - z_{\alpha/2}s = 4.06 - 1.96 \times 0.654 = 2.78(\text{mmol/L})$

故成年女性血清总胆固醇的双侧参考值范围为：（2.78，5.34）mmol/L。

该题也可用百分位数法计算双侧界值，根据公式（3 - 8），先计算 $P_{2.5}$ 和 $P_{97.5}$。

$$P_{2.5} = L + \frac{i}{f_{2.5}}(n2.5\% - \sum f_L) = 2.6 + \frac{0.3}{3}(101 \times 2.5\% - 1) = 2.75(\text{mmol/L})$$

$$P_{97.5} = L + \frac{i}{f_{97.5}}(n97.5\% - \sum f_L) = 5.3 + \frac{0.3}{2}(101 \times 97.5\% - 98) = 5.37(\text{mmol/L})$$

故成年女性血清总胆固醇的双侧参考值范围为：（2.75，5.37）mmol/L。

例 3.4 某年某地测得 200 名正常成人的血铅含量（μg/dl），结果见表 3 - 3，试制定正常人血铅含量的 95% 参考值范围。

表 3 - 3 某年某地 200 名正常成人血铅含量频数表

组段	频数	累积频数	累计频率
3 ~	47	47	23.5
9 ~	50	97	48.5
15 ~	44	141	70.5
21 ~	27	168	84.0

续表

组段	频数	累积频数	累计频率
27 ~	18	186	93.0
33 ~	5	191	95.5
39 ~	5	196	98.0
45 ~	2	198	99.0
51 ~	1	199	99.5
57 ~ 63	1	200	100.0
合计	200	—	—

从频数表可见，该资料为偏态分布，宜用百分位数法确定其95%参考值范围。根据专业知识，血铅含量过高属异常，应计算单侧上限，即计算 P_{95}。

$$P_{95} = L + \frac{i}{f_{95}}(n95\% - \sum f_L) = 33 + \frac{6}{5}(200 \times 95\% - 186) = 37.8(\mu g/dl)$$

即该地正常成人血铅含量的95%参考值范围为37.8μg/dl以下。

第三节　SPSS软件操作与结果分析

一、正态性检验 @ 微课1

以下数据来源于例3.3资料。

1. 建立数据文件　以"总固醇"为变量名，输入数据并建立数据文件 ht0301.sav，如图3-6。

2. 分析步骤　Analysis→Descriptive Statistics→Explore，将变量"总固醇"选入右边的 Dependent List（因变量列表）框内→Plots→Histograms→Normality plots with tests→Continue→OK→Show normal curve on histogram。

3. 结果及解释　如图3-7~图3-9所示，正态性检验分别给出了 Kolmogorov-Smirnov 统计量和 Shapiro-Wilk 统计量，样本含量较小时，选择 Shapiro-Wilk 统计量，样本含量较大时，选择 Kolmogorov-Smirnov 统计量。其中 Sig.（significance level）即 P 值。一般 $P < 0.10$ 时，认为不服从正态分布，本例 $n = 101$，可以认为是大样本，选择 Kolmogorov-Smirnov 统计量，$P = 0.2 > 0.05$，可认为该101名健康女职工血清总胆固醇值服从正态分布。

	总固醇
1	2.35
2	4.21
...	...
100	3.95
101	3.91

图3-6　ht0301.sav

Tests of Normality

	Kolmogorov-Smirnov[a]			Shapiro-Wilk		
	Statistic	df	Sig.	Statistic	df	Sig.
总固醇	.050	101	.200*	.996	101	.996

*. This is a lower bound of the true significance.

a. Lilliefors Significance Correction

图3-7　正态性检验结果

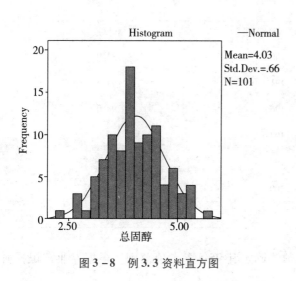

图 3 - 8 例 3.3 资料直方图

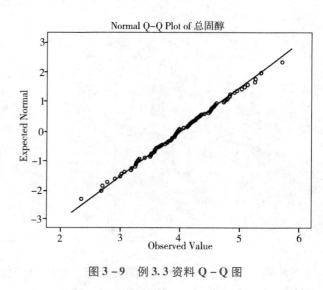

图 3 - 9 例 3.3 资料 Q - Q 图

二、制定医学参考值范围 e 微课 2

以下数据来源于例 3.3 资料。

1. 正态分布法 制定医学参考值范围主要与样本均数 $\overline{X}$ 和标准差 s 有关，所以先通过 SPSS 软件的描述性统计计算样本均数 $\overline{X}$ 和标准差 s，然后带入计算公式（3 - 6 或 3 - 7）求得医学参考值范围。

（1）建立数据文件 SPSS 软件启动，数据库文件同上例 ht0301. sav，如图 3 - 6。

（2）分析步骤 Analysis→Descriptive Statistics→Descriptives，将变量"总固醇"选入右边的 Variable 框内→option→Mean→Std deviation→Continue→OK。

（3）结果及解释 统计描述的主要指标结果见图 3 - 10，得血清胆固醇的均数为 4.03（mmol/L），标准差为 0.66，然后带入正态分布法的双侧界值计算公式 $\overline{X} \pm z_{\alpha/2}s$，其中 $\alpha = 0.05$，即 $\overline{X} \pm 1.96s$，得：

上限：$\overline{X} + z_{\alpha/2}s = 4.03 + 1.96 \times 0.66 = 5.32$（mmol/L）

下限：$\overline{X} - z_{\alpha/2}s = 4.03 - 1.96 \times 0.66 = 2.74$（mmol/L）

故成年女性血清总胆固醇的双侧参考值范围为：（2.74 ~ 5.32）mmol/L。

Descriptive Statistics

	N	Mean	Std. Deviation
总固醇	101	4.0313	.65974
Valid N（listwise）	101		

图 3 - 10 描述统计量结果

2. 百分位数法

（1）建立数据文件 SPSS 软件启动，数据库文件同上例 ht0301. sav，如图 3 - 6。

（2）分析步骤 Analysis→Descriptive Statistics→Frequencies，将变量"总固醇"选入右边的 Variables 框内→Statistics→Percentile（s）→输入 2.5→Add→再输入 97.5→Add→Continue→OK。

（3）结果及解释 输出结果如图 3 - 11，故成年女性血清总胆固醇的双侧参考值范围为：（2.69 ~ 5.35）mmol/L。

Statistics

血清总胆固醇含量

N	Valid	101
	Missing	0
Percentiles	2.5	2.6910
	97.5	5.3500

图 3-11 百分位数结果

答案解析

目标检测

1. 下列关于正态分布的描述，错误的是（ ）

 A. 是医学和生物学中常见的一种连续型分布

 B. 正态分布曲线的对称轴是 $x = \mu$

 C. 正态分布曲线在 $x = 0$ 处取到最大值，最大值为 $1/\sqrt{2\pi}$

 D. 正态分布曲线是一簇曲线

 E. 正态分布曲线下的总面积为 1

2. 正态分布的两个参数 μ 和 σ，下列说法正确的是（ ）

 A. μ 不变时，σ 越小，曲线形状越瘦高，数据越集中

 B. μ 不变时，σ 越大，曲线形状越平缓，数据越集中

 C. σ 不变时，μ 越小，曲线越平缓，数据越分散

 D. σ 不变时，μ 越大，曲线越左移

 E. μ 为形态参数，σ 为位置参数

3. 在正态曲线下，区间（$\mu - \sigma$，$\mu + \sigma$）所包含的面积为（ ）

 A. 68.27%　　　　　　B. 95.44%　　　　　　C. 97.5%

 D. 99.74%　　　　　　E. 95%

4. 下列关于标准正态分布的说法中，错误的是（ ）

 A. 标准正态分布是对称分布

 B. 标准正态分布的曲线是一簇曲线

 C. 不同的正态分布都可以通过变换转化为标准正态分布

 D. 标准正态分布是总体均数为 0，总体标准差为 1 的正态分布

 E. 标准正态分布曲线在区间（-1.645，1.645）之间的面积约为 90%

5. 已知 $z \sim N(0,1)$，且 $\Phi(z) = 0.95$，则 $z = $（ ）

 A. 1.28　　　　　　　B. 1.645　　　　　　C. 1.96

 D. 2.33　　　　　　　E. 2.58

6. 某地区 18 岁女青年的血压（收缩压）服从 $N(110,12^2)$ 分布。在该地区任选一 18 岁女青年，测量她的血压在 100～120mmHg 的概率是（ ）

 A. 0.5　　　　　　　B. 0.5934　　　　　　C. 0.6032

 D. 0.5893　　　　　　E. 0.7198

7. 设某幼儿群体的身长 X 服从正态分布 $X \sim N(\mu,\sigma^2)$，已知 $\mu = 85\text{cm}$，要使得 $P(X > 90) \geq 0.05$，

标准差 σ 应至少为（　　）

A. 3.91cm   B. 3.04cm   C. 2.55cm

D. 2.15cm   E. 1.94cm

8. 某地 200 名 10 岁健康男童的体重近似服从正态分布，其均数为 35.2kg，标准差为 5.20kg，试估计该这 200 名 10 岁健康男童体重在 30kg 以上 40.4kg 以下的人数为（　　）

A. 120   B. 137   C. 191

D. 180   E. 168

9. 若正常成人的血铅含量 X 近似服从对数正态分布，拟用 300 名正常人血铅值确定 99% 参考值范围，最好采用公式（　　）计算（其中 $Y = \log X$）

A. $\bar{X} \pm 2.58s$ B. $\bar{X} + 2.33s$ C. $\log^{-1}(\bar{Y} \pm 2.58 s_Y)$

D. $\log^{-1}(\bar{Y} + 2.33 s_Y)$ E. $\log^{-1}(\bar{Y} \pm 2.33 s_Y)$

10. 用百分位数法确定双侧 95% 正常值范围的下限值和上限值分别是（　　）

A. P_5, P_{95} B. $P_{2.5}, P_{97.5}$ C. $P_5, P_{97.5}$

D. $P_{2.5}, P_{95}$ E. P_{10}, P_{90}

书网融合……

本章小结　　　　微课1　　　　微课2　　　　题库

第四章 定性数据的统计描述

PPT

学习目标

知识要求：

1. 掌握 常用相对数指标及其应用、相对数指标使用的注意问题；区分率与构成比。

2. 熟悉 标准化率的基本思想及注意事项、直接标准化计算方法。

技能要求：

正确应用常用的相对数解决实际问题，能辨别医学案例中相对数使用是否得当。

素质要求：

培养学生运用统计学思维批判性地阅读和分析医学数据的科学素养。

医学研究中，不仅有前述的定量数据，还存在诸如有效和无效、阴性和阳性以及各种疾病检验指标分类等类型的定性数据。这类数据的整理常常是先依据研究是目标将研究对象按其属性或特征分类，而后分别计算每类别下的例数。这类数据常见的数据形式是绝对数，如某病的出院人数、治愈人数、死亡人数等。但绝对数通常不能用来直接比较，如甲、乙两个医院某病出院人数不同时，比较两医院该病的死亡人数没有意义，需要在绝对数的基础上计算相对数。

案例引导

案例：2020 年 2 月 9 日，由钟南山院士领衔的团队在医学研究论文预印本平台 medRxiv 发布了一篇新冠肺炎相关论文，有媒体文章则断章取义，从钟南山院士论文中截取部分数据，即"从临床数据了解到，1099 新冠病例中，有 927 例无吸烟史，占 85.4%；有 21 例曾有过吸烟史，占 1.9%；现在吸烟并且患新冠的有 137 例，占 12.6%"，从而得出结论：不吸烟的人容易得新冠，换句话说，就是吸烟可以预防新冠。

讨论：1. 该文章的结论对吗？如果不对，错在什么地方呢？

2. 文中的 85.4%、1.9% 和 12.6% 是什么指标？可以用来说明疾病的严重程度吗？

3. 用这些数据进行比较，为什么会得出错误甚至荒唐的结论呢？

第一节 常用的相对数

相对数是指两个有关联的指标的比值。常用的相对数指标分率和比两类，率又分为频率型指标和速率型指标，比又分为构成比和相对比。

一、相对数的意义

相对数使被比较的资料基数相等，扣除基数的影响，便于正确描述定性资料的水平及进行相互比较。

二、相对数的类型

(一) 率

1. 频率型指标 (proportion)　某现象实际发生数与可能发生某现象的总数之比,用以说明某现象发生的频率,最常见。常以百分率 (%)、千分率 (‰)、万分率 (1/万)、十万分率 (1/10 万) 等表示,计算公式为:

$$频率 = \frac{发生某现象的观察单位数}{可能发生某现象的观察单位总数} \times 比例基数 \tag{4-1}$$

式中的比例基数,可以取 100%、1000‰、10 万/10 万等。比例基数的选择主要依据习惯用法或使计算有适当位数的整数而定。例如患病率通常用百分率、婴儿死亡率用千分率表示。

频率型指标的主要特点是分子与分母具有相同的单位,分子是分母中的一部分,无量纲,其值不会超过 1。可反映某现象出现的机会大小,具有概率意义。

例 4.1　某医院 2020 年在某城区随机调查了 8589 例 60 岁及以上老人,体检发现高血压患者为 2823 例,高血压患病率为 2823/8589×100% = 32.87%。该指标即为频率型。

2. 强度型指标 (rate)　又称速率型指标,表示单位时间内某现象发生的频率,有时间限定。如人时发病率,多用于较大数量人群长时间随访的资料。因为与观察时间有关,每个观察单位的观察时间不完全一致,故引入 "人时" 概念,人时即为观察人数与观察时间的乘积。观察时间可以为 "年",称为 "人年";若为 "月",则称为 "人月";若为 "周",则为 "人周" 等。强度型指标主要特点是与观察时间有关,如某年某病发病率、死亡率等。

$$速率 = \frac{观察时间内发生某现象的观察单位数}{可能发生某现象的观察单位数 \times 观察时间} \times 比例基数 \tag{4-2}$$

例 4.2　在某医院的院内感染调查中,5031 个患者共观察了 127859 人日 (例均 25.4 日),其中 596 人在医院发生感染,因此:

$$院内感染率 = \frac{596 人}{127859 人日} = 0.0047 人/人日$$

表明平均每天有 0.47% 的患者将在医院获得感染。

(二) 比

1. 构成比 (constituent ratio)　表示事物内部某一部分的个体数与该事物各部分个体数的总和之比,用来说明各构成部分在总体中所占的比重,通常以 100% 为比例基数。计算公式为:

$$构成比 = \frac{某一组成部分的观察单位数}{同一事物各组成部分的观察单位总数} \times 100\% \tag{4-3}$$

设某个事物个体合计由 A1,A2,…Ak 个部分组成,k 个构成比的合计应为 100%。

例 4.3　某医院 2010 年和 2020 年住院患者死于五种疾病的人数见表 4-1。2010 年因五种疾病死亡的人数共 190 人,其中死于恶性肿瘤者 58 人,恶性肿瘤死亡人数占五种疾病死亡人数的构成比为 58/190×100% = 30.53%。同理,可分别计算出 2010 年和 2020 年循环系统疾病、呼吸系统疾病等死亡占五种疾病死亡人数的构成比,结果见表 4-1。

表 4 – 1 某医院 2010 年和 2020 年住院病人的五种疾病死亡人数和构成比

疾病构成	2010 年		2020 年	
	死亡人数	构成比（%）	死亡人数	构成比（%）
恶性肿瘤	58	30.53	40	26.85
循环系统疾病	44	23.16	44	29.53
呼吸系统疾病	37	19.47	29	19.46
消化系统疾病	19	10.00	18	12.08
传染病	32	16.84	18	12.08
合计	190	100.00	149	100.00

从表 4 – 1 可以看出该医院 2010 年和 2020 年五种疾病死亡构成比的排序不同。2010 年五种疾病死亡人数中恶性肿瘤所占比重最大，其次为循环系统疾病，消化系统疾病死亡占的比重最小；而 2020 年循环系统疾病占五种疾病死亡人数的比重最大，其次为恶性肿瘤，消化系统疾病、传染病死亡所占比重最小。

由例题我们可以总结构成比指标主要有三个特点：①说明同一事物的 k 个构成比的总和应等于 100% 或 1，也就是各个分子的总和等于分母；②各构成部分之间是相互影响的，某一部分的构成比发生变化时，其他部分的构成比也相应的发生变化；③构成比指标的分子和分母一定具有相同的性质，即同质性。

表 4 – 1 中，2010 年与 2020 年住院患者五种疾病死因构成的总和均为 100%。然而，2020 年呼吸系统疾病死亡人数比 2010 年少，但构成比却比较接近；这两年的循环系统疾病死亡人数相同，而 2020 年的构成比却较 2010 年高，这不能说明 2020 年循环系统疾病的病死严重程度较 2010 年高。由于各个构成比的大小受到其他组成部分数值的影响，在 2020 年其他四种住院患者死亡人数减少，而循环系统疾病死亡人数却没有变化，致使其在总死亡中所占比重相应增高。因此，死因构成比只能说明某病死亡人数在总死亡人数中所占比重，不能说明该病的严重程度，如需比较某病死亡的严重程度，则需要计算病死率。

2. 相对比（relative ratio） 简称比，是两个相关指标之比，说明两指标间的比例关系。两个指标性质可以相同，如不同时期发病数之比；也可以性质不同，如医院门诊人次与病床数之比。两个指标可以是绝对数、相对数，也可以是平均数。通常以倍数或百分数（%）表示，计算公式为：

$$相对比 = \frac{甲指标}{乙指标}（\times 100\%） \tag{4 - 4}$$

例 4.4 某年某医院出生婴儿中，男性婴儿为 370 人，女性婴儿为 358 人，则出生婴儿性别比例为 370/358 × 100% = 103%，说明该医院该年每出生 100 名女婴儿，就有 103 名男婴儿出生，它反映了男性婴儿与女性婴儿出生的对比水平。

据大量观察，出生婴儿男多于女，出生性别比一般为 104% ~ 107%。这个医院的出生性别比为 103%，说明该年该医院出生女婴相对较多。

⊕ 知识链接

相对危险度（relative risk，RR）也称危险比（risk ratio，RR），是常用的相对比指标，多用于队列研究中，表示暴露组发病或死亡的危险是对照组的多少倍。RR值越大，表明暴露的效应越大，暴露与结局关联的强度越大。

$$RR = \frac{I_e}{I_0}$$

其中，I_e和I_0分别表示暴露组和对照组的率。

比数比（odds ratio，OR）也称优势比、比值比，多用于病例-对照研究中，表示疾病与暴露关联的强度。OR=1，说明暴露对疾病的发生无作用；OR>1，说明暴露是该病的危险性因素；OR<1，说明暴露是该病的保护性因素。

$$OR = \frac{疾病组的暴露比值（a/c）}{对照组的暴露比值（b/d）} = \frac{ad}{bc}$$

第二节　应用相对数的注意事项

1. 不能以构成比代替率　构成比用以说明事物内部某种构成所占比重或分布，并不说明某现象发生的频率或强度，在实际工作中经常会出现将构成比指标按率的概念去解释的错误。例如表4-2研究已婚育龄妇女在不同情况下放置宫内节育器（放环）与失败率的关系。

表4-2　已婚育龄妇女不同情况下放环失败率的比较

放环情况（1）	放环人数（2）	失败人数（3）	失败人数比（%）（4）	失败率（%）（5）
人工流产后	255	78	61.9	30.6
月经后	87	39	31.0	44.8
哺乳期	17	9	7.1	52.9
合计	359	126	100.0	35.1

本资料中，第（3）栏为放环失败的绝对数，第（4）栏为各种情况下放环失败的百分构成，如果据此认为人工流产组放环失败率最高，则犯了以构成比代替率的错误。第（4）栏的构成比仅说明各种情况放环失败人数占总放环失败人数的比重，人工流产组百分比大，说明在放环失败的人中，属于人工流产组的人较多。但并不能说明在该种情况下放环失败发生频率亦高，因为不能排除由于该组参加放环者较多相应造成放环失败的人数也较多的可能性，只有通过将第（3）栏各种情况放环失败人数除以第（2）栏各种情况放环人数，算出各组的失败率第（5）栏，才能反映各种情况放环失败水平。从第（5）栏数字可见，事实上，人工流产组放环失败率最低，其他两组均高于此组。

2. 计算相对数时分母不宜太小　如果例数过少会使相对数波动较大。如某种疗法治疗5例患者，5例全部治愈，则治愈率为$5/5 \times 100\% = 100\%$，若4例治愈，则治愈率为$4/5 \times 100\% = 80\%$，由100%至80%波动幅度较大，但实际只有1例的变化。在临床试验或流行病学调查中，各种偶然因素都可能导致计算结果的较大变化，因此例数很少的情况下最好用绝对数直接表示。但动物试验时，可以通过周密设计，严格控制试验条件，例如毒理试验，每组用10只小鼠也可以用相对数表示。

3. 正确计算合计率　对分组资料计算合计率或平均率时，不能简单地由各组率相加或平均而得，而应用合计的有关实际数字进行计算。如用某疗法治疗肝炎，甲医院治疗 150 人，治愈 30 人，治愈率为 20%；乙医院治疗 100 人，治愈 30 人，治愈率为 30%。两个医院合计治愈率应该是 $[(30 + 30)/(150 + 100)] \times 100\% = 24\%$。若算为 $20\% + 30\% = 50\%$ 或 $(20\% + 30\%)/2 = 25\%$，则是错误的。

4. 注意资料的可比性　在比较相对数时，除了要对比的因素（如不同的药物），其余的影响因素应尽可能相同或相近。在临床研究和动物试验时，应遵循随机抽样原则进行分组。

5. 对比不同时期资料应注意客观条件是否相同　例如，疾病报告制度完善和资料完整的地区或年份，发病率可以"升高"；居民因医疗普及，就诊机会增加，或诊断技术提高，也会引起发病率"升高"。因此，在分析讨论时，应根据各方面情形全面考虑。

6. 对样本率（或构成比）的比较应随机抽样，并做假设检验　由于在抽样研究中存在抽样误差，做样本率或构成比的比较时，不能仅凭表面数值的大小下结论，而需做假设检验。

第三节　率的标准化法

一、标准化法的意义和基本思想

当比较的两组资料，其内部各小组率明显不同，且各小组观察例数的构成比，如年龄、性别、工龄、病情轻重、病程长短等明显不同时，直接比较两个合计率是不合理的。因为其中内部构成不同，往往影响合计率大小。例如表 4 - 3 两种疗法的治愈率比较。

表 4 - 3　甲、乙两种疗法治疗某病的治愈率比较

病型	甲疗法			乙疗法		
	患病人数	治愈数	治愈率（%）	患病人数	治愈数	治愈率（%）
普通型	300	180	60.0	100	65	65.0
重型	100	35	35.0	300	125	41.7
合计	400	215	53.8	400	190	47.5

从表中合计治愈率看，甲疗法的治愈率为 53.8%，乙疗法的治愈率为 47.5%，似乎甲疗法较乙疗法优。但这样的结论是不妥的，因为这两组患者的病型构成有很大不同，并且普通型与重型的治愈率也有很大差别，甲疗法中治愈率较高的普通型患者所占比重较大，而乙疗法中治愈率较低的重型组患者所占比重大。两种疗法分别按普通型组和重型组进行比较时，虽然乙疗法的治愈率均高于甲疗法，但由于两组内部构成不同，即乙疗法的重型组患者多于甲疗法，造成了两种疗法的合计治愈率不同（甲疗法高于乙疗法）。因此要正确比较两种疗法的合计治愈率，必须先将两组治疗对象的病型构成按照统一标准进行校正，然后计算出校正后的标准化病死率再进行比较。这种用统一的内部构成，然后计算标准化率的方法，称标准化法。

标准化法的基本思想是采用影响因素的统一标准构成以消除内部构成不同对合计率造成的影响，使通过标准化后的标准化合计率具有可比性。

二、标准化率的计算

（一）标准化法的选择

常用的标准化法有直接标准化法和间接标准化法两种。根据已有资料的条件，选择不同的方法计算标准化率。本书仅介绍直接标准化法。

标准化法计算的关键是选择统一的标准，标准的选择方法通常有三种。

1. 两组资料中任选一组资料的人口数（或人口构成）作为两者的"共同标准"。

2. 两组资料各部分人口之和组成的人口数（或人口构成）作为两者的"共同标准"。

3. 另外选用一个通用的或便于比较的标准作为两者的"共同标准"，如采用全国、全省或全地区的数据作为标准。

选择各组人口数作标准时，直接标化法的计算公式为：

$$p' = \frac{\sum N_i p_i}{N} \tag{4-5}$$

选择各组人口构成比作标准时，直接标化法的计算公式为：

$$p' = \sum \left(\frac{N_i}{N}\right) p_i \tag{4-6}$$

公式（4-5）和（4-6）中 N_i 为标准年龄别人口数，p_i 为实际年龄别死亡率，N 为标准人口总数。公式（4-5）中分子 $\sum N_i p_i$ 是预期死亡数，它除以标准人口总数 N 即得标准化死亡率。公式（4-6）中 $\frac{N_i}{N}$ 为标准年龄别人口构成比，乘以实际年龄别死亡率 p_i，其乘积和亦为标准化死亡率。

（二）标准化率的计算步骤

1. 用标准人口数计算标准化治愈率

例4.5 对表4-3资料，求甲、乙两种疗法的标准化治愈率，其步骤如下。

（1）选定甲、乙两种疗法各病型的治疗人数之和作为标准，见表4-4第（2）栏。

（2）求预期治愈人数。将各组标准治疗人数分别乘甲、乙两种疗法的原治愈率，即得不同病型的甲、乙两种疗法预期治愈人数，见表4-4第（4）、（6）栏。

（3）计算甲、乙两种疗法的标准化治愈率。分别将表4-4第（2）、第（4）、第（6）栏中的合计值代入公式（4-5），得：

$$甲疗法标准化治愈率 p' = \frac{380}{800} \times 100\% = 47.5\%$$

$$乙疗法标准化治愈率 p' = \frac{427}{800} \times 100\% = 53.4\%$$

经标准化后，乙疗法的治愈率高于甲疗法，与分组比较的治愈率结论一致，校正了标准化前甲疗法的治愈率高于乙疗法的不妥结论。

表4-4 按公式（4-5）计算标准化治愈率（%）

病型（1）	标准治疗人数 (N_i)（2）	甲疗法		乙疗法	
		原治愈率 (p_i)（3）	预期治愈数 ($N_i p_i$) (4) = (2) (3)	原治愈率 (p_i)（5）	预期治愈数 ($N_i p_i$) (6) = (2) (5)
普通型	400	60.0	240	65.0	260
重型	400	35.0	140	41.7	167
合计	800	—	380 $\sum N_i p_i$	—	427 $\sum N_i p_i$

2. 用标准人口构成比计算标准化治愈率

例4.6 对表4-3资料，求甲、乙两种疗法的标准化治愈率，其步骤如下。

（1）将甲、乙两种疗法各病型得治疗人数之和组成的人口构成作为标准，见表4-5第（2）栏。

（2）求分配治愈率。将各组标准人口构成比分别乘甲、乙两种疗法的原治愈率，即得不同病型的甲、乙两种疗法分配治愈率，见表4-5第（4）、（6）栏。

（3）计算甲、乙两种疗法的标准化治愈率。按公式（4-6）分别将表4-5第（4）、第（6）栏中的分配治愈率直接相加，其合计值为标准化治愈率，与公式（4-5）计算结果相同。

表4-5 按公式（4-6）计算标准化治愈率（%）

病型（1）	标准人口构成 （N_i/N） （2）	甲疗法		乙疗法	
		原治愈率 （p_i） （3）	分配治愈率 （N_i/N）p_i （4）=（2）（3）	原治愈率 （p_i） （5）	分配治愈率 （N_i/N）p_i （6）=（2）（5）
普通型	0.5	60.0	30.0	65.0	260
重型	0.5	35.0	17.5	41.7	167
合计	1.0	53.8	47.5（p'）	47.5	53.4（p'）

三、应用标准化法的注意事项

1. 标准化法只适用于某因素两组或多组内部构成不同，并有可能影响两组或多组总率比较的情况。标准化法适用于"某事件的发生率"，可以是治愈率，也可以是患病率，还可以是发病率、病死率等。当某个分类变量在两组或多组内部构成不同时，这个分类变量就成为两组或多组频率比较的混杂因素，标准化法的目的就是消除这个混杂因素的影响。

2. 标准化后的标准化率，已不再反映当时当地的实际水平，它只是表示相互比较的资料间的相对水平。如比较城乡女性原发性骨质疏松症患病率时，经过标准化后的患病率，已不能反映两地当时实际原发性骨质疏松症的患病水平，但它能够比较在共同标准下，城市和农村女性原发性骨质疏松症的患病水平。

3. 选择的标准人口不同，算出的标准化率也不同。因此，当比较几个标准化率时，应采用同一标准人口，且报告比较结果时必须说明所选用的标准和理由。

4. 样本标准化率是样本值，存在抽样误差。比较两组或多组样本的标准化率，当样本含量较小时，还应做假设检验。

第四节 SPSS软件操作与结果分析

直接标化法进行率的标准化 e微课

以下数据来源于例4.5资料。

1. **建立数据文件** 录入数据，以"bx（病型）""n₁（甲疗法病例数）""n₂（乙疗法病例数）""p_1（甲疗法各组治愈率）""p_2（乙疗法各组治愈率）"为变量名，建立2行5列的数据库ht0405.sav，如图4-1。

	bx	n1	n2	p1	p2
1	1	300.00	100.00	60.00	65.00
2	2	100.00	300.00	35.00	41.70

图4-1 ht0405.sav

2. 分析步骤

（1）Transform→Compute Variable，在 Target Variable 框中依次输入"N"（标准组人数）、"t_1"（甲疗法组预期治愈数）、"t_2"（乙疗法组预期治愈数），并在 Numberic Expression 框中对以上变量进行表达：$N = n_1 + n_2$，$t_1 = N * p_1/100$，$t_2 = N * p_2/100$→OK。

（2）Analyze→Descripitive Statistics→Descriptives，选中"N""t_1""t_2"→Variable（S）框，Options→Sum→Continue→OK，即可得到"标准组总人数""甲疗法预期总治愈数""乙疗法预期总治愈数"。

（3）用手工或计算器计算，各组的预期总治愈数除以标准总人口数，求得甲乙两疗法各自的标准化治愈率。

3. 结果及解释　在原始数据集中增加了变量"N""t_1""t_2"，见图 4 - 2。

N	t1	t2
400.00	240.00	260.00
400.00	140.00	166.80

图 4 - 2　表 4 - 3 计算结果

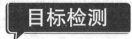 目标检测

答案解析

1. 男性吸烟率是女性的 10 倍，该指标为（　　）

　　A. 相对比　　　　　　　　　B. 流行率　　　　　　　　　C. 构成比

　　D. 罹患率　　　　　　　　　E. 标化流行率

2. 通过大量研究得知，甲、乙两地甲肝患者构成，甲地为 76%，乙地为 24%，（　　）

　　A. 甲地甲肝发病率高　　　　　　　　　　　B. 乙地甲肝发病率高

　　C. 甲地甲肝患病人数多于乙地　　　　　　　D. 乙地甲肝患病人数多于甲地

　　E. 不能进行任何比较

3. 率标准化的主要目的是（　　）

　　A. 把率变成构成比　　　　　　　　　　　　B. 把率变成绝对数

　　C. 把大的率变小，小的率变大　　　　　　　D. 消除内部构成的差异

　　E. 为了比较率的内部构成

4. 某项关于某种药物的广告声称："在服用本制剂的 1000 名上呼吸道感染的儿童中，有 970 名儿童在 72 小时内症状减轻。"因此推断此药治疗儿童的上呼吸道感染是非常有效的，可以推广应用。这项推论是（　　）

　　A. 不正确，因所作的比较不是按率计算的

　　B. 不正确，因未设对照组或对比组

　　C. 不正确，因未做统计学假设检验

　　D. 正确，因为比较的是症状消失率

　　E. 正确，因为有效率达到 97.0%

5. 一项新的治疗方法可延长患者的生命，但不能治愈该病，则最有可能发生的情况是（　　）

　　A. 该病的患病率增加　　　　B. 该病的患病率减少　　　　C. 该病的发病率增加

　　D. 该病的发病率减少　　　　E. 该病的发病率与患病率均减少

6. 要比较甲乙两厂某工种工人某种职业病患病率的高低，采取标准化法的原理，是（　　）

　　A. 假设甲乙两厂的工人构成比相同

　　B. 假设甲乙两厂患某职业病的工人数相同

　　C. 假设甲乙两厂某工种工人的工龄构成比相同

　　D. 假设甲乙两厂某职业病的患病率相同

　　E. 假设甲乙两厂某职业病的构成相同

7. 某人欲计算本地人群某年某病的死亡率，对分母的平均人口数的算法，最好是（　　）

　　A. 年初的人口数

　　B. 年末的人口数

　　C. 调查时的人口数

　　D. 普查时登记的人口数

　　E. 上年年终的人口数加本年年终的人口数之和除以2

8. 某市有30万人口，2002年共发现2500名肺结核患者，全年总死亡人数为3000人，其中肺结核死亡98人，要说明肺结核死亡的严重程度，最好应用（　　）

　　A. 粗死亡率　　　　　　B. 肺结核死亡人数　　　　C. 肺结核的病死率

　　D. 肺结核死亡构成　　　E. 肺结核死亡率

9. 某地某年肝炎发病人数占同年传染病人数的10.1%，这是（　　）指标

　　A. 率　　　　　　　　　B. 构成比　　　　　　　　C. 发病率

　　D. 集中趋势　　　　　　E. 时点患病率

10. 在实际工作中，发生把构成比当作率分析的错误的主要原因是由于（　　）

　　A. 构成比指标与率的计算方法一样

　　B. 构成比指标较率容易计算

　　C. 构成比指标较率难计算

　　D. 构成比指标用的最多

　　E. 计算构成比的原始资料较率容易得到

书网融合……

本章小结　　　　　　　微课　　　　　　　题库

第五章　统计表与统计图

PPT

学习目标

知识要求：

1. 掌握　统计表的结构和制表要求，常用统计图（直条图、直方图、线图、圆图、点图）的应用条件。

2. 熟悉　统计表的分类及不同统计表的制作方法，统计图的制作方法。

3. 了解　普通线图和半对数线图的区别。

技能要求：

能够在数据描述中正确地应用统计图与统计表，会应用 SPSS 软件绘制常见的统计图。

素质要求：

通过统计表和统计图学习，培养学生严谨的科学态度和科学实践精神，树立统计学思维。

统计表（statistical table）和统计图（statistical graph）是统计描述的重要方法，是医学论文的重要表达形式。统计表和统计图是统计资料象征化、通俗化的最佳形式，产生直观的效果，减少繁琐的文字叙述；具有简明扼要、容易比较、利于分析、美观生动等作用。研究的资料通过计算得到各种统计指标（如均数、有效率等）后，除了使用适当文字说明外，常用统计表和统计图来表达结果。

⇨ 案例引导

案例：探讨心理护理应用于重症肌无力（MG）患者生存质量的影响。纳入 MG 患者，随机分为试验组和对照组。对照组进行常规护理干预，试验组在常规护理干预基础上，加入心理护理。采用生活质量量表（重症肌无力复合量表）作为主要指标。结果显示试验组患者的生活质量得分平均下降 10.1 ± 3.1 分，对照组患者的生活质量得分平均下降 7.0 ± 2.9 分（具体见本章误差条图）。

讨论：1. 如何绘制统计表显示两种护理方式的效果？

　　　2. 如何绘制统计图显示两种护理方式的效果？

第一节　统计表

统计表是表达统计分析结果中数据和统计指标的表格形式。广义的统计表包括原始资料调查表、资料整理表、统计资料计算用表及表达结果的统计表。狭义的统计表特指表达统计分析结果的统计表。统计表可以代替冗长的文字，简洁地表达数据。

一、统计表的意义和制作原则

1. 意义　统计表用简明的表格形式，有条理地罗列数据和统计量，方便阅读、比较和计算。

2. 制表原则　①重点突出：一张表一般只表达一个中心内容，不要把过多的内容放在一个庞杂的表中。②简单明了：文字、数字和线条都尽量从简，使人一目了然。③层次分明：表的内容应按照顺序合理安排，主语一般放在表的左边，从左往右阅读表格时，能构成一个完整的语句。

二、统计表的基本结构

1. 标题　位于表的上方。标题概括表的主要内容，包括研究的时间、地点、对象和主要内容。标题左侧应增加标题编号（简称标号），如表5-1等。如果整个表的指标都统一时，可以将单位放在标题上。以表5-1为例，其标题为"表5-1 某医院护理人员职称的人数及构成情况"，地点（某医院）、对象（护理人员）及表的主要内容（人数及职称构成比）。

表5-1　某医院护理人员职称的人数及构成比情况

职称	人数	构成比（%）
护士	205	45.6
护师	116	25.8
主管护师	104	23.1
副主任护师	19	4.2
主任护师	6	1.3
合计	450	100.0

2. 标目　分为横标目、纵标目和总标目。横标目是统计表的主语，一般位于左侧，用来表示研究的事物，是各横行数据的"主语"，如表5-1中的"护士""护师"。纵标目位于表的上端，用来说明各个指标的内容，如表5-1中的"人数""构成比（%）"。纵标目一般需要标明计算单位，如有效率（%）、发病率（‰）、身高（cm）等。必要时，可在横标目上端加上总标目，如表5-1中的"职称"。

3. 线条　一般包括顶线、标目线和底线3条等长线，合计线一般为半线，其中顶线和底线应加粗。如果是复合表，在纵标目和横标目之间用短横线隔开，如表5-2中的"轻度患者"与"治疗人数""有效率（%）"用短横线隔开。统计表中不能出现斜线和竖线。

表5-2　针药组和药物组治疗300例失眠症患者的疗效

组别	轻度患者		中度患者	
	治疗人数	有效率（%）	治疗人数	有效率（%）
针药组*	70	88.6	80	77.5
药物组	70	78.6	80	70.0

*针灸联合药物组

4. 数字　表内的数字必须使用阿拉伯数字表示。同一指标的小数位数应一致，每列按照小数点对齐。表内一般不留空格，表内数字为零时用"0"表示，无数字时用"-"表示，缺失数字时用"…"表示。使用相对数时，一般要同时给出绝对数。

5. 备注　不属于统计表固有的组成部分，一般不列入表内，如需对某些数字或者指标加以说明，可在其右上方用"*"之类的符号标注，并在统计表的下方用文字加以说明。如表5-2的"针药组"表示"针灸联合药物组"。

三、统计表的种类

按照标目的数量，可以将统计表分为简单表（simple table）和复合表（combinative table）。

1. 简单表 按照某单一变量分组，只有一组横标目和一组纵标目，如表5-1。

2. 复合表 又称组合表，将两个或两个以上变量组合而成的表，一般包括两组及以上纵标目（或横标目）组成。例如：表5-2中将失眠症患者的分类和治疗效果两个纵标目结合起来。

四、统计表的注意事项

如果要把多个内容放在同一个统计表中，要注意标目的选择，一般还是遵从制表原则，横标目表达主语，纵标目表达指标，从左往右阅读表格时，能构成一个完整的语句。表5-3列举了治疗组（新药）和对照组（传统药物）治疗原发性高血压的基线资料。基线资料包括性别，年龄、收缩压及舒张压，这些都是指标，放在纵标目上。"治疗组"和"对照组"则是横标目。

表5-3 治疗组和对照组治疗原发性高血压的基线资料

组别	例数	性别		年龄（岁）	收缩压（mmHg）	舒张压（mmHg）
		男	女			
治疗组	56	34	22	53.4 ± 8.6	153.4 ± 17.4	100.2 ± 13.4
对照组	56	32	24	52.3 ± 7.5	155.3 ± 15.6	101.8 ± 12.8

第二节 统计图

统计图是用点、线段、直条、面积等几何图形来表达统计数据的一种形式。与统计表相比，统计图能更直观地表达数据的特征，强调数据的分布特征或变化趋势。常用的统计图包括直条图、直方图、百分条图、圆图、线图、散点图和误差条图等，还有残差图、箱式图、茎叶图、P-P图、Q-Q图及反映分布特征的统计地图等。

一、统计图的意义和制作原则

统计图将统计数据形象化，让读者更容易领会资料的核心内容，易于分析比较，可给读者留下深刻的印象，达到一图胜千言的效果。医学论文中应用统计图表达数据，使文章生动活泼，对读者更具吸引力。但统计图只能提供概略的情况，不能获得确切数值，因此不能完全代替统计表，常常需要和统计表一起使用来表达数据。

统计图的制作力求简洁明了，能够直观、真实地表达数据。制作统计图要做到只看标题、图形，不阅读文字，就可以理解图形表达的意思。

二、统计图的基本结构

1. 标题 也称为图题，位于图的下方。标题概括说明资料的主要内容，一般包括时间、地点、对象和基本内容。标题左侧应增加标题编号，如图5-1。以图5-1为例，其标题为"某医院护理人员各职称人数的分布情况"，包括数据收集的地点（某医院）、对象（护理人员）及表的基本内容（人数的分布情况）。

2. 坐标 分为横坐标和纵坐标。纵坐标和横坐标的比例一般为5∶7。

3. 刻度 刻度数值按从小到大的顺序排列，纵坐标由下向上，横坐标由左向右排列。纵坐标刻度一般从零开始（对数图、散点图除外），并注明指标和单位。横坐标根据图的类型，可以是刻度，也可以是分组情况。如果是刻度，要注明指标和单位；如果是分组情况，则需要列出各个组别。比如图5-1

纵坐标的指标为"人数"，单位为"例数"；横坐标是分组情况，包括"护士""护师""主管护师""副主任护师"和"主任护师"。

4. 图形　整个统计图的视觉中心，根据资料性质和分析目的选择适宜的统计图形。一般直条图、百分条图、直方图使用柱状直条，圆图使用圆形，线图使用线条，散点图使用点。如图 5 - 1 绘制的直条图，使用直条表达护理人员各职称的人数。

5. 图例　比较不同的事物时，使用不同的线条或颜色表示，并附图例说明。图例通常置于图的右上角或者四个角中空间较大的位置。如图 5 - 2 中右上方的"轻度患者"和"中度患者"就是图例。

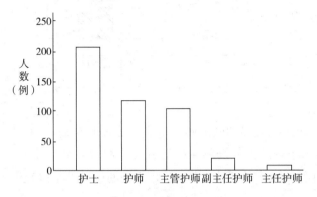

图 5 - 1　某医院护理人员各职称人数的分布情况

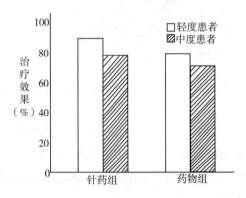

图 5 - 2　针药组和药物组治疗失眠症患者的疗效

三、常用统计图

1. 直条图（bar graph）　用等宽的直条长短表示独立指标的大小，比较的数值可以是绝对数，也可以是相对数。

制作直条图的注意事项如下。

（1）一般用横坐标表示类别，纵坐标表示研究对象的数值大小。如图 5 - 2，横坐标表示组别，分为"针药组"和"药物组"。

（2）纵坐标尺度必须从零开始，标明指标的尺度和单位。纵坐标尺度不宜折断，以免改变长条间的比例关系。

（3）直条的宽度相等，间隔相同。

（4）若仅涉及一个分组或一个指标，则采用单式条图（图 5 - 1）；若涉及两个及以上分组或指标，则采用复式条图。图 5 - 2 表达两个分组，治疗方法和患者病情，采用图例"轻度患者""中度患者"对直条进行区分。同一属性种类的各直条间不留间隔。

2. 圆图（pie graph）和百分条图（percent bar）　表示事物各组成部分所占的比例，适用于构成比资料的描述。圆图以圆形的总面积代表 100%，把面积按比例分成若干部分，以扇形大小来表示各部分所占的比重（图 5 - 3）。百分条图以直条的总面积代表 100%，把面积按比例分成若干部分，直条中各段表示各组成部分所占的比例（图 5 - 4）。

制作圆图、百分条图的注意事项如下。

（1）**圆图**　绘制大小适当的圆形。圆心角为 360°，1% 相当于 3.6° 的圆周角，将每个部分的百分比乘以 3.6，即为该部分应占的圆周角度数。从圆的 12 点开始按顺时针方向依次绘制每个部分的比例，所得各部分的扇形面积即代表构成部分。圆中各部分用线条分开，简要注明文字或百分比，或使用图例说明。

（2）**百分条图**　绘制一个标尺，总长度为 100%；在下方绘制尺度，全长等于标尺的 100%。直条内相对面积的大小代表数量的百分比。从百分条图的最左端开始按从左至右依次绘制每个部分的比例，所得各部分的直条面积即代表构成部分。直条中各部分用线条分开，简要注明文字或百分比，或使用图例说明。

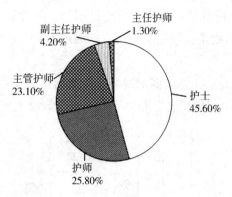

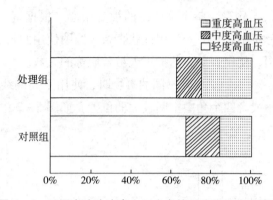

图5-3 某医院护理人员各职称构成情况　　　图5-4 不同方法治疗高血压患者的严重程度分布情况

（3）如有2种或2种以上性质类似的资料比较，应绘制直径相同的圆（等宽、等长的直条），并使各部分的排列次序一致，以方便比较。如图5-4显示了处理组（药物＋生活方式）和对照组（药物）治疗高血压患者的严重程度分布情况，绘制相同的百分条图，可以看到两种治疗方法的患者都是以轻度高血压为主。

3. 线图（line graph）　用线段的上升和下降来表示事物在时间上的变化，或某事物随另一事物变化而变化的情况，适用于连续性资料。根据坐标尺度的不同，可分为普通线图、半对数线图（semi - logarithmic line graph）和双对数线图（double - logarithmic line graph）。普通线图的纵横坐标均为算术尺度，表示某事物随时间（或另一事物）变化而变化的趋势。半对数线图的纵坐标为对数尺度，横坐标为算术尺度，用来表示事物的变化速度。双对数线图的纵横坐标均为对数尺度。制作普通线图的注意事项如下。

（1）横坐标表示动态的事物，如时间、年龄等。纵坐标表示指标的频数或频率。

（2）纵坐标一般以0为起点，纵、横坐标长度的比例一般为5∶7。

（3）使用直线依次将相邻的两个点连接，不能将直线绘制成平滑的曲线。

（4）同一图不能有太多的折线，一般≤5条。如果有几条折线，则用不同的图形表示（实线、虚线），并用图例加以说明。

图5-5是根据表5-4资料绘制的普通线图，从图中可以看出疟疾和流行性脑脊髓膜炎（流脑）的发病率都呈现明显下降趋势。图5-6表示疟疾和流脑发病率的半对数线图，1980～2000年之间，疟疾的发病率从337.83/10万下降到2.02/10万，脊髓发病率从23.44/10万下降到0.19/10万，图5-6显示两种传染病随时间的变化速度几乎是一样的，流脑发病率在1985～1990年的下降速度是最大的，疟疾发病率在每个时间点的下降速度都比较接近。变化速度只有通过半对数线图才能准确表达。

表5-4　1980～2000年我国疟疾和流脑发病率（/10万）

年份	疟疾发病率	流脑发病率
1980	337.83	23.44
1985	54.39	10.73
1990	10.56	0.89
1995	4.19	0.52
2000	2.02	0.19

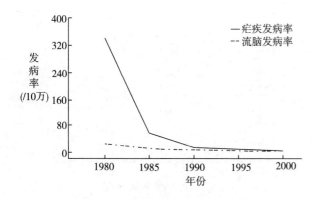

图 5 - 5 1980 ~ 2000 年我国疟疾和
流行性脑膜炎发病率（/10 万）

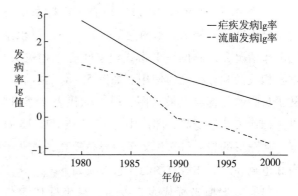

图 5 - 6 1980 ~ 2000 年我国疟疾和
流行性脑膜炎发病率对数值（/10 万）

4. 直方图（histogram） 使用直方面积描述各组频数或频率的多少，每部分面积所占的比例等于各组频数占总数的百分比，直方图的面积之和等于1。直方图常用于表达数值资料的频数或频率分布。通常在编制频数表的基础上绘制频数图。例如图5-7是根据表5-5绘制的频数直方图，反映某地190例健康男性血红蛋白含量（g/L）的频数分布，横坐标是血红蛋白含量分组，纵坐标是频率（%）。制作直方图的注意事项如下。

（1）横坐标表示连续变量，刻度表示被观察变量的数值范围。

（2）纵坐标表示研究对象的频数或频率，刻度必须从0开始。

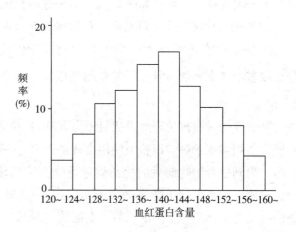

图 5 - 7 某地 190 例健康男性血红蛋白含量的频率分布图

（3）以等宽直条的面积表示各组的频数。直方图的各直条间不留空隙；各直条间可用直线分隔，也可以不用直线分隔。

表 5 - 5 某地 190 例健康男性血红蛋白的频数分布情况

分组	频数	百分比（%）
120 ~	7	3. 68
124 ~	13	6. 84
128 ~	20	10. 53
132 ~	23	12. 11
136 ~	29	15. 26
140 ~	32	16. 84
144 ~	24	12. 63
148 ~	19	10. 00
152 ~	15	7. 89
156 ~ 160	8	4. 21

5. 散点图（scatter plot） 以直角坐标系中各点的密集程度和趋势来表示两变量间的关系。可根据点的散布情况，推测两种事物或现象间有无相关关系，常在相关回归分析之前使用。如图5-8，利用15对父子身高的数据绘制散点图，横坐标代表父亲身高，纵坐标代表儿子身高，图形中的15个点对应15对数据。从图形的趋势可知：父亲的身高较高，其儿子的身高也较高。制作散点图的注意事项如下。

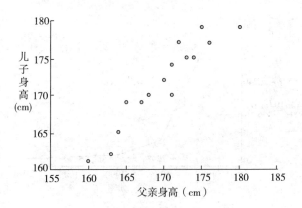

图5-8　15对父子身高的散点图

（1）一般横坐标代表自变量，纵坐标代表与自变量有相关关系或依存关系的变量（应变量）。

（2）横坐标和纵坐标的尺度起点可根据需要设置，不一定要从0开始。如图5-8，横坐标的刻度从155开始，纵坐标的刻度从160开始。

（3）图形中的每个点都对应一对数据，点与点之间不用线段连接。

6. 误差条图（error bar chart） 在直条图的基础上，加上误差信息得到的图形，误差条图特别适合比较多个样本间的差异。误差条图可以显示三种不同的区间：$\bar{X} \pm S$、可信区间（$\bar{X} \pm t_{\alpha,\nu} * S_{\bar{X}}$）和 $\bar{X} \pm S_{\bar{X}}$。

某研究探讨心理护理对重症肌无力（MG）患者生活质量的影响，将患者随机分为试验组和对照组。对照组使用常规护理，试验组使用常规护理和心理护理。采用重症肌无力复合量表（MGC）作为主要指标，得到患者治疗前后的生活质量得分。结果显示试验组患者的生活质量得分平均下降 10.1 ± 3.1 分，对照组患者平均下降 7.0 ± 2.9 分。图5-9显示试验组及对照组患者的生活质量下降情况，其中直条的高度为生活质量下降的均数，上面的"触须"是加上一个标准差的数值。

7. 箱式图（box plot） 用于描述数值变量的分布特征，表达数值资料的5个特征值：最小值（P_0）、下四分位数（P_{25}）、中位数，上四分位数（P_{75}）、最大值（P_{100}）。"箱体"内部的横线表示中位数，"箱体"的上下端分别表示上四分位数和下四分位数，"箱子"的上下两条"触须"分别表示最小值和最大值。若有异常值，可在"触须"之上或之下标出。如图5-10描述某地500名男女居民舒张压（mmHg）的分布情况，"箱子"中间黑色的粗线为收缩压的中位数，箱体的上端和下端之间为四分位数的间距。

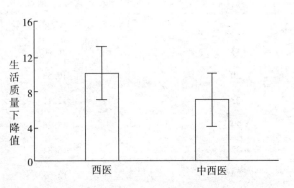

图5-9　试验组和对照组治疗重症
肌无力患者的生活质量下降情况（$\bar{X} \pm S$）

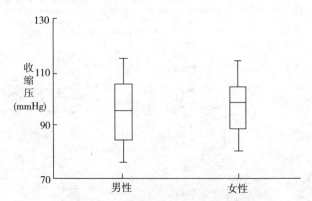

图5-10　某地500名男女居民
收缩压（mmHg）的分布情况

8. 其他图形

（1）茎叶图（stem – and – leaf plot） 又称"枝叶图"。把前几位有效数字部分作为主干"茎"，后面的有效数字作为分枝"叶"，绘制定量资料的频数分布图，得到的图形就是茎叶图。茎叶图是一个与直方图相类似的图形，同时可以保留原始资料。

（2）P – P 图（proportion – proportion plots） 以样本的累计频率（百分比）作为横坐标，以按照正态分布计算的相应累计概率作为纵坐标，绘制成散点图的图形就是 P – P 图。P – P 图可用于描述数据是否服从正态分布。

（3）Q – Q 图（quantile – quantile plots） 以样本的分位数（P_X）作为横坐标，以按照正态分布计算的相应分位数作为纵坐标，绘制成散点图的图形就是 Q – Q 图。Q – Q 图可用于描述数据是否服从正态分布。

（4）统计地图（statistical map） 用于表示某现象的数量在地域上的分布图。统计地图可形象地显示事物在不同区域的分布特征，揭示事物在不同地区、区域之间的同一性和差异性。

第三节 SPSS 软件操作与结果分析 📱微课

一、绘制单式条图

1. 建立数据文件 定义变量，以"职称""人数"为变量名，录入数据并建立数据库"试验 5 – 1 单式条图数据文件 . sav"，见图 5 – 11。

2. 分析步骤 Graphs→Legacy Dialogs→Bar→ Simple，在 Data in Chart Are 选项中选择 Summarizes for groups of cases→Define，在 Define Simple Bar 视窗中，在 Bars Represent 选项下选择 Other statistic（e. g. mean），将变量"人数"选入 Variable 框中，将变量"职称"选入 Category Axis 变量框中→OK。

3. 结果及解释 图形显示护士的人数最多（205 人），主任护师的人数最少（6 人）。其他职称的人数从高到低排列分别是：护师、主管护师和副主任护师，具体见图 5 – 1。

二、绘制复式条图

1. 建立数据文件 定义变量，以"治疗方法""病情""治疗效果"为变量名，录入数据并建立数据库"试验 5 – 2 复式条图数据文件 . sav"，见图 5 – 12。

	职称	人数
1	1	205
2	2	116
3	3	104
4	4	19
5	5	6

图 5 – 11 试验 5 – 1 单式条图数据文件

	治疗方法	病情	治疗效果
1	1	1	1
2	1	1	1
⋮	⋮	⋮	⋮
299	2	2	0
300	2	2	0

图 5 – 12 试验 5 – 2 复式条图数据文件

2. 分析步骤 Graphs→Legacy Dialogs→Bar→ Clustered，在 Data in Chart Are 选项中选择 Summarizes for groups of cases→Define，在 Define Clustered Bar 视窗中，在 Bars Represent 选项下选择 Other statistic（e. g. mean），将变量"治疗效果"选入 Variable 框中，将变量"治疗方法"选入 Category Axis 框中，将变量"病情"选入 Define Clusters by 框中→OK。

3. 结果及解释 图形显示了针药组（针灸联合药物）和药物组治疗轻中度失眠症患者的有效率，无论是轻度患者还是中度患者，都是针药组的有效率高于药物组，见图5-2。

三、绘制圆图

1. 建立数据文件 定义变量，以"职称""构成比"为变量名，录入数据并建立数据库"试验5-3圆图数据文件.sav"，见图5-13。

2. 分析步骤 Graphs→Legacy Dialogs→Pie，在 Pie Chart 视窗中，在 Data in Chart are 选项中选择 Summarizes for groups of cases→Define，在 Define Pie 视窗中，在 Slices Represent 选项下选择 Sum of variable，将变量"构成比"选入 Variable 框中，将变量"职称"选入 Define Sclices by 框中→OK。

3. 结果及解释 图形显示了某医院护理人员职称的构成比情况，其中护士的占比最高（45.60%），主任护师的占比最低（1.30%），见图5-3。

四、绘制百分条图

1. 建立数据文件 定义变量，以"治疗分组""证型分组""人数"为变量名，录入数据并建立数据库"试验5-4百分条图数据文件.sav"，见图5-14。

	职称	构成比
1	1	45.6
2	2	25.8
3	3	23.1
4	4	4.2
5	5	1.3

图5-13 试验5-3圆图数据文件

	治疗分组	证型分组	人数
1	1	1	97
2	1	2	24
3	1	3	23
4	2	1	90
5	2	2	18
6	2	3	36

图5-14 试验5-4百分条图数据文件

2. 分析步骤 Graphs→Legacy Dialogs→Bar→Stacked，在 Data in Chart Are 选项中选择 Summarizes for groups of cases→Define，在 Define Stacked Bar 视窗中，在 Bars Represent 选项下选择 Other statistic（e. g. mean），将变量"人数"选入 Variable 框中，将变量"治疗分组"选入 Category Axis 框中，将变量"证型分组"选入 Define Stacks by 框中→OK。

3. 结果及解释 图形显示了不同治疗方式高血压患者的疾病严重程度分布情况，两种治疗方法治疗的患者都是以轻度高血压患者为主，见图5-4。

五、绘制普通线图

1. 建立数据文件 定义变量，以"年份""疟疾发病率""流脑发病率"为变量名，录入数据并建立数据库"试验5-5普通线图数据文件.sav"，见图5-15。

	年份	疟疾发病率	流脑发病率
1	1980	337.83	23.44
2	1985	54.39	10.73
3	1990	10.56	0.89
4	1995	4.19	0.52
5	2000	2.02	0.19

图5-15 试验5-5普通线图数据文件

2. 分析步骤　Graphs→Legacy Dialogs →Line→Simple，在 Data in Chart Are 选项中选择 Summarizes for groups of cases→Define，在 Define Simple Line 视窗中，在 Line Represent 选项下选择 Other statistic（e. g. mean），将变量"疟疾发病率"和"流脑发病率"选入 Variable 框中，将变量"年份"选入 Category Axis 框中→OK。

3. 结果及解释　图形显示了随着时间的推移（1980～2000 年），疟疾和流脑的发病率都呈现下降趋势，见图 5 – 5。

六、绘制半对数线图

1. 建立数据文件　定义变量，以"年份""疟疾发病率 lg 值""流脑发病率 lg 值"为变量名，录入数据并建立数据库"试验 5 – 6 半对数线图数据文件 . sav"，见图 5 – 16。

	年份	疟疾发病率lg值	流脑发病率lg值
1	1980	2.53	1.37
2	1985	1.74	1.03
3	1990	1.02	-0.05
4	1995	0.62	-0.28
5	2000	0.31	-0.72

图 5 – 16　试验 5 – 6 半对数线图数据文件

2. 分析步骤　Graphs→Legacy Dialogs→Line→Multiple，在 Data in Chart Are 选项中选择 Summarizes of separate variables→Define，在 Define Multiple Line 视窗中，在 Line Represent 选项下选择 Other statistic（e. g. mean），将变量"疟疾发病率 lg 值"和"流脑发病率 lg 值"选入 Lines Represent 框中，将变量"年份"选入 Category Axis 框中→OK。

3. 结果及解释　图形显示了随着时间的推移（1980～2000 年），疟疾和流脑发病率的变化速度。发现两种传染病随时间的变化速度几乎是一样的，流脑发病率在 1985～1990 年的下降速度是最大的，疟疾发病率在每个时间点的下降速度都比较接近，见图 5 – 6。

七、绘制直方图

1. 建立数据文件　定义变量，以"血红蛋白含量"为变量名，录入数据并建立数据库"试验 5 – 7 直方图数据文件 . sav"，见图 5 – 17。

2. 分析步骤　Graphs→Legacy Dialogs→Histogram，在 Histogram 视窗中，将变量"血红蛋白含量"选入 Variable 框中→OK。

3. 结果及解释　图形显示了190 例健康男性血红蛋白含量的频率分布图，发现健康男性血红蛋白含量服从正态分布，中间多，量表少，左右基本对称，见图 5 – 7。

	血红蛋白含量
1	120.70
2	121.10
⋮	⋮
189	158.20
190	159.70

图 5 – 17　试验 5 – 7 直方图数据文件

八、绘制散点图

1. 建立数据文件　定义变量，以"父高""子高"为变量名，录入数据并建立数据库"试验 5 – 8 散点图数据文件 . sav"，见图 5 – 18。

2. 分析步骤　Graphs→Legacy Dialogs→Scatter/Dot→Simple Scatter→Define，在 Simple Scatterplot 视窗中，将变量"子高"选入

	父高	子高
1	165	169
2	167	169
⋮	⋮	⋮
14	171	170
15	174	175

图 5 – 18　试验 5 – 8 散点图数据文件

Y Axis 框中，将变量"父高"选入 X Axis 框中→OK。

3. 结果及解释 图形显示了父高和子高的散点图，可以看到随着父亲身高的增加，儿子身高往往也是增加的，见图 5 – 8。

九、绘制误差条图

1. 建立数据文件 定义变量，以"组别""生活质量下降值"为变量名，录入数据并建立数据库"试验 5 – 9 误差条图数据文件 . sav"，见图 5 – 19。

2. 分析步骤 Graphs→LegacyDialogs→Bar→Simple，在 Data in Chart Are 选项中选择 Summarizes for groups of cases→ Define，在 Bars Represent 视窗中，选择 Other statistic（e. g. mean），将变量"生活质量下降值"选入 Variable 框中，将变量"组别"选入 Category Axis 框中，在 Options 选项下选择 Display error bars，在 Error Bars Represent 中选择 Standard deviation 输入 1→Continue→OK。

	⬙ 组别	⬙ 生活质量下降值
1	1	10.3
2	1	11.5
⋮	⋮	⋮
19	2	6.6
20	2	7.3

图 5 – 19 试验 5 – 9 误差条图数据文件

3. 结果及解释 图形显示了试验组和对照组治疗重症肌无力患者的生活质量下降值，直条的高度为生活质量下降的均数，"触须"是加上（或减去）一个标准差的数值，见图 5 – 9。

十、绘制箱式图

1. 建立数据文件 定义变量，以"性别""收缩压"为变量名，录入数据并建立数据库"试验 5 – 10 箱式图数据文件 . sav"，见图 5 – 20。

2. 分析步骤 Graphs→Legacy Dialogs→ Boxplot→Simple，在 Data in Chart Are 选项中选择 Summarizes for groups of cases→ Define，在 Define Simple Error Bar 视窗中，将变量"收缩压"选入 Variable 框中，将变量"性别"选入 Category Axis 框中→OK。

	⬙ 性别	⬙ 收缩压
1	1	76
2	1	77
⋮	⋮	⋮
79	2	113
80	2	114

图 5 – 20 试验 5 – 10 箱式图数据文件

3. 结果及解释 图 5 – 10 显示，某地 500 名男女居民舒张压（mmHg）的分布情况，"箱子"中间黑色的粗线为收缩压的中位数，箱体的上端和下端分别为上四分位数（P_{25}）和下四分位数（P_{75}），"箱子"的上下两条"触须"分别表示最小值和最大值。

目标检测

答案解析

1. 关于统计表的制作，不正确的是（　　）

 A. 统计表不能使用竖线和斜线

 B. 统计表的标题放在表的上方

 C. 统计表包含的内容越多越好

 D. 统计表中的数字按小数点位对齐

 E. 统计表一般用横标目说明分组情况

2. 统计表的基本结构不包括（　　）

A. 标题　　　　　　　　　B. 标目　　　　　　　　　C. 线条

D. 图形　　　　　　　　　E. 数字

3. 关于统计图的制作，正确的是（　　）

　　A. 统计图的标题放在图的上方　　　　　　　B. 线图中的线条越多越好

　　C. 所有统计图的纵轴必须从零开始　　　　　D. 直方图的组距不必相等

　　E. 以上都不对

4. 描述某社区人群血型构成比的情况，可用（　　）

　　A. 直方图　　　　　　　　B. 直条图　　　　　　　　C. 圆图

　　D. 线图　　　　　　　　　E. 散点图

5. 绘制直条图，以下错误的是（　　）

　　A. 一般用横坐标表示类别　　　　　　　　　B. 纵坐标表示对象的频数或频率

　　C. 直条的宽度相等，间隔相同　　　　　　　D. 横坐标标明指标的单位

　　E. 纵坐标尺度可以不从零开始

6. 描述某地不同职业人群的肺癌和胃癌患病率可用（　　）

　　A. 直方图　　　　　　　　B. 单式直条图　　　　　　C. 复式直条图

　　D. 线图　　　　　　　　　E. 百分直条图

7. 调查某学校大学生的收缩压情况，描述学生的收缩压分布可用（　　）

　　A. 普通线图　　　　　　　B. 半对数线图　　　　　　C. 条图

　　D. 直方图　　　　　　　　E. 圆图

8. 欲比较两地区脑中风近10年来的增加速度，应当使用的统计图为（　　）

　　A. 复式条图　　　　　　　B. 百分条图　　　　　　　C. 线图

　　D. 半对数线图　　　　　　E. 散点图

9. 表示成人胸围与肺活量的关系，宜绘制（　　）

　　A. 条图　　　　　　　　　B. 百分条图　　　　　　　C. 散点图

　　D. 线图　　　　　　　　　E. 直方图

10. 某医院糖尿病患者的空腹血糖服从非正态分布，描述数值变量的分布特征可用（　　）

　　A. 直方图　　　　　　　　B. 直条图　　　　　　　　C. 圆图

　　D. 箱式图　　　　　　　　E. 线图

书网融合……

本章小结

微课

题库

第六章　参数估计与假设检验

PPT

学习目标

知识要求：

1. 掌握　抽样误差与标准误的概念，假设检验的基本步骤；区分标准差与标准误。

2. 熟悉　可信区间的概念与含义；能根据数据特征正确估计总体参数。

3. 了解　假设检验的原理，t 分布的概念及其特点。

技能要求：

具备应用参数估计和假设检验两种统计推断方法对未知总体特征作出推断的技能。

素质要求：

具备透过样本看总体的科学素养，认识到比较是揭示事物间关联的基本逻辑方法。

医学研究往往是从总体中随机抽取一定含量的样本进行研究，目的是通过样本的信息推断总体的特征，这一过程称为统计推断（statistical inference）。其内容包括参数估计（parameter estimation）和假设检验（hypothesis test）。

⇒ 案例引导

案例：为了解某地区高三年级学生的身高、体重状况，某研究者从该地区高三年级男生与女生中分别随机抽取乡镇 60 人、城区 40 人。身高测量结果如下：女生平均身高 164.9cm，标准差 2.19cm，男生平均身高 174.5cm，标准差 2.54cm，通过计算随机抽取的 100 名女生的体质指数（BMI）获得其超重率为 10.0%。

现有资料（数据集：ht6 - 1. sav 和 ht6 - 2. sav）。

讨论：1. 如何估计该地区全体高三年级男生、女生的平均身高？

2. 如何估计该地区全体高三年级女生的超重率？

3. 已知该样本中城区与乡镇男生的平均身高分别为（174.59 ± 2.91）cm 和（174.47 ± 2.28）cm，如何比较该地区城区与乡镇男生的身高？

第一节　抽样分布与抽样误差

了解总体特征最好的办法就是对总体所包含的全部个体逐一进行观察。然而，一方面由于多数情况下研究的总体为无限总体，不可能做到逐一观察；另一方面由于受到人力、物力、财力、时间等限制，不可能也没必要做到逐一研究，因此需要借助于抽样研究。

一、样本均数的抽样分布与标准误

1. 抽样分布　同质总体中抽取样本含量相等的若干样本，其样本均数的频数分布，称为抽样分布。样本均数的抽样分布具有以下特点：①各样本均数未必等于总体均数；②各样本均数之间未必相等；③样本均数的分布具有一定的规律，围绕着总体均数，"中间多、两边少"，左右基本对称，服从正态分布；④样本均数之间的变异比较原变量明显缩小。

2. 抽样误差　从某总体中随机抽取一个样本来进行研究，所得样本统计量与总体参数值不同，这种由抽样引起的样本统计量与总体参数间的差异称为抽样误差（sampling error），其本质是由于生物个体变异的客观存在而产生的，所以在抽样研究中是不可避免的，但有规律可循。

抽样误差有两种表现形式，其一是样本统计量与总体参数间的差异；其二是样本统计量间的差异。

3. 标准误　虽然均数的抽样误差可表现为样本均数与总体均数之差值，但由于总体均数往往是未知的，这个差值实际上是得不到的。如何衡量抽样误差的大小，揭示抽样误差的规律呢？中心极限定理（central limit theorem）概括了其规律性。

设从均数为 μ、方差为 σ^2 的任意一个正态分布总体中随机抽取样本量为 n 的样本，样本均数的抽样分布近似服从均数为 μ、方差为 $\dfrac{\sigma^2}{n}$ 的正态分布。

此时，抽样分布中的样本均数的标准差称为标准误（standard error，SE），用 $\sigma_{\bar{X}}$ 表示，是衡量抽样误差大小的总体指标。其计算公式为：

$$\sigma_{\bar{X}} = \frac{\sigma}{\sqrt{n}} \tag{6-1}$$

可见，标准误与 σ 成正比，与样本含量 n 的平方根成反比，增加样本含量可以减少抽样误差。

实际工作中，σ 往往是未知的，可用样本标准差 s 作为 σ 的估计值，均数标准误的估计值 $s_{\bar{X}}$ 计算公式为：

$$s_{\bar{X}} = \frac{s}{\sqrt{n}} \tag{6-2}$$

中心极限定理还揭示：即使从非正态总体或分布不清楚的总体中随机抽样，只要样本含量足够大，样本均数的分布也趋于正态分布。因此，在很多统计分析中，当样本含量较大时，可以用近似正态分布的原理进行分析。

二、t 分布

（一）t 分布的概念

从抽样分布研究中，英国统计学家 W·S·Gosset 导出了样本均数的 t 分布，并于 1908 年用笔名 "Student" 在生物统计杂志《Biometrics》上发表了该论文。t 分布又称 Student's t 分布，是 t 值的分布。

$$t = \frac{\bar{X} - \mu}{s_{\bar{X}}} = \frac{\bar{X} - \mu}{s/\sqrt{n}} \tag{6-3}$$

则 t 值服从自由度为 $n-1$ 的 t 分布（t - distribution）。

⊕ **知识链接**

> 从正态分布 $N(\mu, \sigma^2)$ 抽得的样本均数也服从正态分布，记为 $N(\mu, \sigma_{\bar{x}}^2)$。对正态变量 $\bar{X}$ 作变换
>
> $z = \dfrac{\bar{X} - \mu}{\sigma_{\bar{X}}^2}$，则 $z \sim N(0, 1)$。
>
> 实际工作中，当 $\sigma_{\bar{X}}^2$ 未知时，常用 $s_{\bar{X}}^2$ 来代替，此时，对正态变量 $\bar{X}$ 采用的不是 z 变换，而是 t 变换。

（二）t 分布的特征

t 分布曲线是以 t 值为横坐标，$f(t)$ 值为纵坐标的一簇曲线，自由度 ν 是其唯一参数。它与标准正态分布的关系见图 6-1 所示。

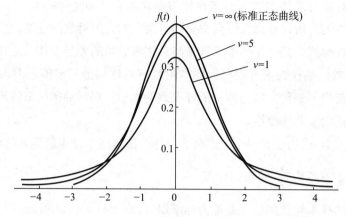

图 6-1　自由度分别为 1、5 时的分布

t 分布的特征为：①t 分布为一簇单峰分布曲线，以 0 为中心，左右对称；②t 分布与自由度 ν 有关，自由度越小，t 分布的峰越低，而两侧尾部翘得越高；③自由度逐渐增大时，t 分布逐渐逼近标准正态分布，当自由度趋向无穷大时，t 分布趋近标准正态分布，故标准正态分布是 t 分布的特例。

（三）t 分布的应用

t 分布理论是总体均数估计和假设检验的理论基础，揭示了样本含量较小时（如 $n < 30$）的抽样分布状态及其与标准正态分布的关联。由于 t 分布是一簇曲线，曲线下的面积为 95% 或 99% 时对应的界值不是一个常量，而是随着自由度的变化而变化。为了便于使用，统计学家编制了 t 界值表（附表 2）。该表的横标目为自由度 ν，纵标目为尾端概率 P，表中的数值表示给定的自由度 ν 和概率 α 所对应的单侧概率及双侧概率的 t 界值。一般与单侧概率对应的 t 界值记作 $t_{\alpha,\nu}$，与双侧概率对应的 t 界值记作 $t_{\alpha/2,\nu}$。当自由度相同时，t 的绝对值越大，P 值越小；而在相同的 t 值下，双侧概率 P 为单侧概率 P 的 2 倍。其公式为：

$$单侧：P(t \leqslant -t_{\alpha,\nu}) = \alpha \ 或 \ P(t \geqslant t_{\alpha,\nu}) = \alpha \tag{6-4}$$

$$双侧：P(t \leqslant -t_{\alpha/2,\nu}) + P(t \geqslant t_{\alpha/2,\nu}) = \alpha, \ P(-t_{\alpha/2,\nu} < t < t_{\alpha/2,\nu}) = 1 - \alpha \tag{6-5}$$

三、样本率的抽样分布与标准误

前面介绍了计量资料的抽样分布与标准误。对于定性资料分类资料，同样存在总体率抽样分布与标准误的问题。样本率用英文字母 p 表示，总体率用希腊字母 π 表示。

从同一研究总体中随机抽取样本含量为 n 的样本 k 个，则可得到 k 个样本率（p_1，p_2，…，p_i，…，p_k），k 个样本率之间，以及样本率 p 和总体率 π 之间存在差别，这种差别是由于抽样造成的，称为率的抽样误差。率的抽样误差可用率的标准误 σ_p 来表示，其计算公式为：

$$\sigma_p = \sqrt{\frac{\pi(1-\pi)}{n}} \tag{6-6}$$

当总体率 π 未知时，可用样本率 p 作为 π 的估计值，率的标准误的估计值 s_p 计算公式为：

$$s_p = \sqrt{\frac{p(1-p)}{n}} \tag{6-7}$$

率的标准误越小，说明率的抽样误差越小，用样本推论总体时，可信程度越高。

例 **6.1**　抽查某地医护人员 260 人的血清标本，检出乙肝表面抗体（HBs – Ab）阳性 153 人，求其标准误。

$$S_p = \sqrt{\dfrac{\dfrac{153}{260} \times (1 - \dfrac{153}{260})}{260}} = 0.0305$$

故该地医护人员乙肝表面抗体阳性率的抽样误差，即标准误为 3.05% 。

第二节　参数估计

由样本信息估计总体参数称为参数估计（parameter estimation），是统计推断的重要内容。参数估计包括点估计（point estimation）和区间估计（interval estimation）两种方法。

一、总体均数

（一）总体均数的点估计

点估计是直接用样本统计量作为对应的总体参数的估计值。如用样本均数 $\overline{X}$ 作为总体均数 μ 的一个估计，用样本的标准差 s 作为总体标准差 σ 的一个估计，例如，抽样调查某地 120 名男子的血清铁含量均数为 18.57μmol/L，标准差为 4.37μmol/L，以此来估计该地所有男子血清铁含量，这就是点估计，没有考虑抽样误差。

（二）总体均数的区间估计

因抽样研究中抽样误差不可避免，故常用区间估计法估计总体均数。区间估计是按一定的概率（1 – α）确定的包含总体参数的一个范围，这个范围称作置信度为（1 – α）的置信区间（confidence interval，CI），又称可信区间。这种估计方法称为区间估计法，包括 t 分布法和正态近似法。

1. t 分布法　当 σ 未知且 n 较小时，按 t 分布原理计算其置信区间。在置信度设定为（1 – α）时，总体均数的双侧置信区间计算公式为：

$$(\overline{X} - t_{\alpha/2,\nu}s_{\overline{X}} < \mu < \overline{X} + t_{\alpha/2,\nu}s_{\overline{X}}) \tag{6-8}$$

当 $\alpha = 0.05$ 时，为 μ 的 95% 置信区间。置信区间通常由两个可信限（confidence limit）构成，其中较小者称为下限，记为 CL，较大者称为上限，记为 CU。置信区间是一开区间，不包括上、下两个可信限的数值。

同理：总体均数 μ 的单侧 1 – α 置信区间计算公式为：

$$\mu > \overline{X} - t_{\alpha,\nu}s_{\overline{X}} \text{ 或 } \mu < \overline{X} + t_{\alpha,\nu}s_{\overline{X}} \tag{6-9}$$

2. 正态近似法　当 σ 已知或 σ 未知但样本含量足够大时，例如 $n > 100$，按正态分布原理估计总体均数的可信区间。总体均数 μ 的双侧 1 – α 置信区间计算公式为：

$$(\overline{X} - z_{\alpha/2}\sigma_{\overline{X}} < \mu < \overline{X} + z_{\alpha/2}\sigma_{\overline{X}}) \tag{6-10}$$

或

$$(\overline{X} - z_{\alpha/2}s_{\overline{X}} < \mu < \overline{X} + z_{\alpha/2}s_{\overline{X}}) \tag{6-11}$$

同理，相对应于公式（6-10）、（6-11），总体均数 μ 的单侧 1 – α 置信区间计算公式分别为：

$$\mu > \overline{X} - z_{\alpha}\sigma_{\overline{X}} \text{ 或 } \mu > \overline{X} - z_{\alpha}s_{\overline{X}} \tag{6-12}$$

$$\mu < \overline{X} + z_{\alpha}\sigma_{\overline{X}} \text{ 或 } \mu < \overline{X} + z_{\alpha}s_{\overline{X}} \tag{6-13}$$

当 $\alpha = 0.05$ 时，$z_{0.05/2} = 1.96$ ，$z_{0.05} = 1.645$

例 6.2 随机抽取某地 25 名正常成年男子，测得该样本的脉搏均数为 73.6 次/分，标准差为 6.5 次/分，求该地正常成年男子脉搏总体均数 95% 的置信区间。

本例自由度 $\nu = 25 - 1 = 24$ ，经查表（附表2）得 $t_{0.05/2, 24} = 2.064$ ，则：

$$\overline{X} - t_{0.05/2, 24}s_{\overline{X}} = 73.6 - 2.064 \times 6.5/\sqrt{25} = 70.9 \text{（次/分）}$$

$$\overline{X} + t_{0.05/2, 24}s_{\overline{X}} = 73.6 + 2.064 \times 6.5/\sqrt{25} = 76.3 \text{（次/分）}$$

即该地正常成年男子脉搏总体均数的 95% 置信区间为（70.9，76.3）次/分。

例 6.3 某市某年 120 名 8 岁男童的身高 $\overline{x} = 123.62$ （cm），标准差 $s = 4.75$ （cm），计算该市 8 岁男童总体均数 90% 的置信区间。

因 $n = 120 > 100$ ，故可以用标准正态分布法，$z_{0.1/2} = 1.645$

$$\overline{X} - z_{\alpha/2}s_{\overline{X}} = 122.91 \text{(cm)}$$

$$\overline{X} + z_{\alpha/2}s_{\overline{X}} = 124.33 \text{(cm)}$$

即该市 8 岁男童平均身高的 90% 置信区间为（122.91，124.33）cm。

区间估计应用时需要强调：$1 - \alpha$ 置信区间的涵义是如果重复若干次样本含量相同的抽样，每个样本均按同一方法构建 $100(1 - \alpha)\%$ 置信区间，则在这些置信区间中，理论上有 $100(1 - \alpha)$ 个包含了总体参数，还有 100α 个未估计到总体均数。

区间估计的准确性（度）由置信度 $1 - \alpha$ 的大小反映，如置信度为 95% 和 99% 中，99% 的置信度较 95% 的置信度高，但精确度相对较低。区间估计的精确性（度）由置信区间的宽度反映。实际工作中常用 95% 置信区间，能较好地兼顾准确性和精确性。

二、总体率

同总体均数的估计一样，总体率的估计也包括点估计和区间估计。点估计即直接用样本率来估计总体率。区间估计是根据样本提供的信息、按照一定概率 $1 - \alpha$（即置信度）来估计总体率的可能范围。总体率置信区间的估计方法包括正态近似法和查表法。

（一）正态近似法

当 n 足够大，p 和 $1 - p$ 均不太小时（np 与 $n(1 - p)$ 均大于5），样本率 p 近似服从正态分布，这时可以利用正态分布理论来估计总体率的置信区间。

置信度为 $1 - \alpha$ 的置信区间计算公式为：

$$(p - z_{\alpha/2}s_p, p + z_{\alpha/2}s_p) \tag{6 - 14}$$

其中，$z_{\alpha/2}$ 是标准正态分布双侧临界值，估计 95% 置信区间时 $z_{0.05/2} = 1.96$ ，估计 99% 置信区间时 $z_{0.01/2} = 2.58$ 。

例 6.4 某医院用复方丹参滴丸治疗冠心病患者 201 例，其中显效 127 例，试估计复方丹参滴丸显效率的 95% 和 99% 置信区间。

本例 $n = 201$ ，$p = 127/201 = 0.6318$

$$S_p = \sqrt{\frac{p(1-p)}{n}} = \sqrt{\frac{0.6318 \times (1 - 0.6318)}{201}} = 0.034$$

故复方丹参滴丸显效率的 95% 的置信区间为：

$$(0.6318 - 1.96 \times 0.034, 0.6318 + 1.96 \times 0.034) = (56.51\%, 69.84\%)$$

复方丹参滴丸显效率的 99% 的置信区间为：

$$(0.6318 - 2.58 \times 0.034, 0.6318 + 2.58 \times 0.034) = (54.40\%, 71.96\%)$$

（二）查表法

如果 n , p 不符合上述要求，即当 $n \leqslant 50$ ，特别是 p 很接近 0 或 1 时，需要采用二项分布原理来估计总体率的置信区间，计算较为繁杂。为了方便应用，附表 3 列出了在样本含量不同时，总体率的 95% 和 99% 置信区间。

例 6.5　某市某年确诊某罕见肿瘤 30 例，1 年内死亡 9 例。试估计该病 1 年病死率的 95% 置信区间。

本例 $n = 30$, $X = 9$ ，查附表 3 的置信度为 95% 的置信区间为（15%，49%）。即该地该罕见肿瘤病死率的 95% 置信区间为（15%，49%）。

注意：附表 3 中 X 值只列出 $X \leqslant \dfrac{n}{2}$ 的部分，当 $X > \dfrac{n}{2}$ 时，可以用 $n - X$ 查表，然后以 100% 减去查得的区间即为所求的置信区间。

例 6.6　某医生采用中西医结合疗法对 10 例肾病综合征患者进行治疗，一个疗程后，8 名患者病情缓解，求该疗法治疗肾病综合征的缓解率的 95% 置信区间。

本例 $n = 10$, $X = 8$, $X > \dfrac{n}{2}$ ，故以 $n - X = 2$ 查附表 3，得到 3% ~ 56%，再以 100% 减去该区间得到该疗法治疗肾病综合征的缓解率的 95% 置信区间为（44%，97%）。

第三节　假设检验

统计推断的另一个重要内容是假设检验（hypothesis test）。假设检验是先对所估计的总体提出一个假设，然后通过样本信息去推断是否拒绝这一假设的判别方法，称为假设检验。

一、假设检验的基本思想

例 6.7　大规模调查表明健康成年女性血红蛋白的均数为 13.6g/dl，今随机调查某餐饮单位成年女性服务员 25 名，测得血红蛋白均数为 12.1g/dl，标准差为 4.88g/dl，试问该单位成年女性服务员血红蛋白的均数与健康成年女子血红蛋白的均数有无差别？

本例中已知一个总体 $\mu_0 = 13.6g/dl$ ，一个样本：$n = 25$, $\overline{X} = 12.1g/dl$, $s = 4.88g/dl$ 。现有的样本均数和总体均数不同，其差别可能由两个方面的原因造成，抽样误差所致的差别或本质差异（即样本所来自的未知总体与已知总体不同）。为识别这两种可能，我们对其做假设检验，假设检验的基本原理包括小概率思想和反证法思想。

1. 小概率思想　小概率事件（发生概率很小的事件）在一次试验中被认为基本上不发生。

2. 反证法思想　首先提出一个假设，用适当的统计方法确定当假设成立时，获得现有样本的概率大小，如果是小概率事件，则认为现有样本信息不支持该假设，因此拒绝它；如果不是小概率事件，则不能拒绝该假设。

二、假设检验的基本步骤

对例 6.7 进行假设检验的步骤如下。

1. 建立检验假设，确定检验水准　首先建立无效假设（null hypothesis），亦称零假设、原假设，记为 H_0 ；同时设立相应的备择假设（alternative hypothesis），记为 H_1 。两者是互斥的，非此即彼。

确定检验水准（size of test）是预先规定的小概率事件的标准，实际上就是拒绝 H_0 时的允许犯错误的最大概率，用 α 表示，实际工作中常用 $\alpha = 0.05$，但 α 取值不是一成不变的，可根据研究目的设定不同的概率值。

本例属于单样本设计，建立以下假设：

$$H_0 : \mu = \mu_0 , H_1 : \mu \neq \mu_0 ; \alpha = 0.05$$

或

$$H_0 : \mu = 13.6g/dl , H_1 : \mu \neq 13.6g/dl ; \alpha = 0.05$$

2. 计算检验统计量　检验统计量（statistics for hypothesis test）是衡量样本与总体间的差别或偏离程度的一个统计指标。各种检验方法大多需按相应的公式计算检验统计量。样本与总体间的差别常用 t 来衡量，其计算公式为：

$$t = \frac{\overline{X} - \mu_0}{s_{\overline{X}}} = \frac{\overline{X} - \mu_0}{s/\sqrt{n}}, \nu = n - 1 \tag{6-15}$$

统计量 t 表示在标准误的尺度下，样本均数与总体均数的偏离。本例中计算的统计量 t 为：

$$t = \frac{\overline{X} - \mu_0}{s_{\overline{X}}} = \frac{\overline{X} - \mu_0}{s/\sqrt{n}} = \frac{12.1 - 13.6}{4.88/\sqrt{25}} = 1.54$$

3. 确定 P 值，得出结论　$t = 1.54$，这个差别是大还是小？当前样本是否支持 H_0 假设？需根据抽样分布计算与统计量对应的概率即 P 值判断。P 值表示在 H_0 成立的前提下，获得 $|t| \geq 1.54$ 的可能性，即：

$$P = P(|t| \geq 1.54)$$

由 $\nu = 25 - 1 = 24$ 查附表 2 的 t 界值表，得 $t < t_{0.05/2,24} = 2.064$，故 $P > 0.05$。

若 $P \leq \alpha$，则拒绝 H_0，接受 H_1，可以认为样本与总体的差别不仅仅是抽样误差造成的，可能存在本质上的差别，属"非偶然的（significant）"，差别有统计学意义。

若 $P > \alpha$，则不能拒绝 H_0，样本与总体间的差别尚不能排除纯粹由抽样误差造成，属"偶然的（non - significant）"，差别无统计学意义。

本例推断结论：$P > 0.05$，故按 $\alpha = 0.05$ 水准，不拒绝 H_0，差别无统计学意义，尚不能认为该餐饮单位成年女性服务员血红蛋白与健康成年女子血红蛋白之间有差异。

三、假设检验的两类错误

假设检验结论的判断依据是小概率事件原理，小概率事件在一次试验中认为是不可能发生的，但统计结论不能完全排除发生两种判断错误的可能性，即 I 型错误和 II 型错误，结合例 6.7 说明其含义如下。

1. I 型错误（type I error）　也称第一类错误，用 α 表示，是拒绝了实际上成立的 H_0 的错误。即例 6.6 样本原本来自 $\mu = \mu_0$ 的总体，假如由于抽样的偶然性得到了较大的 t 值，因 $t \geq t_{0.05/2,24}$，按 $\alpha = 0.05$ 检验水准拒绝了 H_0。若 $\alpha = 0.05$，理论上容许犯第一类错误的概率为 0.05 及以下，则 $1 - \alpha$ 为置信度。

2. II 型错误（type II error）　也称第二类错误，用 β 表示，是不拒绝实际上不成立的 H_0 的错误。即样本原本来自 $\mu \neq \mu_0$ 的总体，H_0 实际上是不成立的，但由于抽样的偶然性，得到了较小的 t 值，因 $t < t_{0.05/2,24}$，按 $\alpha = 0.05$ 检验水准不拒绝 H_0，此推断错误即为二类错误。

$1 - \beta$ 称为检验效能（power of test）或把握度，其意义为当两总体确有差异时，按规定的检验水准 α 所能发现该差异的能力。若 $1 - \beta = 0.80$，意味着若两总体确有差异，则理论上平均 100 次检验中，有 80 次能够得出差异有统计学意义的结论。

在样本含量不变的前提下，α 越小，β 越大；反之，α 越大，β 越小。同时减少 α 和 β 的唯一方法是增加样本含量，因为增加了样本的含量后，均数的抽样误差小，样本均数的代表性强，也就是样本均数较接近总体均数，因而可使犯第一类错误和第二类错误的概率减小。

四、应用假设检验的注意事项

1. 假设检验样本要具有代表性　调查研究要求研究对象要有严格的抽样设计，调查样本才能对总体有代表性；试验研究要有科学的抽样和分组方法，才能保证试验样本的代表性及比较各组重要非试验因素均衡可比。这是进行假设检验的前提条件。

2. 检验方法选择　根据资料类型、设计方案及样本含量大小等选用不同的检验方法。计量资料单样本的假设检验，当样本来自正态总体，未知总体标准差，样本含量小，适合用 t 检验；当已知总体标准差或样本含量大时，适合用 z 检验进行假设检验。两个样本比较，不同的设计方案采用的假设检验统计量计算公式不同。配对设计 t 检验与成组设计 t 检验公式不同。成组计量资料的设计方案，根据资料满足的条件不同，可在 t 检验、t' 检验、z 检验、秩和检验等选择。成组设计计数资料假设检验常选用 χ^2 检验。

3. 统计结论不能绝对化　因假设检验水准只是人为确定的相对小概率值，检验有统计学意义时，是指 H_0 被接受的可能性小于等于 0.05，但还有 5% 接受的可能性，即可能发生第一类错误；同理，若不拒绝 H_0，可能发生第二类错误。

4. 统计学意义与实际意义　如应用某药治疗高血压，平均降低舒张压 2mmHg，并得出差别有统计学意义的结论。从统计学角度，说明该药有降压作用，但实际上，降低 2mmHg 是无临床意义。因此要结合专业作出恰如其分的结论。

5. 假设检验的单、双侧选择　同一资料采用单侧检验与双侧检验相比更易得出有统计学意义的结论。抉择单双侧检验主要根据专业知识，若有绝对的把握认为只能出现某种结果，选单侧检验，没把握知道会出现什么结果选双侧检验。如，在推断某新药与传统药降低血糖的疗效时，若根据药物的化学结构等专业知识，认为新药降糖作用只会比传统药物强，不会出现比传统药效果差的结果，则可选用单侧检验，否则选用双侧检验。实际工作中为了结果更稳妥，常选择双侧检验。

目标检测

答案解析

1. 均数 95% 可信区间主要是用于（　　）

    A. 估计"正常人群"某指标 95% 观察值所在范围

    B. 估计总体均数有 95% 的可能在某区间

    C. 反映某指标的可能取值范围

    D. 反映某指标的观察值波动范围

    E. 95% 的样本均数在此范围

2. 当总体标准差 σ 已知，可用于估计总体均数置信区间的方法是（　　）

    A. t 分布法　　　　　　　　B. 正态分布近似法

    C. 百分位数法　　　　　　　D. 查表法

    E. t 分布法或正态分布近似法

3. 下列关于 t 分布的叙述，错误的是（　　）

    A. t 分布是一簇曲线

B. t 分布是单峰分布

C. 当自由度 $\nu \to \infty$ 时，t 分布趋近于标准正态分布

D. 以 0 为中心，左右对称分布

E. ν 相同时，t 绝对值越大 P 值越大

4.（　　）越小，用该样本均数估计总体均数的可靠性越大

　　A. CV　　　　　　　B. S　　　　　　　C. R

　　D. $\sigma_{\bar{x}}$　　　　　　E. Q

5. 进行假设检验时，备择假设为：$\mu_1 \neq \mu_2$，应表述为（　　）

　　A. 两总体均数不相等　　　　　　B. 两总体均数相等

　　C. 两样本均数不相等　　　　　　D. 两样本均数相等

　　E. 两样本均数有统计学差异

6. 假设检验结果为 $t > t_{\alpha/2,\nu}$，则 P 值及相应的结论为（　　）

　　A. $P > \alpha$，差别无统计学意义　　　　B. $P < \alpha$，差别有统计学意义

　　C. $P > \alpha$，差别有统计学意义　　　　D. $P < \alpha$，差别无统计学意义

　　E. $P < \alpha$，差别显著

7. 下列关于 t 分布与正态分布的叙述，正确的是（　　）

　　A. 均以 0 为中心，左右对称

　　B. 总体均数增大时，分布曲线的中心位置均向右移动

　　C. 曲线下两端 5% 面积对应的分位点均是 ±1.96

　　D. 随样本含量的增大，t 分布逼近标准正态分布

　　E. 样本含量无限增大时，二者分布完全一致

8. 总体均数的 95% 置信区间的含义是（　　）

　　A. 总体 95% 的个体值在该区间内

　　B. 样本 95% 的个体值在该区间内

　　C. 平均每 100 个总体均数，有 95 个在该区间内

　　D. 每 100 个样本含量相同样本，平均 95 个样本均数在该区间内

　　E. 每 100 个样本含量相同样本，平均 95 个根据样本信息所得的区间包含总体均数

9. 有关两样本均数的比较，检验水准 α 一定时，P 值越小，以下说法正确的是（　　）

　　A. 说明总体均数差别越大　　　　B. 说明总体均数差别越小

　　C. 说明样本均数差别越大　　　　D. 说明样本均数差别越小

　　E. 越有理由认为两总体均数不等

10. 假设检验中，研究者想收集证据予以支持的假设通常称为（　　）

　　A. 原假设　　　B. 零假设　　　C. 无效假设

　　D. 备择假设　　　E. 合理假设

书网融合……

本章小结

题库

第七章　t 检验

PPT

学习目标

知识要求：

1. 掌握　t 检验的应用条件；正确区分配对设计与成组（完全随机）设计；按照假设检验步骤对定量资料进行正确的 t 检验。

2. 了解　方差齐性检验、t' 检验。

技能要求：

能够利用 SPSS 软件实现配对设计资料和两独立样本均数比较并正确解释结果。

素质要求：

通过学习对本章内容系统学习，培养学生的科研素养，善于从不确定性问题发现规律的钻研精神，树立对学习和工作认真负责的态度。

前面章节已经介绍了样本统计量的分布规律，本章将利用样本统计量的分布规律，介绍统计推断的常用方法——t 检验。t 检验是一类常用的统计假设检验方法，它的推论依据是 t 分布和假设检验的基本思想。依据设计方案可分为单样本设计、配对设计和两独立样本设计的三种 t 检验方法；在两独立样本资料总体方差不相等时，介绍了 t' 检验作为补充。

案例引导

案例：某医务人员为了探讨儿科护理人员主观幸福感状况，在某地市医院随机选取 30 名儿科护士作为研究对象，接受幸福感量表（GWB）测查，其幸福感平均得分为 66.53 分，标准差为 4.95 分，我国青年常模幸福感得分为 70.00 分。

讨论：能否认为儿科护理人员幸福感低于我国青年人的幸福感？为什么？

第一节　单样本均数比较 t 检验

一、基本原理

单样本计量资料的检验（one – sample t test），是推断样本均数来自总体的均数与已知总体均数有无差别（或表述为样本是否来自已知总体）。要求样本来自的总体资料服从正态分布，样本资料必须有代表性，即样本数据是从总体中随机抽取。适用于已知样本的含量、样本均数和标准差，一个总体均数，一般为标准值，理论值或经大量观察得到的稳定数值，但总体的标准差未知。

单样本 t 检验统计量计算公式及自由度为：

$$t = \frac{\bar{x} - \mu_0}{s_{\bar{x}}} = \frac{\bar{x} - \mu_0}{s / \sqrt{n}}, \nu = n - 1 \tag{7-1}$$

二、案例与分析思路

例 7.1 某医务人员为了探讨儿科护理人员主观幸福感状况，在某地市医院随机选取 30 名儿科护士作为研究对象，接受幸福感量表（GWB）测查，其幸福感平均得分为 66.53 分，标准差为 4.95 分，我国青年常模幸福感得分为 70.00 分。问儿科护理人员幸福感是否低于我国青年人的幸福感。

分析思路：本例为单样本设计，已知 $n = 30, \overline{X} = 66.53, s = 4.95, \mu_0 = 70.0$ 分，总体标准差未知，$n = 30$ 为小样本且服从正态分布，故采用单样本 t 检验。

1. 建立检验假设，确定检验水准

$H_0: \mu = \mu_0$ 儿科护理人员幸福感与我国青年人的幸福感无差别

$H_0: \mu \neq \mu_0$ 儿科护理人员幸福感与我国青年人的幸福感有差别

$\alpha = 0.05$

2. 计算检验统计量 在 $\mu = \mu_0$ 成立的前提条件下，计算统计量为：

$$t = \frac{\overline{X} - \mu_0}{s_{\overline{X}}} = \frac{\overline{X} - \mu_0}{s/\sqrt{n}} = \frac{66.53 - 70}{4.95/\sqrt{30}} = -3.84$$

$$\nu = n - 1 = 30 - 1 = 29$$

3. 确定 P 值，得出结论 查附表 2，得 $t_{0.01/2,29} = 2.756$，因为 $|t| > t_{0.01/2,29}$，故 $P < 0.01$，表明差异有统计学意义，按照 $\alpha = 0.05$ 的检验水准，拒绝 H_0，接受 H_1，认为儿科护理人员幸福感与我国青年人的幸福感有差别。

第二节 配对设计均数比较 t 检验

一、基本原理

配对设计资料均数 t 检验简称配对 t 检验（paired t test），适用于配对设计计量资料均数的比较，其比较目的是检验两相关样本均数所代表的未知总体均数是否有差别。要求每对数据的差值 d 的总体资料服从正态分布。

配对设计是将受试对象按某些（个）特征相近或相同配成对子，每对中的个体随机分配到不同的处理组，来减少主要非试验因素的影响，来评判试验因素对受试对象的效应。如临床试验中，常将性别和年龄、病情、病程等相同或相近的两位患者配成对子；动物试验中，常将同性别、同窝别、体重相近的两个动物配成对子，再按随机化原则把每对研究对象分配到试验组和对照组，或不同处理组。此外，同一受试对象不同部位、不同器官的某生理生化等指标比较，同一标本采用不同检测方法的比较等自身对照设计常看作是配对设计处理。

配对设计计量数据分析，首先求出各对子的差值 d，构成一组数据集，若两种处理效应相同，则理论上差值的总体均数 μ_d 应为 0，样本差值的均数 $\overline{d}$ 不应与 0 相差太大，否则样本均数所代表的总体均数不为 0，则两种处理效果不同。t 检验计算公式和自由度为：

$$t = \frac{\overline{d} - \mu_d}{s_{\overline{d}}} = \frac{\overline{d} - 0}{s_{\overline{d}}} = \frac{\overline{d}}{s_d/\sqrt{n}} \tag{7-2}$$

$$\nu = 对子数 - 1$$

式中 d 为各对子数据的差值，$\overline{d}$ 为样本差值 d 的均数，s_d 为样本差值 d 的标准差，$s_{\overline{d}}$ 为样本差值 d 的标准误，n 为对子数。

二、案例与分析思路

例 7.2 某临床医生研究白癜风患者的白介素 - 6（IL - 6）水平（μg/ml）在白斑部位与正常部位，检测数据如表 7 - 1。问白癜风部位与正常部位的 IL - 6 水平有无差异？

表 7 - 1 白癜风患者不同部位 IL - 6 指标（μg/ml）

患者编号	白斑部位	正常部位	差值 d	d^2
1	40.03	88.57	-49	2356.13
2	97.13	88.00	9	83.36
3	80.32	123.72	-43	1883.56
4	25.32	39.03	-14	187.96
5	19.61	24.37	-5	22.66
6	14.50	192.75	-178	31773.06
7	49.63	121.57	-72	5175.36
8	44.56	89.76	-45	2043.04
合计	-	-	-397	157347.09

分析思路：该研究设计为配对设计，观察指标 IL - 6（μg/ml）为计量资料。差值服从正态分布，故采用配对 *t* 检验。

1. 建立检验假设，确定检验水准

$H_0: \mu_d = 0$，白癜风部位与正常部位的 IL - 6 水平差值的总体均数为 0（白癜风部位与正常部位的 IL - 6 水平有无差异）

$H_1: \mu_d \neq 0$，白癜风部位与正常部位的 IL - 6 水平差值的总体均数不为 0（白癜风部位与正常部位的 IL - 6 水平有差异）

$\alpha = 0.05$

2. 计算检验统计量 先计算各对数据的差值 d 和差值的平方 d^2 栏，并求合计值。

$$\sum d = -396.67, \sum d^2 = 157347.09$$

$$\bar{d} = \frac{\sum d}{n} = -\frac{396.67}{8} = -49.58(\mu g/ml)$$

$$S_d = \sqrt{\frac{\sum d^2 - (\sum d)^2/n}{n-1}} = \sqrt{\frac{157347.09 - (-396.67)^2/8}{8-1}} = 58.38(\mu g/ml)$$

$$S_{\bar{d}} = \frac{S_d}{\sqrt{n}} = \frac{58.38}{\sqrt{8}} = 20.64(\mu g/ml)$$

$$t = \frac{\bar{d} - \mu_d}{S_d/\sqrt{n}} = \frac{-49.58}{20.64} = -2.402$$

$$\nu = 对子数 - 1 = 8 - 1 = 7$$

3. 确定 P 值，得出结论 查附表 2，得 $t_{0.05/2,7} = 2.356$，$|t| > t_{0.05/2,7}$，故 $P < 0.05$，差异有统计学意义，按照 $\alpha = 0.05$ 检验水准拒绝 H_0，接受 H_1，可以认为白癜风部位与正常部位的 IL - 6 水平有差异。

第三节　两独立样本均数比较 t 检验

一、基本原理

两独立样本均数比较 t 检验（two independent sample t test），又称成组设计 t 检验（two samples t test），成组设计是将受试对象完全随机地分配到两组中，两组分别接受不同的处理，比较两种处理效应指标的差别。t 检验目的通过两样本均数差别去推断各自所代表的总体均数是否不同，从而回答两组处理效果有无差别。

两独立样本均数比较 t 检验同前面 t 检验要求相同，两样本所来代表总体服从正态分布，并且要求两样本所代表的总体方差相等。即 $\sigma_1^2 = \sigma_2^2$。若 $\sigma_1^2 \neq \sigma_2^2$，可采用 t' 检验。

两独立样本均数比较 t 检验检验假设为两样本所代表总体均数相等，即 H_0：$\mu_1 = \mu_2$，可以表述为 $\mu_1 - \mu_2 = 0$，将 $\overline{X}_1 - \overline{X}_2$ 看作一个统计量，$S_{\bar{x}_1 - \bar{x}_2}$ 为两样本差值的标准误，则统计量计算公式为：

$$t = \frac{(\overline{X}_1 - \overline{X}_2) - 0}{S_{\bar{x}_1 - \bar{x}_2}} = \frac{\overline{X}_1 - \overline{X}_2}{S_{\bar{x}_1 - \bar{x}_2}} \qquad (7-3)$$

$$\nu = n_1 + n_2 - 2 \qquad (7-4)$$

$$S_{\bar{x}_1 - \bar{x}_2} = \sqrt{S_{c^2}\left(\frac{1}{n_1} + \frac{1}{n_2}\right)} \qquad (7-5)$$

$$S_c^2 = \frac{\sum X_1^2 - (\sum X_1)^2/n_1 + \sum X_2^2 - (\sum X_2)^2/n_2}{n_1 + n_2 - 2} = \frac{(n_1 - 1)S_1^2 + (n_2 - 1)S_2^2}{(n_1 - 1) + (n_2 - 1)} \qquad (7-6)$$

S_c^2 为合并方差，这里的统计量 t 服从自由度为 $\nu = n_1 + n_2 - 2$ 的 t 分布。根据式 7-3 计算出统计量，利用 t 分布得出 P 值，与给定的检验水准 α 比较得出统计结论。

二、案例与分析思路

例 7.3　某医院欲研究两种药物对原发性高血压的疗效，将诊断为 II 级的高血压患者随机分为两组（两组患者基线时血压差别无统计意义），一组口服卡托普利治疗，另一组口服尼莫地平，3 个月后观察舒张压下降幅度（mmHg），结果如表 7-2，请分析比较两药的降压效果有无差别？

表 7-2　口服不同降压药高血压患者 3 个月后舒张压下降幅度比较（mmHg）

卡托普利组	12	17	13	8	4	10	9	12	10	7
尼莫地平组	11	8	12	13	9	10	8	0	7	16

分析思路：经分析本例两组舒张压下降幅度均服从正态分布，且总体方差相等。故进行两独立样本均数比较 t 检验。

1. 建立检验假设，确定检验水准

H_0：$\mu_1 = \mu_2$ 即两组患者舒张压下降幅度值的总体均数相等

H_0：$\mu_1 \neq \mu_2$ 即两组患者舒张压下降幅度值的总体均数不相等

$\alpha = 0.05$

2. 计算检验统计量

$$n_1 = 10, \sum X_1 = 102, \overline{X}_1 = 10.20, S_1 = 3.58$$

$$n_2 = 10, \sum X_2 = 94, \overline{X}_2 = 9.40, S_2 = 4.27$$

将上述数据代入公式，得：

$$S_c^2 = \frac{(n_1 - 1)S_1^2 + (n_2 - 1)S_2^2}{(n_1 + n_2 - 2)} = \frac{(10 - 1) \times 3.58^2 + (10 - 1) \times 4.27^2}{(10 + 10 - 2)} = 15.52$$

$$S_{\bar{x}_1 - \bar{x}_2} = \sqrt{S_c^2 \left(\frac{1}{n_1} + \frac{1}{n_2} \right)} = \sqrt{15.52 \times \left(\frac{1}{10} + \frac{1}{10} \right)} = 1.762$$

$$t = \frac{(\bar{X}_1 - \bar{X}_2) - 0}{S_{\bar{x}_1 - \bar{x}_2}} = \frac{10.20 - 9.40}{1.762} = 0.454$$

3. 确定 P 值，得出结论　$\nu = n_1 + n_2 - 2 = 10 + 10 - 2 = 18$，查附表2，得 $t_{0.50/2,18} = 0.688$，$|t| < t_{0.50/2,18}$，故 $P > 0.50$，差异无统计学意义，按 $\alpha = 0.05$ 的检验水准，不拒绝 H_0，尚不能认为卡托普利和尼莫地平降压效果有差别。

第四节　方差不齐两独立样本均数比较

一、两样本方差齐性检验

两样本方差齐性检验方法用 F 检验，要求两样本来自正态总体，检验统计量为 F 值，其计算公式为：

$$F = \frac{S_1^2(较大)}{S_2^2(较小)}, \nu_1 = n_1 - 1, \nu_2 = n_2 - 1 \tag{7-7}$$

式中 S_1^2 为数值较大的样本方差，S_2^2 为数值较小的样本方差，检验统计量 F 服从自由度为 ν_1 与 ν_2 的 F 分布，若两总体方差相等，则两样本方差之比不应该很大（不很大于1），查附表4，确定 P 值，得出结论。若 $F \geq F_{0.05/2(\nu_1, \nu_2)}$，$P \leq 0.05$，拒绝 H_0，接受 H_1，认为两总体方差不相等，若 $F < F_{0.05/2(\nu_1, \nu_2)}$，$P > 0.05$，不拒绝 H_0，尚不能认为两总体方差不等。以例7.3为例，介绍方差齐性检验的步骤。

1. 建立检验假设，确定检验水准

$H_0: \sigma_1^2 = \sigma_2^2$ 即两药舒张压降幅总体方差相等

$H_1: \sigma_1^2 \neq \sigma_2^2$ 即两药舒张压降幅总体方差不相等

$\alpha = 0.05$

2. 计算检验统计量

$$n_1 = 10, \quad S_1^2 = 18.27$$

$$n_2 = 10, \quad S_2^2 = 12.84$$

将上述数据代入公式（7-7），得：

$$F = \frac{S_1^2(较大)}{S_2^2(较小)} = \frac{18.27}{12.84} = 1.42$$

3. 确定 P 值，得出结论　查方差齐性检验 F 界值（附表4），本例 $\nu_1 = n_1 - 1 = 10 - 1 = 9$，$\nu_2 = n_2 - 1 = 10 - 1 = 9$，$F < F_{0.05/2(9,9)} = 4.03$，$P > \alpha$，差异无统计学意义，不拒绝 H_0，尚不能认为两药舒张压降幅总体方差不等。本资料可以直接进行两独立样本的 t 检验。

二、t'检验

例7.4　两组小白鼠分别饲以高蛋白和低蛋白饲料，观察试验4周后体重增加情况，见表7-3。请问两组小白鼠体重增加量有无差别？

表 7 - 3　用两种不同蛋白质含量饲料喂养小白鼠体重增加量

高蛋白组		低蛋白组	
编号	增重（g）	编号	增重（g）
1	50	1	36
2	47	2	38
3	42	3	37
4	43	4	38
5	39	5	36
6	48	6	39
7	43	7	37
8	48	8	35
9	51	9	33
10	42	10	37
11	46	11	39
12	43	12	34
		13	36

分析思路：本例为成组设计的两样本计量资料，两组数据为小样本，体重增加量服从正态分布，现对两组体重增重量进行方差齐性检验。

1. 建立检验假设，确定检验水准

$H_0: \sigma_1^2 = \sigma_2^2$ 即两组小白鼠体重增加量总体方差相等

$H_1: \sigma_1^2 \neq \sigma_2^2{}_2$ 即两组小白鼠体重增加量总体方差不相等

$\alpha = 0.05$

2. 计算检验统计量

$$n_1 = 12, \quad S_1^2 = 13.606$$

$$n_2 = 13, \quad S_2^2 = 3.269$$

将上述数据代入公式（5 - 7），得：

$$F = \frac{S_1^2（较大）}{S_2^2（较小）} = \frac{13.606}{3.269} = 4.162$$

3. 确定 P 值，得出结论

查方差齐性检验 F 界值表，本例 $\nu_1 = n_1 - 1 = 12 - 1 = 11, \nu_2 = n_2 - 1 = 13 - 1 = 12$，$F > F_{0.05/2(11,12)} = 3.43$，$P < \alpha$，有统计学意义，拒绝 H_0，接受 H_1，两组小白鼠体重增加量总体方差不相等。本资料进行 t' 检验。

t' 检验的统计量计算公式为：

$$t' = \frac{\overline{X}_1 - \overline{X}_2}{\sqrt{\dfrac{S_1^2}{n_1} + \dfrac{S_2^2}{n_2}}} \tag{7 - 8}$$

t' 统计量计算公式符号意义同前。由于 t' 的分布较复杂，可以校正自由度后，近似 t 分布来确定 P 值。自由度校正公式为：

$$\nu = \frac{\left(\dfrac{S_1^2}{n_1} + \dfrac{S_2^2}{n_2}\right)^2}{\dfrac{\left(\dfrac{S_1^2}{n_1}\right)^2}{n_1 - 1} + \dfrac{\left(\dfrac{S_2^2}{n_2}\right)^2}{n_2 - 1}} \tag{7-9}$$

例 7.4 的 t' 检验步骤如下。

1. 建立检验假设，确定检验水准

H_0：$\mu_1 = \mu_2$ 即两组小白鼠体重增加量总体均数相等

H_1：$\mu_1 \neq \mu_2$ 即两组小白鼠体重增加量总体均数不相等

$\alpha = 0.05$

2. 计算检验统计量

$$n_1 = 12, \quad \overline{X}_1 = 45.167, \quad S_1^2 = 13.606$$

$$n_2 = 13, \quad \overline{X}_2 = 36.538 \quad S_2^2 = 3.269$$

$$t' = \frac{\overline{X}_1 - \overline{X}_2}{\sqrt{\dfrac{S_1^2}{n_1} + \dfrac{S_2^2}{n_2}}} = \frac{45.167 - 36.538}{\sqrt{\dfrac{13.606}{12} + \dfrac{3.269}{13}}} = 7.331$$

3. 确定 P 值，得出结论

$$\nu = \frac{\left(\dfrac{S_1^2}{n_1} + \dfrac{S_2^2}{n_2}\right)^2}{\dfrac{\left(\dfrac{S_1^2}{n_1}\right)^2}{n_1 - 1} + \dfrac{\left(\dfrac{S_2^2}{n_2}\right)^2}{n_2 - 1}} = \frac{\left(\dfrac{13.606}{12} + \dfrac{3.269}{13}\right)^2}{\dfrac{\left(\dfrac{13.606}{12}\right)^2}{12 - 1} + \dfrac{\left(\dfrac{3.269}{13}\right)^2}{13 - 1}} = 15.712 \approx 16$$

查 t 界值表（双侧），$t > t_{0.001/2, 16} = 4.015$，$P < 0.001$，按 $\alpha = 0.05$ 水准，有统计学意义，拒绝 H_0，接受 H_1，两组小白鼠体重增加量总体均数不相等。

⊕ **知识链接**

当实际资料不满足正态性和（或）方差齐性的前提下，可以通过变量变换的方法加以改善，将原始数据作某种函数转换。如对数变换、平方根变换、反正弦函变换和倒数变换等，以满足 t 检验或其他统计方法对资料的要求。

第五节　SPSS 软件操作与结果分析

一、配对设计均数比较 t 检验 🄴 微课

以下数据来源于例 7.2 资料。

1. 建立数据文件　定义变量，以"患者编号""白斑部位""正常部位"为变量名，录入数据并建立数据文件，见图 7-1。

2. 求差值 d 并做正态性检验　Transform → Compute Variable → Target Variable，录入 d，在 Numeric Expression 把变量表达式录入"白斑部位 - 正常部位"，点击 OK 完成差值 d 计算。Analyze→ Descriptive Statistic

患者编号	白斑部位	正常部位
1	40.03	88.57
2	97.13	88.00
3	80.32	123.72
4	25.32	39.03
5	19.61	24.37
6	14.50	192.75
7	49.63	121.57
8	44.56	89.76

图 7-1　数据文件 . sav

→ Explore→将变量 d 送入 Dependent list 框 →Plots→Normglity plots with test→Continue→OK。

本例差值 d 正态性检验结果见图 7-2，Shapiro-Wilk 法统计量、自由度、显著性概率分别为 0.831、8、0.061，$P > 0.05$，认为差值数据呈正态分布。

Tests of Normality

	Kolmogorov-Smirnov[a]			Shapiro-Wilk		
	Statistic	df	Sig.	Statistic	df	Sig.
d	.257	8	.128	.831	8	.061

a. Lilliefors Significance Correction

图 7-2 差值的正态性检验结果

3. 结果及解释 analyze →Compare means→Paired-samples T Test，在弹出的对话框左侧的变量列表中，单击成对变量"白斑部位"和"正常部位"，单击按钮"〜〜"，将变量选入 Paired Variable (s)，随后可点击 Options 设置 Confidence Interval 为 95%，点击 continue，最后点击 OK 完成。结果见图 7-3，结果中分别给出了差值的均数、标准差、标准误、差值总体均数的 95% 可信区间以及检验统计量 t 值、自由度 v 和双侧 P 值。本例 $t = -2.402$，$P = 0.047$，$P < 0.05$，有统计学意义，可以认为白斑部位与正常部位的 IL-6 含量有差别。

Paired Samples Test

	Paired Differences							Sig.
	Mean	Std. Deviatio	Std. Error Mean	95% Confidence		t	df	(2-tailed)
				Lower	Upper			
白斑部位 - 正常部位	-49.583	58.379	20.640	-98.389	-.777	-2.402	7	.047

图 7-3 配对 t 检验分析结果

二、两独立样本均数比较 t 检验与 t' 检验

以下数据来源于例 7.3 资料。

1. 建立数据文件 定义两个变量，本例分组变量名"分组"，变量值 1 为卡托普利组，2 为尼莫地平组；"降压幅度"为另一变量，变量值为实测值。录入数据，见图 7-4。

2. 正态性检验和方差齐性检验

（1）正态性检验 Analyze→ Descriptive Statistic → Explore→将变量"降压幅度"送入 Dependent list 框 、将变量"分组"Factor List 框→Plots→选中 Normality plots with test，结果见图 7-5，Shapiro-Wilk 法，两组均 $P > 0.05$，降压幅度均服从正态分布。

（2）方差齐性检验 在 Spread vs Levene Test 框选择 Power estimation →Continue→OK，结果见图 7-6。各种集中趋势指标检验的统计量都大于 0.05，认为两组降压幅度值方差齐。可以直接进行两独立样本的 t 检验。

分组	降压幅度
1	12
1	17
1	13
1	8
1	4
1	10
1	9
1	12
1	10
1	7
2	11
2	8
2	12
2	13
2	9
2	10
2	8
2	0
2	7
2	16

图 7-4 数据文件.sav

Tests of Normality

分组		Kolmogorov-Smirnov^a			Shapiro-Wilk		
		Statistic	df	Sig.	Statistic	df	Sig.
降压幅度	1	.122	10	.200[*]	.983	10	.978
	2	.187	10	.200[*]	.938	10	.533

*. This is a lower bound of the true significance.

a. Lilliefors Significance Correction

图 7 - 5　两组降压幅度值的正态性检验

Test of Homogeneity of Variance

		Levene Statistic	df1	df2	Sig.
降压幅度	Based on Mean	.097	1	18	.759
	Based on Median	.117	1	18	.736
	Based on Median and with adjusted df	.117	1	17.223	.736
	Based on trimmed mean	.100	1	18	.755

图 7 - 6　两组降压值的方差齐性检验结果

3. 两独立样本均数检验　Analyze →Compare means→Independent - samples T Test，在弹出的对话框左侧的"降压幅度"变量送入"Test Variable（s）"框中，把"分组"送入"Grouping Variable"框，点击"Define Groups…"，录入两组赋值"1"和"2"，点击"continue"，最后点击"OK"，见图 7 - 7。输出结果见图 7 - 8。

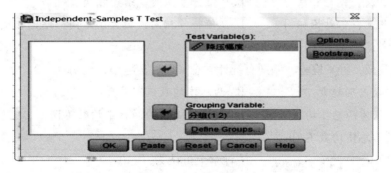

图 7 - 7　两独立样本 t 检验数据分析窗口

Independent Samples Test

		Levene's		t-test for Equality of Means						
		F	Sig.	t	df	Sig. (2-tailed)	Mean Difference	Std. Error Difference	95% Confidence	
									Lower	Upper
降压	Equal variances assumed	.097	.759	.454	18	.656	.800	1.764	-2.906	4.506
幅度	Equal variances not assumed			.454	17.469	.656	.800	1.764	-2.914	4.514

图 7 - 8　两组降压值 t 检验结果

　　分析结果包括两部分内容：第一部分为两样本方差齐性检验（Levene's test for equality of variances）的 F 值、P 值（sig），本例 $F = 0.746$，$P = 0.399$，$P > 0.05$，认为两样本所代表的总体方差相等；第二部分为 t 检验和 t' 检验结果。方差齐时，选 Equal variances assumed 行，分别给出 t 值、自由度、双侧 P 值、两组均数差值、差值的标准误和差值的 95% 可信区间；方差不齐时，选 Equal variances not assumed 行，分别给出 t' 值、自由度、双侧 P 值、两组均数差值、差值的标准误、差值的 95% 可信区间。本例总体方差齐，所以选择 Equal variances assumed 行，$t = 0.454$、$P = 0.656$，$P > 0.05$，不拒绝 H_0，尚不能认为卡托普利和尼莫地平降压效果有差别。

目标检测

答案解析

1. 12 名妇女分别用两种测量肺活量的仪器测最大呼气率（L/min），比较两种方法检测结果有无差别，可考虑进行（　　）

   A. 成组设计 z 检验 　　　　　　　 B. 成组设计 t 检验

   C. 配对设计 z 检验 　　　　　　　 D. 配对设计 t 检验

   E. χ^2 检验

2. 比较两种药物疗效时，可进行单侧检验的情况是（　　）

   A. 已知 A 药与 B 药均有效 　　　　 B. 不知 A 药好还是 B 药好

   C. 已知 A 药不会优于 B 药 　　　　 D. 不知 A 药与 B 药是否均有效

   E. 已知 A 药与 B 药均无效

3. 配对 t 检验中，用药前数据减去用药后数据和用药后数据减去用药前数据，两次 t 检验（　　）

   A. t 值符号相反，结论相反 　　　　 B. t 值符号相同，结论相同

   C. t 值符号相反，但结论相同 　　　 D. t 值符号相同，但大小不同，结论相反

   E. t 值符号与结论无关

4. 两样本均数比较，经 t 检验，差别有统计学意义时，P 越小，说明（　　）

   A. 两样本均数差别越大 　　　　　　 B. 两总体均数差别越大

   C. 越有理由认为两总体均数不同 　　 D. 越有理由认为两样本均数不同

   E. 样本均数与总体均数不同

5. 若规定 $\alpha = 0.05$，当 $t > t_{0.05/2, \nu}$，统计学上可认为（　　）

   A. 两总体均数无差别 　　　　　　　 B. 两样本均数差别无统计学意义

   C. 两总体均数不等 　　　　　　　　 D. 两样本均数差别有统计学意义

   E. 两总体均数差别大

6. 两样本均数差的标准误反映的是（　　）

   A. 两样本数据集中趋势的差别 　　　 B. 数据的分布特征

   C. 两样本数据的平均变异程度 　　　 D. 两样本均数差的变异程度

   E. 样本数据个体值的变异程度

7. 两个样本进行 t 检验，除样本都应呈正态分布以外，还应具备的条件是（　　）

   A. 两样本均数接近 　　　　　　　　 B. 两总体方差相等

   C. 两样本均数相差较大 　　　　　　 D. 两样本方差相等

   E. 两总体均数相等

8. 对 10 对（20 个）数据组成的资料进行配对 t 检验，其自由度等于（　　）

    A. 10   B. 20   C. 8

    D. 18   E. 9

9. 两样本均数的 t 检验中，无效假设（H_0）是（　　）

    A. $\mu_1 \neq \mu_2$ B. $\mu_1 = \mu_2$ C. $\bar{x}_1 = \bar{x}_2$

    D. $\bar{x}_1 \neq \bar{x}_2$ E. $\pi_1 = \pi_2$

10. 要研究某大学男生和女生的血糖有无差别，若血糖服从正态分布且两总体方差相等，适当的检验方法为（　　）

    A. 配对 t 检验   B. 配对设计差值符号秩和检验

    C. 两独立样本 t_1 检验   D. 两组比较的秩和检验

    E. 两独立样本 t 检验

书网融合······

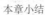

本章小结   微课   题库

第八章 方差分析

PPT

📖 **学习目标**

知识要求：

1. 掌握 方差分析的基本思想；识别医学研究案例中的完全随机设计与随机区组设计；描述完全随机设计与随机区组设计资料方差分析的变异分解。

2. 熟悉 方差分析的应用条件和多重比较的方法。

3. 了解 多个样本的方差齐性检验。

技能要求：

能熟练应用 SPSS 统计软件对多个样本均数比较的完全随机设计资料进行正确的分析，包括正态性检验、方差齐性检验、方差分析及多重比较，并能在医学科研和工作实践中正确应用统计学方法解决问题。

素质要求：

通过学习不同设计类型资料的方差分析，帮助学生建立多个样本均数比较可采用方差分析的基本统计学思维，激发学习兴趣，培养求真务实、严谨科学的学术道德素养。

第七章介绍的两样本均数比较 t 检验，不能适用于多样本均数比较的假设检验。若多个样本均数比较仍用成组设计 t 检验进行多次比较，将会增加犯 I 型错误的概率。例如，有 4 个样本均数比较，若用 t 检验需要 6 次比较，若每次比较的检验水准为 0.05，则每次推断正确的概率为 $(1-0.05)$，6 次均不犯 I 型错误的概率为 $0.95^6 = 0.74$，此时，总的检验水准为 $1 - (1-0.05)^6 = 0.26$，即犯 I 型错误的概率增大为 0.26，而不是 0.05 了。因此，多个样本均数间比较不用重复做 t 检验，宜用本章所讲的方差分析。

⇒ **案例引导**

案例：某研究者为了探索血清黏蛋白水平与矽肺的潜在关系，随机抽样调查了健康人群及 0 期、I 期、II 期矽肺患者各 10 例，测得各组研究对象的血清黏蛋白（mg/dl）平均水平分别为 (55.58 ± 13.97)、(72.25 ± 13.81)、(78.78 ± 11.58) 和 (98.10 ± 13.94)，分析比较各组研究对象的血清黏蛋白水平是否有差异？

讨论：1. 假定四组数据服从正态分布，且各组的总体方差无统计学差异，可以采用什么统计分析方法？

2. 若进行 6 次两独立样本 t 检验，那么累积犯 I 型错误的概率是多少？

第一节　方差分析的基本思想

一、概念与应用条件

(一) 概念

方差分析 (analysis of variance, ANOVA) 于 1928 年由英国统计学家 Ronald Fisher 首先提出,以 F 命名其统计量,因此方差分析又叫 F 检验,是通过对数据变异的分解来判断不同样本所代表的总体均数是否相同。

试验因素或处理因素简称因素 (factor),是指影响试验结果的变量,即在试验中根据研究目的施加干预对象的措施,一个试验因素可以分为若干水平,研究者往往对因素的不同水平有无差别感兴趣。例如,研究某种降压药物的三种不同剂量水平的降压效果,降压药物是所研究的试验因素,三种不同剂量是研究因素的三个水平。

试验设计按处理因素多少可分为单处理因素设计和多处理因素设计。单处理因素设计只安排一个处理因素,称为完全随机设计;若再安排一个区组因素,则为随机区组设计;若安排两个配伍因素,则为拉丁方设计。多处理因素设计一般安排两种或两种以上处理因素,如析因设计、裂区设计和交叉设计等。

(二) 应用条件

方差分析的应用条件也是各种参数检验统计方法的共同应用条件。

(1) 各样本是相互独立的随机样本。随机是对样本的抽样要求。独立是对样本及其数据的相互独立性 (independent) 要求,即各样本及其观察值间的误差项不相关。

(2) 各样本来自正态分布的总体,即具有正态性 (normality)。当样本量较小时,资料是否来自正态分布总体难于进行直观地判断和检验,常常凭借经验;当样本量较大时,其样本均数的抽样分布服从或近似服从正态分布;若各总体极度偏离正态,则需要做数据转换,改善其正态性;若数据转换效果不佳,可选用非参数检验的统计方法如秩和检验。

(3) 方差齐性 (homogeneity of variance),即相互比较的各样本的总体方差相等。属正态分布的总体之间,其总体方差间具齐同性。

二、基本思想

方差分析的基本思想是根据试验设计的类型,将全部观察值总的离均差平方和及其自由度分解为两个或多个部分,除了随机误差的效应外,每个部分的变异都可由某个因素的作用 (或某几个因素的交互作用) 加以解释,如组间变异 $SS_{组间}$ 可由研究因素的作用加以解释。将各因素产生变异的均方与随机误差的均方进行比较,借助 F 分布,推断其是否具有统计学意义。

方差分析的资料整理模式见表 8-1。

表 8-1　g 个处理组的试验结果

编号	处理组分组					
	1 水平	2 水平	...	i 水平	...	g 水平
1	X_{11}	X_{21}	...	X_{i1}	...	X_{g1}
2	X_{12}	X_{22}	...	X_{i2}	...	X_{g2}

续表

编号	处理组分组					
	1 水平	2 水平	…	i 水平	…	g 水平
…	…	…	…	…	…	…
j	X_{1j}	X_{2j}	…	X_{ij}	…	…
…	…	…	…	…	…	…
n	X_{1n_1}	X_{2n_2}	…	X_{in_i}	…	X_{gn_g}

基线数据合计指标有：总均数 $\bar{X} = \sum\limits_{i=1}^{g}\sum\limits_{j=1}^{k}X_{ij}/N$，各处理组均数 $\bar{X}_i = \sum\limits_{j=1}^{n_i}X_{ij}/n_i$，总例数 $N = n_1 + n_2 + \cdots + n_g$。

方差分析中，按试验数据变异的来源不同分为三种。

1. 总变异　g 个处理组 N 个受试对象的测量值各不相同，这种变异称为总变异（total variation），其大小用每个测量值 X_{ij} 与总均数 $\bar{X}$ 的离均差平方和（sum of squares of deviations from mean，SS）表示，即 $SS_{总} = \sum\limits_{i=1}^{g}\sum\limits_{j=1}^{k}(X_{ij} - \bar{X})$。总变异反映了所有观测值之间的总变异程度，不仅包括处理因素的效应，还包括随机误差的效应。显然 $SS_{总}$ 的大小还与总例数 N 的大小有关（确切地说是与总的自由度有关）。

$$SS_{总} = \sum_{i=1}^{g}\sum_{j=1}^{n_i}(X_{ij} - \bar{X})^2 = \sum_{i=1}^{g}\sum_{j=1}^{n_i}X_{ij}^2 - c = \sum X^2 - \left(\sum X\right)^2/N \tag{8-1}$$

其中 $c = \left(\sum\limits_{i=1}^{g}\sum\limits_{j=1}^{n_i}X_{ij}\right)^2/N$

2. 组间变异　受试对象接受不同处理，不同处理水平组的均数也不相同，这种变异称为组间变异（variation between groups），其大小可用各组均数 $\bar{X}_i$ 与总均数 $\bar{X}$ 的离均差平方和表示。组间变异不仅包含可能的处理因素效应，还包括随机误差的效应（包括个体变异和测量误差，测量误差常忽略不计），其大小与各组间自由度有关。

$$SS_{组间} = \sum_{i=1}^{g}n_i(\bar{X}_i - \bar{X})^2 = \sum_{i=1}^{g}\frac{\left(\sum\limits_{j=1}^{n_i}X_{ij}\right)^2}{n_i} - c \tag{8-2}$$

$SS_{组间}$ 反映各 $\bar{X}_i$ 间的变异程度。$SS_{组间}$ 值越大，各组均数 $\bar{X}_i$ 之间变异越大，与总均数 $\bar{X}$ 之间的变异也越大，反之亦然。

3. 组内变异　同一处理组各受试对象的观测值大小各不相同，这种变异称为组内变异（variation within groups），其大小可用组内各变量值 X_{ij} 与其均数 $\bar{X}_i$ 的离均差平方和表示。组内变异反映了随机误差的效应，其大小与组内自由度有关。

$$SS_{组内} = \sum_{i=1}^{g}\sum_{j=1}^{n_i}(X_{ij} - \bar{X}_i) \tag{8-3}$$

上述三种离均差平方和的自由度分别为：

$$\nu_{总} = N - 1 \qquad \nu_{组间} = g - 1 \qquad \nu_{组内} = N - g$$

总的离均差平方和分解为组间离均差平方和与组内离均差平方和：

$$SS_{总} = SS_{组间} + SS_{组内} \tag{8-4}$$

相应地，总自由度亦可分解为组间自由度和组内自由度：

$$\nu_{总} = \nu_{组间} + \nu_{组内} \tag{8-5}$$

显然上述变异分解公式存在如下的对应关系（图 8 – 1）。

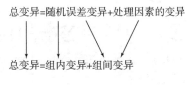

图 8 – 1　变异分解示意图

变异程度除了与离均差平方和的大小有关外，还与自由度大小有关，将各部分离均差平方和除以相应自由度，称为平均方差，简称均方（mean square，MS）。组间均方和组内均方分别为：

$$MS_{组间} = \frac{SS_{组间}}{\nu_{组间}} \qquad\qquad (8-6)$$

$$MS_{组内} = \frac{SS_{组内}}{\nu_{组内}} \qquad\qquad (8-7)$$

若处理组数 $g = 2$ 时，$MS_{组内}$ 恰好是成组 t 检验中的合并方差 S_c^2，故 $MS_{组内}$ 可以看作多组的合并方差 S_c^2。均方消除了自由度的影响而便于比较，将组间均方除以组内均方，就得到方差分析检验统计量 F 值：

$$F = \frac{MS_{组间}}{MS_{组内}} \qquad \nu_1 = \nu_{组间} \qquad \nu_2 = \nu_{组内} \qquad (8-8)$$

如果各组样本均数的总体均数相等（ $H_0 : \mu_1 = \mu_2 = \cdots = \mu_g$ ），即处理组的样本来自同一总体，那么从理论上来说，组间变异应等于组内变异，表示处理因素不起作用（或无处理因素效应）而只有随机误差效应，所得 F 值在理论上应等于 1，但由于抽样误差的影响，F 值通常接近 1，此时就没有理由拒绝 H_0；相反，若各样本均数并非来自同一总体，有处理因素的效应，则组间变异就会增大，F 值明显大于 1，要大到什么程度才有统计学意义呢？这需要通过 F 界值所确定的 P 值大小作判断。

数理统计证明，当 H_0 成立时，F 值服从自由度为 $g-1, N-g$ 的 F 分布。方差分析是单侧 F 检验，由 F 界值表（附表 5 方差分析用），可查出 $F_{0.05,(\nu_1,\nu_2)}$，根据 F 界值得出推断结论，若统计量 $F < F_{0.05,(\nu_1,\nu_2)}$ 时，则 $P > 0.05$，不拒绝 H_0，尚不能认为各样本的总体均数不全相等，说明处理因素无效应；反之，统计量 $F \geqslant F_{0.05,(\nu_1,\nu_2)}$ 时，则 $P \leqslant 0.05$，拒绝 H_0，接受 H_1，$H_1 : \mu_i$ 不全相等 $(i = 1, 2, \cdots g)$，即各样本的总体均数不全相等，说明处理因素有效应。由此可见，方差分析或 F 检验是从分析资料的变异来源入手，进而比较各种变异（组间变异、组内变异）的相对大小，再得出统计学结论的一类方法。

方差分析的优点可归纳为：不受比较组数的限制，可以同时分析多个因素的作用，可以分析因素间的交互作用。

三、多个样本的方差齐性检验

在进行方差分析时要求所比较的各个处理组的总体方差必须相等，一般需要在方差分析之前，先对资料的方差齐性（homogeneity of variance）进行检验，此处介绍多样本方差比较的 Bartlett 检验和 Levene 检验。

（一）Bartlett 检验

在 g 个正态总体中，随机抽取 g 个样本，其检验假设 H_0 为各总体方差相等，H_1 为各总体方差不等或不全相等，统计量为：

$$\chi^2 = \frac{\sum (n_i - 1)\ln \frac{s_c^2}{s_i^2}}{1 + \frac{1}{g + 1}\left(\sum (n_i - 1)^{-1} - \left(\sum (n_i - 1)\right)^{-1}\right)}, \nu = g - 1 \tag{8-9}$$

其中 n_i 为各样本例数，s_i^2 为各样本方差，s_c^2 为合并方差，计算公式为：

$$s_c^2 = \sum (n_i - 1)s_i^2 / \sum (n_i - 1) \tag{8-10}$$

对于完全随机设计资料，S_c^2 亦为组内均方。

按 $\alpha = 0.05$ 查 χ^2 分布界值表（附表 7）得 $\chi^2_{0.05,g-1}$，若 $\chi^2 < \chi^2_{0.05,g-1}$ 则 $P > 0.05$，不拒绝 H_0，可认为各个样本对应的总体方差齐。反之，拒受 H_0，接受 H_1，各总体方差不齐。

（二）Levene 检验

与 Bartlet 检验法相比，Levene 检验法不依赖于总体分布形式，适用于任意分布资料，所分析资料可不符合正态分布。

Levene 检验的检验统计量公式为：

$$F = \frac{(N - g)\sum_{i=1}^{g} n_i (\overline{Z}_i - \overline{Z})^2}{(g - 1)\sum_{i=1}^{g} \sum_{j=1}^{n_i} (Z_{ij} - \overline{Z}_i)^2} \tag{8-11}$$

式中 $N = n_1 + n_2 + \cdots + n_g$。$Z_{ij}$ 可根据资料选择下列三种计算方法。

(1) $Z_{ij} = |X_{ij} - \overline{X}_i| (i = 1, 2, \cdots g; j = 1, 2, \cdots n_i)$。

(2) $Z_{ij} = |X_{ij} - M_{d_i}|$，其中 M_{d_i} 为第 i 样本的中位数 $(i = 1, 2, \cdots g; j = 1, 2, \cdots n_i)$。

(3) $Z_{ij} = |X_{ij} - \overline{X}'_i|$，其中 $\overline{X}'_i$ 为第 i 个样本截除样本含量 10 后的均数 $(i = 1, 2, \cdots g; j = 1, 2, \cdots n_i)$。

Levene 检验的计算量比较大，一般都借助统计软件来完成。

第二节 完全随机设计资料的方差分析

一、概念

完全随机设计（completely random design）是医学科研中最为常用的一种试验设计方法，它采用完全随机化分组，将受试者随机地分配到 g 个处理组（包括对照组）中，各组分别接受不同的处理，试验结束后比较各组均数之间的差异是否有统计学意义，推论处理因素的试验效应，见图 8-2。

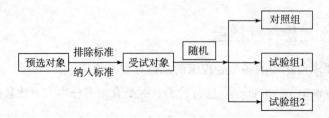

图 8-2 完全随机分组设计方案示意图

⊕ **知识链接** ┄┄┄┄┄┄┄┄┄┄┄┄┄┄┄┄┄┄┄┄┄┄┄┄┄┄┄┄┄┄┄┄┄┄┄┄┄

应用随机数字表进行随机分组

随机数字表（random number table）是统计学家根据随机抽样的概率原理编制的用于随机抽样与分组的工具表。表中 0~9 出现的机会均等，因此是随机的。使用时可任意由任何一行或列的数字开始，沿任意方向、按任意顺序依次录取任意位数或任意多个随机数字。即这些数字若用任何一种约定的计算规则，其结果仍是随机的。

具体实施思路如下。

1. 选定研究对象，并将研究对象按一定特征（如姓氏笔画、动物体重等）编号排序。

2. 利用随机数字表产生与研究对象例数相同的随机数字，并将随机数字与按编号排序的研究对象一一对应。

3. 将随机数字按大小顺序排列，并将之分为两组或多组，如无特殊情况，保证每组例数相等。

二、分析步骤

例 8.1 为研究多元系统护理对体外循环心脏手术患者术后认知功能的影响，某研究者收集心脏手术患者 75 例，随机等分为三组，即常规护理组、认知护理组及多元系统护理组，进行随机对照试验。手术后 14 天进行认知功能评分测试，数据见表 8 - 2。问三组患者的认知功能评分是否有差异？

表 8 - 2　三组心脏手术患者术后认知功能评分比较

常规护理组		认知护理组		多元护理组	
63.4	56.8	82.3	80.4	69.1	54.6
74.9	56.4	50.2	69.5	78.3	86.4
75.5	76.1	91.9	58.3	80.9	49.9
52.9	73.4	76.9	52.5	60.5	55.9
57.0	62.8	56.0	77.6	62.1	79.0
69.1	52.1	59.5	48.3	68.1	71.2
64.8	67.1	85.1	47.7	81.5	78.2
47.4	48.1	59.8	62.2	57.5	71.0
50.3	50.4	85.4	60.7	76.0	70.6
66.5	70.6	68.5	53.9	79.1	82.9
56.7	38.8	64.5	81.9	72.5	60.4
64.9	73.5	55.1	69.7	63.7	57.1
50.1		57.4		67.1	

本例资料是完全随机设计资料，可将变异分解为组间变异和组内变异，并列出方差分析表（表 8 - 3）。

表 8 - 3　完全随机设计资料的方差分析表

变异来源	SS	自由度	MS	F	P
总变异	$\sum\limits_{i=1}^{g}\sum\limits_{j=1}^{n_i}(X_{ij}-\bar{X})^2$	$N-1$			
组间	$\sum\limits_{i=1}^{g}\dfrac{\left(\sum\limits_{j=1}^{n_i}X_{ij}\right)^2}{n_i}-c$	$g-1$	$\dfrac{SS_{组间}}{\nu_{组间}}$	$\dfrac{MS_{组间}}{MS_{组内}}$	
组内	$SS_{总}-SS_{组间}$	$N-g$	$\dfrac{SS_{组内}}{\nu_{组内}}$		

1. 建立检验假设，确定检验水准

$H_0: \mu_1 = \mu_2 = \mu_3$ 即三组患者术后认知功能评分总体均数相等

$H_0: \mu_1 \text{、} \mu_2 \text{、} \mu_3$ 不全相等，即三组患者术后认知功能评分总体均数不全相等

$\alpha = 0.05$

2. 计算检验统计量 按照表8−3中公式计算各离均差平方和、自由度、均方和F值（表8−4）。

$$c = \left(\sum X\right)^2 / N = (63.4 + 74.9 + \cdots + 57.1)^2 / 75 = 321244.96$$

$$SS_{总} = \sum X^2 - \left(\sum X\right)^2 / N = (63.4^2 + 74.9^2 + \cdots + 57.1^2) - c = 331401.95 - 321244.96 = 10156.987$$

$$SS_{组间} = \frac{(63.4 + 74.9 + \cdots + 73.5)^2}{25} + \frac{(82.3 + 50.2 + \cdots + 69.7)^2}{25} + \frac{(69.1 + 78.3 + \cdots + 57.1)^2}{25} - c$$

$$= \frac{1519.6^2 + 1655.3^2 + 1733.6^2}{25} - 321244.96 = 937.885$$

$$SS_{组内} = SS_{总} - SS_{组间} = 10156.99 - 937.89 = 9219.102$$

$$\nu_{总} = N - 1 = 75 - 1 = 74, \nu_{组间} = g - 1 = 3 - 1 = 2, \nu_{组内} = 75 - 3 = 72$$

$$MS_{组间} = \frac{937.89}{2} = 468.943, MS_{组内} = \frac{9219.10}{72} = 128.043$$

$$F = \frac{468.94}{128.04} = 3.662$$

表8−4　例8.1 方差分析表

变异来源	SS	自由度	MS	F	P
总变异	10156.987	74			
组间	937.885	2	468.943	3.662	0.031
组内	9219.102	72	128.043		

3. 确定 P 值，得出结论 查 F 界值表（方差分析用）（附表5），$F_{0.05(2,70)} = 3.13$，$F_{0.05(2,80)} = 3.11$，$F = 3.662$，即 $F > F_{0.05(2,72)}$，则 $P < 0.05$。按 $\alpha = 0.05$ 检验水准，拒绝 H_0，接受 H_1，差异有统计学意义，即三组患者术后认知功能评分的总体均数不全相等。

注意，上述有差异的统计结论是整体而言，并不表示任何两组患者评分均有差异，若要了解哪两者之间有差异和哪两者之间无差异，还需进一步两两比较，即多重比较（multiple comparison）。当 $g = 2$ 时，方差分析的结果与两样本均数比较 t 检验等价，且 $t = \sqrt{F}$。

第三节　随机区组设计资料的方差分析

一、随机区组设计

随机区组设计（random block design）又称配伍组设计，是配对设计的扩展，通常是先将受试对象按性质（非处理因素，如动物窝别、体重、性别、年龄、病情等）相同或相近原则配成 b 个区组，再分别将区组内的受试对象分别随机地分配到 k 个处理组（包括对照组）的试验设计方法，见图8−3。

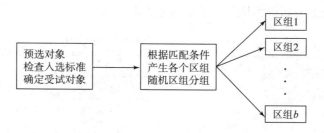

图 8-3　随机区组分组设计方案示意图

随机区组设计的优点是能较好地平衡一些混杂因素的影响，随机区组设计资料的方差分析属两因素（处理因素和区组因素）的方差分析，能提高统计检验效能。但在样本量较小时不宜匹配过多因素，否则样本的代表性可能受影响；由于要求区组内受试对象数与处理组数相同，若试验结果有缺失值（missing value），统计分析比较麻烦。

二、变异分解

随机区组设计资料整理模式见表 8-5。

表 8-5　随机区组设计的试验结果

区组编号	处理组分组（k 水平）					
	1 水平	2 水平	…	i 水平	…	k 水平
1	X_{11}	X_{21}	…	X_{i1}	…	X_{k1}
2	X_{12}	X_{22}	…	X_{i2}	…	X_{k2}
…	…	…	…	…	…	…
j	X_{1j}	X_{2j}	…	X_{ij}	…	X_{kj}
…	…	…	…	…	…	…
b	X_{1b}	X_{2b}	…	X_{ib}	…	X_{kb}

将第 $j(j = 1,2,\cdots b)$ 区组内 k 个受试对象随机地分配接受 k 个处理组中，第 $i(i = 1,2,\cdots k)$ 处理水平的试验结果表示为 X_{ij}。

随机区组设计资料的变异可分为 4 类。

（1）总变异　反映所有观测值间的总变异，用所有测量值与总均数的离均差平方和表示，记为 $SS_{总}$，计算同公式（8-1）。

（2）处理间变异　由处理因素不同水平作用和随机误差产生的变异，记为 $SS_{处理}$，计算同公式（8-2）。

（3）区组间变异　由不同区组作用和随机误差产生的变异，其大小为区组均数与总均数 $\bar{x}$ 之间的离均差平方和，记为 $SS_{区组}$，其计算公式为：

$$SS_{区组} = \sum_{j=1}^{b} k\,(\overline{X}_j - \overline{X})^2 = \frac{1}{k} \sum_{j=1}^{b} \left(\sum_{i=1}^{k} X_{ij}\right)^2 - c \tag{8-12}$$

（4）误差变异　完全由随机误差产生的变异，记为 $SS_{误差}$，其计算公式为：

$$SS_{误差} = SS_{总} - SS_{处理} - SS_{区组} \tag{8-13}$$

由此，总的离均差平方和及其自由度的分解计算公式为：

$$SS_{总} = SS_{处理} + SS_{区组} + SS_{误差} \tag{8-14}$$

$$\nu_{总} = \nu_{处理} + \nu_{区组} + \nu_{误差} \tag{8-15}$$

随机区组设计资料方差分析的指标及结果表达见表 8-6。

表 8-6 随机区组设计资料的方差分析

变异来源	ss	自由度	MS	F	P
总变异	$\sum_{i=1}^{k}\sum_{j=1}^{b}(X_{ij}-\overline{X})^2$	$N-1$			
处理间	$\dfrac{1}{b}\sum_{i=1}^{k}\left(\sum_{j=1}^{b}X_{ij}\right)^2-c$	$k-1$	$\dfrac{SS_{处理}}{\nu_{处理}}$	$\dfrac{MS_{处理}}{MS_{误差}}$	
区组间	$\dfrac{1}{k}\sum_{j=1}^{b}\left(\sum_{i=1}^{k}X_{ij}\right)^2-c$	$b-1$	$\dfrac{SS_{区组}}{\nu_{区组}}$	$\dfrac{MS_{区组}}{MS_{误差}}$	
误差	$SS_{总}-SS_{处理}-SS_{区组}$	$(b-1)(k-1)$	$\dfrac{SS_{误差}}{\nu_{误差}}$		

三、分析步骤

例 8.2 为观察逍遥散对慢性应激肝郁脾虚证模型大鼠行为学影响,某研究者采用随机区组设计进行试验,将 24 只 SD 雄性大鼠按体重大小配成 8 个区组,每个区组内体重接近的 3 只大鼠随机分配到三组:正常对照组、模型组、逍遥散组,其中正常对照组仅给予正常饲料喂饲,后 2 组大鼠通过慢性束缚应激造成肝郁脾虚证模型,模型组于束缚前给予生理盐水,逍遥散组则灌胃逍遥散悬液,21 天后测定三组大鼠蔗糖水消耗量,数据见表 8-7。问各组大鼠糖水消耗量是否有差异?

表 8-7 三组大鼠蔗糖水消耗量比较(g)

区组	正常对照组	模型组	逍遥散组
1	2.72	6.09	7.58
2	5.09	5.95	5.88
3	5.45	6.28	6.33
4	3.71	7.19	8.02
5	2.61	6.73	10.28
6	4.96	7.52	9.35
7	3.98	9.24	9.04
8	5.27	5.83	8.98

1. 建立检验假设,确定检验水准

对于处理组:

H_0:$\mu_1 = \mu_2 = \mu_3$ 即三组大鼠糖水消耗量的总体均数相等

H_1:μ_1、μ_2、μ_3 不全相等,即三组大鼠糖水消耗量的总体均数不全相等

$\alpha = 0.05$

对于区组:

H_0:8 个区组大鼠糖水消耗量的总体均数相等

H_1:8 个区组大鼠糖水消耗量的总体均数不全相等

$\alpha = 0.05$

2. 计算检验统计量 见表 8-8。

$$c = \left(\sum X\right)^2/N = (2.72 + 5.09 + \cdots + 8.98)^2/24 = 989.194$$

$$SS_{总} = \sum X^2 - \left(\sum X\right)^2 / N = (2.72^2 + 5.09^2 + \cdots + 8.98^2) - c = 1088.52 - 989.194 = 99.324$$

$$\nu_{总} = N - 1 = 24 - 1 = 23$$

$$SS_{处理} = \frac{1}{8}[(2.72 + 5.09 + \cdots + 5.27)^2 + (6.09 + 5.95 + \cdots + 5.83)^2 + (7.58 + 5.88 + \cdots + 8.98)^2] - c$$

$$= \frac{1}{8}(33.79^2 + 57.83^2 + 65.46^2) - 989.194 = 64.944$$

$$\nu_{处理} = k - 1 = 3 - 1 = 2$$

$$ss_{区组} = \frac{1}{3}[(2.72 + 6.09 + 7.58)^2 + (5.09 + 5.95 + 5.88)^2 + \cdots + (5.27 + 5.83 + 8.98)^2] - c$$

$$= \frac{1}{3}(16.39^2 + 16.92^2 + \cdots + 20.08^2) - 989.194 = 10.558$$

$$\nu_{区组} = b - 1 = 8 - 1 = 7$$

$$SS_{误差} = SS_{总} - SS_{处理} - SS_{区组} = 99.324 - 64.944 - 10.558 = 23.822$$

$$\nu_{误差} = (k - 1)(b - 1) = 14$$

$$MS_{处理} = \frac{64.944}{2} = 32.472, MS_{区组} = \frac{10.558}{7} = 1.508, MS_{误差} = \frac{23.822}{7} = 1.702$$

$$F_{处理} = \frac{32.472}{1.702} = 19.083, F_{区组} = \frac{1.508}{1.702} = 0.886$$

表 8 - 8 例 8.2 方差分析结果

变异来源	SS	自由度	MS	F	P
总变异	99.324	23			
处理	64.944	2	32.472	19.083	<0.001
区组	10.558	7	1.508	0.886	0.542
误差	23.822	14	1.702		

3. 确定 P 值，得出结论

（1）处理组　查 F 界值表（方差分析用）（附表5）得，$F_{0.05(2,14)} = 3.74$，$F_{处理} = 19.083$，即 $F_{处理} > F_{0.05(2,14)}$，则 $P < 0.05$。按 $\alpha = 0.05$ 检验水准，拒绝 H_0，接受 H_1，差异有统计学意义，三组大鼠蔗糖水消耗量的总体均数不全相等。

（2）区组　查 F 界值表（方差分析用）（附表5），$F_{0.05(7,14)} = 2.77$，$F_{区组} = 0.886$，即 $F_{区组} < F_{0.05(7,14)}$，则 $P > 0.05$。按 $\alpha = 0.05$ 检验水准，不拒绝 H_0，差异无统计学意义，尚不能认为 8 个区组大鼠蔗糖水消耗量的总体均数不等。

第四节　多个样本均数的多重比较

多重比较（multiple comparison）或两两比较是当多个样本均数比较的方差分析结果接受 H_1 时，所进行多个样本均数间的两两比较或多个试验组与对照组比较的假设检验方法。多重比较常用的方法有 SNK - q 检验、Dunnett - t 检验、LSD - t 检验和 Bonferroni 检验。

一、SNK - q 检验

SNK（Student - Newman - Keuls）检验又称为 q 检验，属于多重极差检验（multiple range test），适

用于多个样本均数间任意两组的比较，检验统计量为 q 值：

$$q = \frac{|\overline{X}_A - \overline{X}_B|}{s_{\overline{x}_A - \overline{x}_B}}, \nu = \nu_{\text{误差}} \tag{8-16}$$

其中

$$s_{\overline{x}_A - \overline{x}_B} = \sqrt{\frac{MS_{\text{误差}}}{2}\left(\frac{1}{n_A} + \frac{1}{n_B}\right)} \tag{8-17}$$

$\overline{x}_A$ 和 $\overline{x}_B$ 为任两个对比组的样本均数，$MS_{\text{误差}}$ 为方差分析中误差均方（或组内均方），n_A 和 n_B 分别为任两对比组的样本含量。

例 8.3 对例 8.1 资料进行 SNK - q 检验。

1. 建立检验假设，确定检验水准

$H_0: \mu_A = \mu_B$ ，即任两对比组的总体均数相等

$H_1: \mu_A \neq \mu_B$ ，即任两对比组的总体均数不等

$\alpha = 0.05$

2. 计算检验统计量

（1）将三个样本均数按从大到小排序，并编秩次。

均数	69.344	66.212	60.784
组别	多元系统护理组	认知护理组	常规护理组
组次	1	2	3

（2）计算 q 值，见表 8-9。

表 8-9 例 8.1 的多个均数两两比较的 q 值和 P 值

对比组（1）	$\overline{X}_A - \overline{X}_B$（2）	组数 a（3）	q 值（4）	$q_{0.05(a,v)}$ *（5）	P 值（6）
1 与 2	3.132	2	1.384	2.83	>0.05
1 与 3	8.560	3	3.782	3.40	<0.05
2 与 3	5.428	2	2.398	2.83	>0.05

例 8.1 中已经求得 $MS_{\text{误差}} = 128.043$，$v_{\text{误差}} = 72$，各组例数均为 25，则

$$s_{\overline{x}_A - \overline{x}_B} = \sqrt{\frac{128.043}{2}\left(\frac{1}{25} + \frac{1}{25}\right)} = 2.263 ，q 值计算结果见表 8-9 中第（4）栏。$$

3. 确定 P 值，得出结论 计算检验统计量 q 值后，与 q 界值（$q_{0.05(a,v)}$）比较，确定 P 值并得出推断结论。q 界值与自由度 ν 和组数 a 有关：ν 为误差自由度，a 为对比组之间所包含的组数，又称跨度，$a = |$两对比组组号之差$| + 1$。本例自由度 $\nu = 72$，当对比组 1 与 2 比较时，$a = 2$，$q = 1.384$，查 q 界值表（附表 12），得 $q_{0.05(2,60)} = 2.83$，$q_{0.05(2,120)} = 2.80$，$q < q_{0.05(2,60)}$，$P > 0.05$，不拒绝 H_0，差异无统计学意义，尚不能认为多元系统护理组与认知护理组患者认知功能评分不同。同理，多元系统护理组与常规护理组间差异则有统计学意义（$P < 0.05$），多元系统护理组患者的认知评分高于常规护理组；而认知护理组与常规护理组间差异无统计学意义。

二、Dunnett - t 检验

Dunnett - t 检验适用于多个试验组与一个对照组均数的两两比较，也称 q' 检验。检验统计量 Dunnett - t 有专门的界值表（附表 6）。各试验组与对照组比较需比较 $k-1$ 次（k 为处理组数）。其统计量计算公式为：

$$\text{Dunnett} - t = \frac{|\overline{X}_T - \overline{X}_C|}{\sqrt{MS_{\text{误差}}\left(\dfrac{1}{n_T} + \dfrac{1}{n_C}\right)}}, \nu = \nu_{\text{误差}} \tag{8-18}$$

$\overline{X}_T$ 和 $\overline{X}_C$ 分别为试验组和对照组样本均数，$MS_{\text{误差}}$ 为方差分析中误差（或组内）的均方，n_T 和 n_C 分别为试验组和对照组的样本例数。

例 8.4　对例 8.1 资料进行 Dunnett $-t$ 检验，其中常规护理组作为对照组。

1. 建立检验假设，确定检验水准

$H_0: \mu_T = \mu_C$，即任一试验组与对照组的总体均数相等

$H_1: \mu_T \neq \mu_C$，即任一试验组与对照组的总体均数不等

$\alpha = 0.05$

2. 计算检验统计量

$$\text{Dunnett} - t_{(\text{多元} - \text{常规})} = \frac{|69.344 - 60.784|}{\sqrt{128.043\left(\dfrac{1}{25} + \dfrac{1}{25}\right)}} = 2.675$$

$$\text{Dunnett} - t_{(\text{认知} - \text{常规})} = \frac{|66.212 - 60.784|}{\sqrt{128.043\left(\dfrac{1}{25} + \dfrac{1}{25}\right)}} = 1.696$$

3. 确定 P 值，得出结论

计算检验统计量 Dunnett $-t$ 值后，与 Dunnett $-t$ 界值比较，确定 P 值并得出推断结论。Dunnett $-t$ 界值与自由度 ν 和处理组数有关，$\nu = \nu_{\text{误差（或组内）}}$。由 Dunnett $-t$ 界值表（附表 6）可得 $t_{0.05/2,60} = 2.27$，$t_{0.05/2,120} = 2.24$。$t_{(\text{多元} - \text{常规})} > t_{0.05/2,60}$，则 $P < 0.05$，多元护理组与常规护理组患者的认知功能评分有差异，多元护理组的认知功能评分高于常规护理组。$t_{(\text{认知} - \text{常规})} < t_{0.05/2,60}$，则 $P > 0.05$，尚不能认为认知护理组与常规护理组患者的认知功能评分不同。

三、LSD $-t$ 检验

LSD $-t$ 检验即最小显著差异（least significant difference）t 检验，适用于一对或几对在专业上有特殊意义的样本均数间的比较，即使方差分析不足以认为多组间差异有统计学意义时，仍适用。

检验统计量为 t 值，计算公式为：

$$t = \frac{|\overline{X}_A - \overline{X}_B|}{\sqrt{MS_{\text{误差}}\left(\dfrac{1}{n_A} + \dfrac{1}{n_B}\right)}}, \nu = \nu_{\text{误差}} \tag{8-19}$$

$\overline{X}_A$ 和 $\overline{X}_B$ 为任两个对比组的样本均数，$MS_{\text{误差}}$ 为方差分析中误差（或组内）的均方，n_A 和 n_B 为任两对比组的样本含量。

例 8.5　对例 8.1 资料进行 LSD $-t$ 检验。

1. 建立检验假设，确定检验水准

$H_0: \mu_A = \mu_B$，即任两对比组总体均数相等

$H_1: \mu_A \neq \mu_B$，即任两对比组总体均数不等

$\alpha = 0.05$

2. 计算检验统计量　见表 8 - 10。

表 8 - 10　各组 LSD - t 检验

对比组	均数差值（$\bar{X}_A - \bar{X}_B$）	LSD - t 值	P 值
常规护理组与认知护理组	5.428	1.695	>0.05
常规护理组与多元护理组	8.560	2.674	<0.01
认知护理组与多元护理组	3.312	0.078	>0.05

3. 确定 P 值，得出结论　LSD - t 检验依据的界值表即 t 分布界值表（附表 2），自由度 $\nu = \nu_{误差}$。本例中 $\nu = \nu_{误差} = 72$，查 t 分布界值表，$t_{0.01/2,70} = 2.648$。根据表 8 - 10 计算结果来看，常规护理组与多元系统护理组间差异有统计学意义（$P < 0.05$），认知护理组与常规护理组、认知护理组与多元护理组间差异均无统计学意义（$P > 0.05$）。

四、Bonferroni 检验

Bonferroni 提出，若每次检验水准为 α'，共进行 m 次比较，当 H_0 为真时，犯 I 型错误的累积概率不超过 $m\alpha'$，这就是著名的 Bonferroni 不等式（Bonferroni inequality）。例如，经方差分析，四个样本均数间差异有统计学意义，需对任两个均数进行比较，其比较次数 $m = 6$，若 $\alpha' = 0.05$，则 6 次比较均不犯 I 型错误的概率为 $(1 - 0.05)^6 = 0.746$，犯 I 型错误的累积概率为 $1 - 0.746 = 0.254$。故要使多次比较后犯 I 型错误的累积概率不超过规定的 α，可利用上述 Bonferroni 不等式令 $\alpha = m\alpha'$，确定每次比较的检验水准 $\alpha' = \alpha/m$。

$$\alpha' = \frac{\alpha}{m} = \frac{2\alpha}{k(k - 1)} \qquad (8 - 20)$$

检验统计量为 t 值，计算公式同（8 - 19）。从实质上讲 Bonferroni 检验是对检验水准进行调整，故又称 Bonferroni 调整法。该法的思想适用于所有的两两比较，无论是本章介绍的多个均数比较，还是后面章节的多个频率比较。

例 8.6　对例 8.1 资料进行 Bonferroni 检验。

1. 建立检验假设，确定检验水准

$H_0 : \mu_A = \mu_B$，即任两对比组总体均数相等

$H_1 : \mu_A \neq \mu_B$，即任两对比组总体均数不等

$\alpha' = \dfrac{\alpha}{m} = \dfrac{2\alpha}{k(k - 1)} = \dfrac{2 \times 0.05}{3(3 - 1)} = 0.0167$

2. 计算检验统计量　见表 8 - 11。

表 8 - 11　各组 Bonferroni 检验

对比组	均数差值（$\bar{X}_A - \bar{X}_B$）	t 值	P 值
常规护理组与认知护理组	5.428	1.695	>0.0167
常规护理组与多元护理组	8.560	2.674	<0.0167
认知护理组与多元护理组	3.312	0.078	>0.0167

3. 确定 P 值，得出结论　本例中 $\nu = \nu_{误差} = 72$，查 t 界值表，$t_{0.05/2,70} = 1.994$，$t_{0.01/2,70} = 2.648$。根据表 8 - 11 计算结果来看，常规护理组与多元系统护理组间比较，$t_{常规-多元} = 2.674$，$t_{常规-多元} > t_{0.05/2,70}$，$P < 0.01$，则 $P < 0.0167$，按 $\alpha' = 0.0167$ 检验水准，可认为这两组间差异有统计学意义，多元护理组患者的认知评分高于常规护理组。同理，认知护理组与常规护理组、认知护理组与多元护理组间差异均无统计学意义（$P > 0.0167$）。

需注意，Bonferroni 检验是两两比较中最为保守的，当比较次数 m 不多时，该方法的效果尚可；当

比较次数 m 较多时（如 $m > 10$），由于 α' 值较低，结论偏于保守。因此有研究者提出以 $\alpha' = 1 - \sqrt[m]{1 - \alpha}$ 作为每次比较的检验水准。

综上所述，我们应当注意以下事项：①对资料是作两两比较的 q 检验还是试验组与对照组比较的 q' 检验，由研究目的和预先设计决定；②样本均数间的多重比较方法还很多，如 Scheffé 检验、Duncan 检验（亦称 Duncan 新法）、Tukey 检验等，详情可参考其他有关书籍，以便选择适当的方法进行分析。

第五节　SPSS 软件操作与结果分析

一、完全随机设计资料的方差分析 ⓔ 微课1

以下数据来源于例 8.1 资料。

1. 建立数据文件　如图 8 - 4 录入数据，以"group 为组别（1 = 常规护理组，2 = 认知护理组，3 = 多元护理组）""fen（认知功能评分）"为变量名建立数据集 ht0801. sav。

2. 分析步骤

（1）正态性检验和方差齐性检验　Analyze→Descriptive Statistics→Explore，将变量"fen"选入右边的 Dependent（因变量）框内，将变量"group"选入右边 Factor List（因子列表）框内→Plots→Normality plots with test→Spread vs. Level with Levene test→Untransformed→Continue→OK。

（2）单因素方差分析及多重比较　Analyze → Compare Means → One - Way ANOVA，弹出 One - Way ANOVA 主对话框，将"fen"选入右边 Dependent List（因变量）框内，将"group"选入右边 Factor（因子列表）框内→Post Hoc→ LSD → S - N - K → Dunnett →Control Category → First→ Bonferroni →Continue →OK。

	group	fen
1	1	63.4
2	1	74.9
⋮	⋮	⋮
74	3	60.4
75	3	57.1

图 8 - 4　ht0801. sav

3. 主要结果

（1）正态性检验　见图 8 - 5 正态性检验，P 值分别为 0.272、0.123 和 0.455，均大于 0.10，可认为三组数据均服从正态分布。

（2）方差齐性检验　见图 8 - 8 Levene 方差齐性检验，$P = 0.176$，$P > 0.10$，可认为三组数据的总体方差齐。

Tests of Normality

	组别	Kolmogorov-smirnov[a]			Shapiro-Wilk		
		Statistic	df	Sig.	Statistic	df	Sig.
评分	常规护理组	.122	25	.200*	.952	25	.272
	认知护理组	.143	25	.200*	.936	25	.123
	多元护理组	.128	25	.200*	.962	25	.455

a.Lilliefors Significance Correction
*.This is a lower bound of the true significance.

图 8 - 5　正态性检验结果

Test of Homogeneity of Variance

		Levene Statistic	df1	df2	Sig.
评分	Based on Mean	1.778	2	72	.176
	Based on Median	1.093	2	72	.341
	Based on Median and with adjusted df	1.093	2	63.251	.342
	Based on trimmed mean	1.707	2	72	.189

图 8 - 6　方差齐性检验结果

（3）单因素方差分析　见图 8 - 7。$F = 3.662, P = 0.031$，可认为三组患者认知功能评分均数差异有统计学意义。

ANOVA

评分

	Sum of Squares	df	Mean Square	F	Sig.
Between Groups	937.885	2	468.943	3.662	.031
Within Groups	9219.102	72	128.043		
Total	10156.987	74			

图 8 - 7　单因素方差分析结果

（4）均数的两两比较　SNK - q 检验结果见图 8 - 8。SPSS 中 SNK - q 检验结果为同列 1 和同列 2，均 $P > 0.05$，差异无统计学意义，不在同列的差异有统计学意义。本例中常规护理组与认知护理组均数、认知护理组与多元护理组均数分别在同一列，可认为这些组间比较差异无统计学意义，而常规护理组与多元护理均数不在同一列，可认为这两组间差异有统计学意义。

评分

	组别	N	Subset for alpha=0.05	
			1	2
Student-Newman-Keuls	常规护理组	25	60.784	
	认知护理组	25	66.212	66.212
	多元护理组	25		69.344
	Sig.		.094	.331

Means for groups in homogeneous subsets are displayed.
a. Uses Harrnonic Mean Sample Size=25.000.

图 8 - 8　SNK - q 检验结果

Dunnett - t 检验结果见图 8 - 9，各试验组与常规护理对照相比，认知护理组 $P = 0.165$，多元护理组 $P = 0.018$，可认为认知护理组与常规护理组间均数差异无统计学意义，而多元护理组与常规护理组均数间差异有统计学意义。

Multiple Comparisons

Dependent Variable.评分

	(1)组别	(J)组别	Mean Difference(1-J)	Std. Error	Sig.	95% Confidence Interval	
						Lower Bound	Upper Bound
Dunnett t(2-sided)[a]	认知护理组	常规护理组	5.4280	3.2005	.165	-1.793	12.649
	多元护理组	常规护理组	8.5600[2]	3.2005	.018	1.339	15.781

a.Dunnett t-tests tre at one group as a control.and compare all other groups against it.
*.The mean difference is significant at the 0.05 level.

图 8 - 9　Dunnett - t 检验结果

LSD - t 检验结果见图 8 - 10，常规护理组与多元护理组间均数差异有统计学意义（$P = 0.009$），其他两组均数间差异均无统计学意义。

Multiple Comparisons

Dependent Variable：评分

	(I)组别	(J)组别	Mean Difference(I-J)	Std. Error	Sig.	95% Confidence Interval	
						Lower Bound	Upper Bound
LSD	常规护理组	认知护理组	-5.4280	3.2005	.094	-11.808	.952
		多元护理组	-8.5600*	3.2005	.009	-14.940	-2.180
	认知护理组	常规护理组	5.4280	3.2005	.094	-.952	11.808
		多元护理组	-3.1320	3.2005	.331	-.9512	3.248
	多元护理组	常规护理组	8.5600*	3.2005	.009	2.180	14.940
		认知护理组	3.1320	3.2005	.331	-3.248	9.512

*.The mean difference is significant at the 0.05 level.

图 8 - 10　LSD - t 检验结果

Bonferroni 检验结果见图 8 – 11，常规护理组与多元护理组间均数差异有统计学意义（$P = 0.028$），其他两组均数间差异均无统计学意义。

		Multiple Comparisons				
Dependent Variable: 评分						
Bonferroni						
(I)组别	(J)组别	Mean Difference(I–J)	Std. Error	Sig.	95% Confidence Interval	
					Lower Bound	Upper Bound
常规护理组	认知护理组	–5.4280	3.2005	.283	–13.273	2.417
	多元护理组	–8.5600*	3.2005	.028	–16.405	–.715
认知护理组	常规护理组	5.4280	3.2005	.283	–2.417	13.273
	多元护理组	–3.1320	3.2005	.993	–10.977	4.713
多元护理组	常规护理组	8.5600*	3.2005	.028	.715	16.405
	认知护理组	3.1320	3.2005	.993	–4.713	10.977
*.The mean difference is significant at the 0.05 level.						

图 8 – 11　Bonferroni 检验结果

二、随机区组设计资料的方差分析 微课 2

以下数据来源于例 8 – 2 资料。

1. 建立数据文件　如图 8 – 12 录入数据，以"group（组别：1 = 正常对照组，2 = 模型组，3 = 逍遥散组）""block 区组""x（蔗糖水消耗量）"为变量名，建立数据集 ht0802. sav。

	group	block	x
1	1	1	2.72
2	1	2	5.09
⋮	⋮	⋮	⋮
23	3	7	9.04
24	3	8	8.98

图 8 – 12　ht0802. sav

2. 分析步骤　Analyze→General Linear Model→Univariate，将变量"x"选入右边的 Dependent Variable 框内，将变量"group""block"选入右边的 Fixed Factor（s）框内→Model→Custom，将变量"group""block"分别选入右边的 Model→Continue→Post Hoc，将 Factor（s）框内的变量"处理组别"送入右边的 Post Hoc Test for 框→LSD 检验→Continue→Options，将"处理组别"送入右边的 Display Means for 框→Descriptive statistics→Continue→OK。

3. 主要结果　见图 8 – 13，"group"（处理因素）$F = 19.084$，$P < 0.001$ 可认为三组大鼠蔗糖水消耗量均数差异有统计学意义；"block"（区组因素）$F = 0.886$，$P = 0.542$，尚不能认为各区组大鼠蔗糖水消耗量均数不同。

	Tests of Between–subjects Effects			
Dependent Variable: 蔗糖水消耗量				
Source	Type III Sum of Squares	df	Mean Square	F	Sig.
Corrected Model	75.503[a]	9	8.389	4.930	.004
Intercept	989.194	1	989.194	581.351	.000
group	64.944	2	32.472	19.084	.000
block	10.558	7	1.508	.886	.542
Error	23.822	14	1.702		
Total	1088.518	24			
Corrected Total	99.324	23			
a. R Squared=.760(Adjusted R Squared=.606)				

图 8 – 13　随机区组设计资料方差分析结果

答案解析

1. 完全随机设计方差分析的 H_0 检验假设是（　　）

　　A. 各处理组样本均数相等　　　　　　B. 各处理组总体均数相等

　　C. 各处理组样本均数不相等　　　　　D. 各处理组总体均数不相等

　　E. 以上均不对

2. 当组数等于 2 时，对于完全随机设计和区组设计资料的方差分析与 t 检验结果（　　）

　　A. 完全等价，且 $F = t$　　　　　　　B. 完全等价，且 $F = \sqrt{t}$

　　C. 完全等价，且 $t = \sqrt{F}$　　　　　D. t 检验结果优于方差分析

　　E. 方差分析结果优于 t 检验

3. 完全随机设计方差分析中，组间均方是（　　）

　　A. 表示全部观测值的变异大小　　　　B. 仅表示随机误差大小

　　C. 仅表示处理因素作用的大小　　　　D. 表示处理因素和随机误差作用的大小

　　E. 以上都不是

4. 若检验统计量 F 近似等于 1，说明（　　）

　　A. 组间方差中不包含测量误差　　　　B. 组内方差中不包含测量误差

　　C. 组间方差中不包含处理因素　　　　D. 方差分析应拒绝原假设

　　E. 方差分析中应接受原假设

5. 方差分析中，获得 $P < 0.05$ 时，结论是（　　）

　　A. 证明各总体均数都不相等　　　　　B. 证明各总体均数不全相等

　　C. 可认为各总体均数都不相等　　　　D. 可认为各总体均数不全相等

　　E. 可认为各总体率不全相等

6. 随机区组资料方差分析的变异分解为（　　）

　　A. $SS_{总} = SS_{组间} + SS_{组内}$　　　　　　B. $MS_{总} = MS_{组间} + MS_{组内}$

　　C. $SS_{总} = SS_{处理} + SS_{区组} + SS_{误差}$　　D. $MS_{总} = MS_{处理} + MS_{区组} + MS_{误差}$

　　E. $SS_{总} = SS_A + SS_B + SS_{A \times B} + SS_{误差}$

7. 多样本均数比较经方差分析后，$P < 0.05$，为进一步弄清四个均数彼此之间是否相等，可采用（　　）

　　A. 卡方检验　　　　B. $SNK - q$ 检验　　　　C. t 检验

　　D. 秩和检验　　　　E. z 检验

8. 适用于多个试验组与一个对照均数间的比较方法为（　　）

　　A. $LSD - t$ 检验　　　B. $SNK - q$ 检验　　　C. $Dunnett - t$ 检验

　　D. Bonferroni 检验　　E. Tukey 检验

9. 完全随机成组设计，随机区组设计方差分析中，总变异分别可分解为（　　）部分。

　　A. 2，2　　　　　B. 2，3　　　　　C. 2，4

　　D. 3，2　　　　　E. 3，3

10. 设某试验设计因素 A 有 K（$K \geq 3$）水平，观测指标为连续性数据变量资料，且满足各种参数

检验的前提条件。用多次 t 检验取代方差分析和 q 检验，将会（　　）

A. 增大犯 I 型错误的概率　　　　　　　B. 增大犯 II 型错误的概率

C. 增大犯 I 、 II 型错误的概率　　　　　D. 使计算过程更加简便

E. 使结论更加具体

书网融合……

本章小结　　　　　　微课1　　　　　　微课2　　　　　　题库

第九章 χ² 检验

PPT

学习目标

知识要求：

1. 掌握 四格表资料χ²检验、配对四格表资料的χ²检验、行×列表资料的χ²检验的适用条件及注意事项。

2. 熟悉 χ²检验的基本原理。

3. 了解 多个样本率的多重比较、Fisher确切概率法。

技能要求：

能够正确应用统计分析方法进行定性资料的整理、分析和结果解释。

素质要求：

通过对定性资料假设检验的应用及其常见错用的辨析，养成统计思维，批判性思维，具备严谨的科学态度。

χ²检验（chi-square test），χ²是英国统计学家 Pearson 提出的一种用途广泛的假设检验方法。该检验是以χ²分布（chi square distribution）为理论依据，主要用于分析定性资料的假设检验。χ²检验可以用于推断两个（或多个）总体率及构成比之间有无差别、分析两个变量之间有无关联性以及频数分布的拟合优度检验等。本章主要介绍成组设计四格表资料的χ²检验、配对设计四格表资料的χ²检验、$R \times C$表资料的χ²检验及多个样本率的多重比较方法。

案例引导

案例： 某研究者选择某三级甲等医院肿瘤科住院、植入手臂输液港且肩关节活动受限的54例患者作为研究对象，采用随机数字表法，将其分为试验组29例和对照组25例。试验组进行肩部活动操锻炼，对照组进行握球运动锻炼，锻炼时长均为3个月。比较两组锻炼期间血栓和导管阻塞发生率。结果如下：锻炼期间试验组有2人发生血栓，4人发生导管阻塞；对照组有7人发生血栓，10人发生导管阻塞。

讨论： 1. 该资料为何种资料类型？如何进行资料的整理？

2. 该研究为何种设计类型？

3. 肩部活动操锻炼是否有助于改善植入手臂输液港患者血栓和导管阻塞发生情况？

第一节 四格表资料的χ²检验

一、基本原理

（一）χ²分布

χ²分布（chi square distribution）是一种连续型分布，χ²分布曲线的形状受自由度ν的影响（图9-

1），图中纵坐标为 $f(\chi^2)$，横坐标为 χ^2。当 $\nu \leqslant 2$ 时，曲线呈 L 形；随着 ν 的增加，曲线逐渐趋于对称；当 $\nu \to \infty$ 时，χ^2 分布趋近正态分布。当 ν 确定后，χ^2 分布曲线下右侧尾部的面积为 α 时横轴上相应的 χ^2 值记作 $\chi^2_{\alpha,\nu}$，即 χ^2 分布的界值，χ^2 值与 P 值的对应关系见 χ^2 分布界值表（附表 7）。

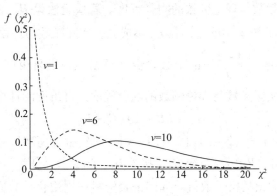

图 9 - 1　不同自由度的 χ^2 分布曲线图

（二）χ^2 检验的基本思想

以成组设计两样本率比较的 χ^2 检验为例，介绍 χ^2 检验的基本思想。

例 9.1　近年来甲状腺结节检出率处于较高水平，某研究者为探讨甲状腺结节（thyroid nodule，TN）是否与脂代谢异常有关，抽样调查了 2059 名社区居民甲状腺结节情况，结果见表 9 - 1，问脂代谢异常人群和脂代谢正常人群 TN 检出率有无差别？

表 9 - 1　不同脂代谢情况人群的 TN 检出情况

脂代谢	检出 TN	未检出 TN	合计	检出率（%）
异常	151（102.4）a	291（339.6）b	442（$a+b$）	34.16
正常	326（374.6）c	1291（1242.4）d	1617（$c+d$）	20.16
合计	477（$a+c$）	1582（$b+d$）	2059（n）	23.17

定性资料常被整理成列联表（contingency table）形式，当表中只包含两个分类变量时，称为二维列联表，根据两变量的分类水平分为 2×2 列联表（即四格表，如表 9 - 1）和 $R \times C$（Row × Colum）列联表（表 9 - 2）。

表 9 - 1 中 a、b、c、d 是整个表的基本数据，合计数与率都是从这四个基本数据推算出来的，故这种资料称为四格表（fourfold table）资料。从该资料得出的脂代谢异常人群和脂代谢正常人群 TN 检出率分别为 34.16% 和 20.16%，两者的差别可能是抽样误差所致，也可能是不同脂代谢人群的总 TN 检出率的确不同，如何判断其差异有无统计学意义，可通过四格表资料 χ^2 检验来实现，χ^2 检验的基本公式为：

$$\chi^2 = \sum \frac{(A-T)^2}{T} \tag{9-1}$$

亦称为 Pearson χ^2，A 为实际频数（actual frequency），T 为理论频数（theoretical frequency）。理论频数 T 是根据检验假设 H_0：$\pi_1 = \pi_2$ 推断出来的，π_1 和 π_2 分别是两组的总体 TN 检出率；如果 H_0 成立，即假设两组的总体 TN 检出率相同，则可将两组合计 TN 检出率作为理论上的各组的 TN 检出率，即 477/2059 = 23.17%，按照这一假设，理论上脂代谢异常的 442 人中检出 TN 人数应为 $T_{11} = 442 \times 477/2059 = 102.4$，未检出 TN 人数为 $T_{12} = 442 \times 1582/2059 = 339.6$；同理，脂代谢正常的 1617 人中检出 TN 人数应为 $T_{21} = 1617 \times 477//2059 = 374.6$，未检出 TN 人数为 $T_{22} = 1617 \times 1582/2059 = 1242.4$。因此，理论频数 T 的计算公式为：

$$T_{RC} = \frac{n_R n_C}{n} \tag{9-2}$$

式中 T_{RC} 为第 R 行第 C 列的理论频数，n_R 为相应行的合计，n_C 为相应列的合计，n 为总例数。

χ^2 值的大小反映了实际频数与理论频数的吻合程度。若检验假设 H_0 成立，实际频数与理论频数的差值应该较小，即 χ^2 值也应该较小；反之，若 H_0 不成立，实际频数与理论频数差值就会较大，则 χ^2 值也会较大。χ^2 值的大小还取决于 $\frac{(A-T)^2}{T}$ 的个数多少（严格地说是自由度 ν 的大小）。考虑了自由度 ν 的影响，χ^2 值才能真正反映实际频数与理论频数的吻合程度。自由度的计算公式为：

$$\nu = (R-1)(C-1) \tag{9-3}$$

四格表资料的自由度为：$\nu = (2-1)(2-1) = 1$。进行 χ^2 检验时，要根据自由度 ν 查 χ^2 分布界值表（附表7）。当 $\chi^2 \geqslant \chi^2_{a,\nu}$ 时，$P \leqslant \alpha$，拒绝 H_0，接受 H_1；当 $\chi^2 < \chi^2_{a,\nu}$ 时，$P > \alpha$，不拒绝 H_0。

自由度 ν 是指可以自由取值的格子数目。如四格表资料在周边合计数固定不变的情况下，4 个基本数据当中只有一个可以自由取值，因此只要根据公式（9-2）计算出一个理论频数 T_{RC}，其他 3 个理论频数就可依据合计数得出。

（三）χ^2 检验的基本步骤

以下数据来源于例 9.1 资料。

1. 建立检验假设，确定检验水准

$H_0: \pi_1 = \pi_2$，即脂代谢异常人群与正常人群的 TN 检出率相同

$H_1: \pi_1 \neq \pi_2$，即脂代谢异常人群与正常人群的 TN 检出率不同

$\alpha = 0.05$

2. 计算检验统计量 按照公式（9-2）计算各观察值的理论频数 T，见表 9-1。用 χ^2 检验的基本公式（9-1）计算 χ^2 值：

$$\chi^2 = \sum \frac{(A-T)^2}{T} = \frac{(151-102.4)^2}{102.4} + \frac{(291-339.6)^2}{339.6} + \frac{(326-374.6)^2}{374.6} + \frac{(1291-1242.4)^2}{1242.4}$$

$$= 38.23$$

$$\nu = (2-1)(2-1) = 1$$

3. 确定 P 值，得出结论 查 χ^2 分布界值表，$\chi^2_{0.05,1} = 3.84$，因 $38.23 > 3.84$，得 $P < 0.05$。按 $\alpha = 0.05$ 的检验水准，拒绝 H_0，差异有统计学意义，认为脂代谢异常人群与正常人群的 TN 检出率不同。

公式（9-1）是 χ^2 检验的基本公式，可用于两个或多个样本率或构成比的比较，对于四格表资料和行×列表资料还有计算检验统计量 χ^2 值的专用公式。

（四）四格表资料 χ^2 检验的专用公式

四格表 χ^2 检验的专用公式是由 χ^2 检验的基本公式推导出来的，与基本公式计算结果一致，却可省去理论频数的计算。其计算公式为：

$$\chi^2 = \frac{(ad-bc)^2 n}{(a+b)(c+d)(a+c)(b+d)} \tag{9-4}$$

式中 a、b、c、d 为四格表的实际频数；$(a+b)$、$(c+d)$、$(a+c)$、$(b+d)$ 是周边合计数；n 为总例数。

以例 9.1 资料为例，用公式（9-4）计算检验统计量 χ^2 值：

$$\chi^2 = \frac{(ad-bc)^2 n}{(a+b)(c+d)(a+c)(b+d)} = \frac{(151 \times 1291 - 291 \times 326)^2 \times 2059}{(151+291)(326+1291)(151+326)(291+1291)}$$

$$= 38.23$$

结果与用公式（9-1）计算的相同。

（五）四格表资料 χ^2 检验的校正公式

χ^2 分布是连续型分布，而定性资料中的实际频数 A 为分类资料，是不连续的。用公式 9-1 或 9-2 计算的 χ^2 值所得的概率 P 偏小，对自由度 $v=1$ 的四格表资料影响较大。因此，统计学家 F. Yates 1934 年提出了计算 χ^2 值的连续性校正法（correction continuity），其校正公式为：

$$\chi_c^2 = \sum \frac{(\mid A - T \mid - 0.5)^2}{T} \qquad (9-5)$$

$$\chi_c^2 = \frac{\left(\mid ad - bc \mid - \frac{n}{2} \right)^2 n}{(a+b)(c+d)(a+c)(b+d)} \qquad (9-6)$$

在实际工作中，对于四格表资料，通常规定如下。

（1）当 $n \geqslant 40$ 且所有的 $T \geqslant 5$ 时，用四格表资料 χ^2 检验的基本公式（9-1）或四格表专用公式（9-4）。

（2）当 $n \geqslant 40$ 但有 $1 \leqslant T < 5$ 时，用四格表资料 χ^2 检验的校正公式（9-5）或公式（9-6）。

（3）当 $n < 40$ 或 $T < 1$ 时，用四格表资料的 Fisher 确切概率法。

🌐 **知识链接**

Fisher 确切概率法

　　四格表资料的 Fisher 确切概率（Fisher's exact test）法，由 R. A. Fisher 提出的一种直接计算概率的假设检验方法，其理论依据是超几何分布（hypergeometric distribution），并非 χ^2 检验的范畴，常作为四格表资料假设检验的补充。其基本思想是：在四格表周边合计数固定不变的条件下，计算表内 4 个格子实际频数变动时的各种组合的概率 P_i；然后计算单侧或双侧的累计概率 P 并与检验水准 α 比较，做出是否拒绝 H_0 的推论。

$$P_i = \frac{(a+b)!(c+d)!(a+c)!(b+d)!}{a!b!c!d!}$$

　　式中 a、b、c、d 为四格表的实际频数；$(a+b)$、$(c+d)$、$(a+c)$、$(b+d)$ 是周边合计数；n 为总例数；! 为阶乘；$\sum P_i = 1$。

二、案例与分析思路

例 9.2　某研究者为探讨抗骨质疏松药物地舒单抗在治疗骨质疏松椎体骨折成形术后患者的疗效，以某三甲医院行椎体骨折成形术治疗的骨质疏松患者 56 例作为研究对象，随机分为试验组和对照组，对照组采用常规治疗方法，试验组在常规治疗的基础上采用地舒单抗，治疗并随访 1 年，患者再骨折发生情况见表 9-2。问两种治疗方法患者再骨折发生率是否有差异？

表 9-2　两种方法治疗骨质疏松椎体骨折成形术后患者的疗效比较

药物	再骨折	未再骨折	合计	再骨折发生率（%）
常规治疗法	7（5.14）	25（26.86）	32	21.88
常规治疗法 + 地舒单抗	2（3.86）	22（20.14）	24	8.33
合计	9	47	56	16.07

分析思路：本案例为完全随机设计的四格表资料（表9-2），研究目的是推断两个总体率之间是否有差异。本例样本例数 $n = 56 > 40$，有一个格子的理论频数 $3.86 < 5$，故采用四格表资料 χ^2 检验进行统计推断，并且用校正公式（9-5）或（9-6）计算检验统计量 χ^2 值。

1. 建立检验假设，确定检验水准

$H_0: \pi_1 = \pi_2$，即两种治疗方法患者再骨折发生率相同

$H_1: \pi_1 \neq \pi_2$，即两种治疗方法患者再骨折发生率不同

$\alpha = 0.05$

2. 计算检验统计量

$$\chi^2 = \frac{\left(\mid ad - bc \mid - \dfrac{n}{2}\right)^2 n}{(a+b)(c+d)(a+c)(b+d)} = \frac{\left(\mid 7 \times 22 - 25 \times 2 \mid - \dfrac{56}{2}\right)^2 \times 56}{32 \times 24 \times 9 \times 47} = 0.996$$

$$\nu = (2-1)(2-1) = 1$$

3. 确定 P 值，得出结论　查 χ^2 分布界值表（附表7），$\chi^2_{0.05,1} = 3.84$，$0.996 < 3.84$，得 $P > 0.05$。按 $\alpha = 0.05$ 的检验水准，不拒绝 H_0，差异无统计学意义，尚不能认为两种治疗方法患者再骨折发生率不同。

第二节　配对四格表资料的 χ^2 检验

一、基本原理

定性资料的配对设计常用于两种检验方法、两种培养方法或两种诊断方法的比较，其特点是对各观察单位分别用两种方法处理，然后观察两种处理方法的某二分类变量的计数结果有无差别及有无关联。

配对设计二分类变量资料计数结果有 4 种情况，整理成表9-3：①两种方法的结果均为阳性数（a）；②两种方法均为阴性数（d）；③甲法为阳性，乙法为阴性数（c）；④甲法为阴性，乙法为阳性数（b）；⑤a、d 为两种方法结果一致的两种情况，b、c 为两种方法结果不一致的两种情况。

表9-3　配对四格表资料整理

乙法	甲法		合计
	+	−	
+	a	b	$a+b$
−	c	d	$c+d$
合计	$a+c$	$b+d$	n

欲比较甲乙两种处理方法有无差别，只需比较 b、c 有无差别即可。若两种处理方法无差别时，两对应总体为 $B = C$，即两个总体的阳性率相等，但由于抽样误差不可避免，样本中的 b 和 c 往往不等，因此需进行麦克尼马尔检验（McNemar test），其检验统计量为：

$$当 b+c \geqslant 40 时，\qquad \chi^2 = \frac{(b-c)^2}{b+c}, \quad \nu = 1 \qquad (9-7)$$

$$当 b+c < 40 时，\qquad \chi^2_c = \frac{(\mid b-c \mid -1)^2}{b+c}, \quad \nu = 1 \qquad (9-8)$$

注意：上述方法一般用于样本含量不太大的资料，因本法仅考虑了两种方法结果不一致的两种情况，未考虑样本含量 n 和两种方法结果一致（a、d）的两种情况，因此当 n 很大且两种方法的一致率较

高，而 b 与 c 的数值相对较小时，即使是检验结果有统计学意义，其实际意义也往往不大。

二、案例与分析思路

例 9.3　某研究者分别应用结核免疫斑点试验（T–SPOT.TB）与结核菌素试验（PPD）两种方法对 115 名疑似活动性结核病患者进行检查，结果见表 9–4，试分析两种诊断方法的阳性检出率有无差别？

表 9–4　两种方法检查活动性结核病的结果

PPD	T–SPOT.TB		合计
	+	–	
+	17	12	29
–	34	52	86
合计	51	64	115

分析思路：本案例为配对设计的四格表资料（表 9–4），研究目的是要推断两种检验方法的阳性检出率是否不同。本例 $b+c=$（$12+34$）>40，故采用配对设计四格表资料 χ^2 检验进行统计推断，并且用公式（9–7）计算检验统计量 χ^2 值。

1. 建立检验假设，确定检验水准

$H_0: B=C$，即 T–SPOT.TB 和 PPD 两种方法的阳性检出率相同

$H_1: B\neq C$，即 T–SPOT.TB 和 PPD 两种方法的阳性检出率不同

$\alpha=0.05$

2. 计算检验统计量

$$\chi_c^2=\frac{(b-c)^2}{b+c}=\frac{(12-34)^2}{12+34}=10.52,\quad \nu=1$$

3. 确定 P 值，得出结论　查 χ^2 界值表，$\chi_{0.05,1}^2=3.84$，$\chi^2>\chi_{0.05,1}^2$，得 $P<0.05$，按 $\alpha=0.05$ 水准，拒绝 H_0，接受 H_1，差异有统计学意义，可认为 T–SPOT.TB 和 PPD 两种方法检查活动性结核病的阳性检出率不同。

例 9.4　某研究者分别应用钼靶 X 线和 B 超两种方法对 65 名疑似乳腺癌的患者进行检查，结果见表 9–5，问钼靶 X 线和 B 超的阳性检出率有无差别？

表 9–5　钼靶 X 线和 B 超的检查结果

钼靶 X 线	B 超		合计
	+	–	
+	18	6	24
–	16	30	46
合计	34	36	70

分析思路：本案例为配对设计的四格表资料（表 9–5），研究目的是要推断两种诊断方法的阳性检出率是否不同。本例 $b+c<40$，故采用配对设计四格表资料 χ^2 检验进行统计推断，用公式（9–8）计算检验统计量 χ^2 值。

1. 建立检验假设，确定检验水准

$H_0: B=C$，即钼靶 X 线和 B 超的阳性检出率相同

$H_1: B\neq C$，即钼靶 X 线和 B 超的阳性检出率不同

$\alpha = 0.05$

2. 计算检验统计量

$$\chi_c^2 = \frac{(|b-c|-1)^2}{b+c} = \frac{(|16-6|-1)^2}{16+6} = 3.68, \quad \nu = 1$$

3. 确定 P 值，得出结论 查 χ^2 界值表，$\chi_{0.05,1}^2 = 3.84$，得 $P > 0.05$，按 $\alpha = 0.05$ 水准，不拒绝 H_0，差异无统计学意义，尚不能认为钼靶 X 线和 B 超的阳性检出率不同。

本资料若不进行 χ^2 值校正，$\chi^2 = 4.55$，$P < 0.05$，得出与上述结论相反的结论，即认为钼靶 X 线和 B 超的阳性检出率差别有统计学意义。

第三节 行×列表资料的 χ^2 检验

行×列表资料的 χ^2 检验可用于多个样本率的比较、两个或多个构成比的比较，以及双向无序分类资料的关联性检验。行×列表资料常见以下三种情况：①多个样本率比较时，有 R 行 2 列，称为 $R \times 2$ 表；②两个样本的构成比比较时，有 2 行 C 列，称 $2 \times C$ 表；③多个样本构成比的比较时，有 R 行 C 列，称 $R \times C$ 表。$R \times C$ 表资料的理论频数不宜过小，一般不应小于 1，且 $1 \le T < 5$ 的格子数不超过总格子数的 1/5，$R \times C$ 表资料的 χ^2 检验仍可用 χ^2 检验的基本公式（9-1）计算 χ^2 值，也可应用 $R \times C$ 表资料的 χ^2 检验的简捷公式：

$$\chi^2 = n\left(\sum \frac{A^2}{n_R n_C} - 1\right), \nu = (R-1)(C-1) \tag{9-9}$$

一、多个样本率的比较

例 9.5 某医生研究口服甲钴胺片治疗、针灸治疗以及甲钴胺片 + 针灸联合治疗感音神经性耳聋的临床疗效，结果见表 9-6，问这 3 种疗法的有效率是否存在差异？

表 9-6 3 种疗法有效率的比较

组别	有效	无效	合计	有效率（%）
甲钴胺片治疗组	22	30	52	42.3
针灸治疗组	41	17	58	70.7
联合治疗组	39	10	49	79.6
合计	102	57	159	64.2

分析思路：本案例为完全随机设计的 3×2 表资料（表 9-6），研究目的是要推断 3 种方法治疗感音神经性耳聋的总体有效率是否存在差异。本例最小理论频数 $T = 57 \times 49/159 = 17.57 > 5$，故采用行×列表资料 χ^2 检验进行统计推断，用公式（9-9）计算检验统计量 χ^2 值。

1. 建立检验假设，确定检验水准

$H_0: \pi_1 = \pi_2 = \pi_3$，即 3 种疗法的有效率相同

$H_1: \pi_1$，π_2，π_3 不同或不全相同，即 3 种疗法的有效率不同或不全相同

$\alpha = 0.05$

2. 计算检验统计量

$$\chi^2 = n\left(\sum \frac{A^2}{n_R n_C} - 1\right)$$

$$= 159 \times \left(\frac{22^2}{52 \times 102} + \frac{30^2}{52 \times 57} + \frac{41^2}{58 \times 102} + \frac{17^2}{58 \times 57} + \frac{39^2}{49 \times 102} + \frac{10^2}{49 \times 57} - 1\right)$$

$$= 16.95$$

$$\nu = (3-1)(2-1) = 2$$

3. 确定 P 值，得出结论　查 χ^2 分布界值表（附表 7）$\chi^2_{0.05,2} = 5.99$，得 $P < 0.05$。按 $\alpha = 0.05$ 的检验水准，拒绝 H_0，接受 H_1，差异有统计学意义，认为 3 种疗法的有效率不全相等。

二、多个构成比的比较

例 9.6　某学者对胃溃疡、冠心病、糖尿病 3 种患者的 A、B、O、AB 血型构成进行分析，结果见表 9-7，试分析不同患者的血型分布是否不同？

表 9-7　三种疾病患者的 ABO 血型分布

疾病	A	B	O	AB	合计
胃溃疡	108	67	134	46	355
冠心病	99	58	158	38	353
糖尿病	87	66	146	34	333
合计	294	191	438	118	1041

分析思路：本案例为完全随机设计的 3×4 表资料（表 9-7），研究目的是要推断 3 种患者的血型分布是否存在差异。本例最小理论频数 $T = 191 \times 333/1041 = 61.10 > 5$，故采用行×列表资料 χ^2 检验进行统计推断，并且用公式（9-9）计算检验统计量 χ^2 值。

1. 建立检验假设，确定检验水准

H_0：三种疾病患者的血型分布总体构成比相同

H_1：三种疾病患者的血型分布总体构成比不全相同

$\alpha = 0.05$

2. 计算检验统计量

$$\chi^2 = n\left(\sum \frac{A^2}{n_R n_C} - 1\right)$$

$$= 1041 \times \left(\frac{108^2}{355 \times 294} + \frac{67^2}{355 \times 191} + \cdots + \frac{34^2}{333 \times 118}\right)$$

$$= 6.02$$

$$\nu = (3-1)(4-1) = 6$$

3. 确定 P 值，得出结论　查 χ^2 分布界值表，$\chi^2_{0.05,6} = 12.59$，得 $P < 0.05$。按 $\alpha = 0.05$ 的检验水准，不拒绝 H_0，差异无统计学意义，尚不能认为三种疾病患者的血型分布总体构成比不同。

三、行×列表资料 χ^2 检验的注意事项

$R \times C$ 表资料 χ^2 检验的注意事项如下。

1. $R \times C$ 表资料中各格的理论频数不应小于 1，并且理论频数 $1 \leq T < 5$ 的格子数不应超过全部格子数的 1/5；若出现上述情况，解决的方法有：①首先考虑增加样本含量，使理论频数增大；②根据专业知识考虑能否删去理论频数太小的行或列，或者考虑能否将理论频数太小的行或列与性质相同的邻行或邻列合并；③用双向无序分类 $R \times C$ 表资料的 Fisher 确切概率法。

2. 多个样本率比较，若假设检验结果为拒绝 H_0，接受 H_1 时，只能认为各总体率之间总的来说差异有统计学意义，不能说明任意两个总体率差异均有统计学意义。要进一步推断哪两个总体率间有差异，需进一步做多个样本率的多重比较（见本章第四节）。

3. 对于指标变量为单向有序 $R \times C$ 表资料，宜用非参数检验；对于双向有序且属性不同的 $R \times C$ 表资料，若推断两有序变量之间是否存在线性相关关系或存在线性变化趋势，应选用分类变量资料的相关分析或线性趋势检验；对于双向有序且属性相同的 $R \times C$ 表资料，为考察两种方法检测的一致性，应选用 Kappa 检验。

第四节　多个样本率间的多重比较

当多个样本率比较的 χ^2 检验结论为拒绝 H_0，接受 H_1 时，只能认为各总体率之间总的来说有差异，不能说明任意两个总体率之间均有差别。要进一步推断哪两个总体率间有差异，不能直接应用四格表资料的 χ^2 检验，否则将会增加犯 I 型错误的概率。样本率间的多重比较方法常用的有 χ^2 分割法（partitions of χ^2 method）、Scheffe' 可信区间法、SNK 法等，本节仅介绍 χ^2 分割法的多个样本率间多重比较的方法。

一、基本原理

多个样本率比较的资料可整理成 $2 \times k$ 表资料，可分成多个独立的四格表进行两两比较，此时必须重新规定检验水准 α'，其目的是保证假设检验中 I 型错误的概率不变。因分析目的的不同，k 个样本两两比较的次数不同，故重新规定的检验水准 α' 的估计方法也不同，常见有两种情况。

1. 多个试验组间的两两比较　分析目的为 k 个比较组间，任两个率均进行比较，需进行 $\binom{k}{2}$ 次独立四格表资料的 χ^2 检验，故检验水准 α' 的估计公式为：

$$\alpha' = \frac{\alpha}{\binom{k}{2}} \tag{9-10}$$

式中 $\binom{k}{2} = \frac{k(k-1)}{2}$，$k$ 为样本率的个数。

2. 试验组与同一个对照组的比较　分析目的为各试验组分别与同一对照组比较，而各试验组间不需比较。其检验水准 α' 的估计公式为：

$$\alpha' = \frac{\alpha}{k-1} \tag{9-11}$$

式中 k 为样本率的个数。

为方便查表与应用，现将多个样本率比较时常用的 χ^2 值与对应的概率 P 值整理于表 9-8 中。

表 9-8　$\nu = 1$ 时的 χ^2 界值表（多个样本率间的多重比较用）

χ^2	P	χ^2	P	χ^2	P
5.02	0.02500	6.96	0.00833	7.88	0.00500
5.73	0.01666	7.24	0.00714	8.05	0.00455
6.24	0.01250	7.48	0.00625	8.21	0.00417

二、多个样本率间的两两比较

例 9.7　对表 9-6 的资料进行两两比较，以推断是否任意两种疗法的有效率均有差别？

1. 建立检验假设，确定检验水准

$H_0: \pi_A = \pi_B$，即任意两对比组的总有效率相等

$H_1: \pi_A \neq \pi_B$，即任意两对比组的总有效率不等

当 $\alpha = 0.05$ 时，本例检验水准 α' 为：

$$\alpha' = \frac{\alpha}{\binom{k}{2}} = \frac{0.05}{3 \times (3-1)} = 0.0167$$

2. 计算检验统计量　用公式（9-1）或公式（9-4）分别计算任两对比组的检验统计量 χ^2 值，结果见表9-9。

3. 确定 P 值，得出结论　查表9-8，按照 $\alpha' = 0.0167$ 的水准，甲钴胺片治疗组与针灸治疗组比较，拒绝 H_0，接受 H_1，甲钴胺片治疗组与针灸治疗组有效率之间有差异；甲钴胺片治疗组与联合治疗组比较，拒绝 H_0，接受 H_1，认为甲钴胺片治疗组与联合治疗组有效率有差异；针灸治疗组与联合治疗组比较，不拒绝 H_0，尚不可以认为针灸治疗组与联合治疗组有效率之间有差异。结合表9-9资料，可认为针灸治疗或甲钴胺片+针灸联合治疗感音神经性耳聋的的有效率高于甲钴胺片治疗的有效率。

表9-9　3种方案治疗感音神经性耳聋效果的两两比较

对比组	有效	无效	合计	χ^2	P
甲钴胺片治疗组	22	30	52	9.025	<0.0167
针灸治疗组	41	17	58		
合计	63	47	110		
甲钴胺片治疗组	22	30	52	14.662	<0.0167
联合治疗组	39	10	49		
合计	61	40	101		
针灸治疗组	41	17	58	1.116	>0.0167
联合治疗组	39	10	49		
合计	80	27	107		

三、各试验组与同一对照组的比较

例9.8　对表9-6的资料，以甲钴胺片治疗组为对照组，针灸治疗组、联合治疗组为试验组，试分析两试验组与对照组治疗感音神经性耳聋的有效率有无差别？

1. 建立检验假设，确定检验水准

$H_0: \pi_T = \pi_C$，即各试验组与对照组的总有效率相等

$H_1: \pi_T \neq \pi_C$，即各试验组与对照组的总有效率不等

本例属各试验组与同一对照组的比较，当 $\alpha = 0.05$ 时，计算其检验水准 α' 为：

$$\alpha' = \frac{\alpha}{k-1} = \frac{0.05}{3-1} = 0.025$$

2. 计算检验统计量　用公式（9-1）或公式（9-4）分别计算检验统计量 χ^2 值，见表9-9，针灸治疗组与对照组比较 $\chi^2 = 9.025$，联合治疗组与对照组比较 $\chi^2 = 14.662$。

3. 确定 P 值，得出结论　查表9-8，按照 $\alpha' = 0.025$ 的水准，甲钴胺片治疗组与针灸治疗组比较，差异有统计学意义，甲钴胺片治疗组与针灸治疗组有效率之间有差异；甲钴胺片治疗组与联合治疗组比较，差异有统计学意义，认为甲钴胺片治疗组与联合治疗组有效率有差异。结合表9-9资料，可认为针灸治疗或甲钴胺片+针灸联合治疗感音神经性耳聋的有效率高于甲钴胺片治疗的有效率。

第五节　SPSS 软件操作与结果分析

一、两独立样本四格表资料的 χ^2 检验 e 微课1

以下数据来源于例 9.1 资料。

1. 建立数据文件

（1）定义变量，录入数据。数据格式：3 列 4 行，见图 9 - 2。变量：分类变量"GROUP"，1 = 脂代谢异常组，2 = 脂代谢正常组；分类变量"TN"，1 = 检出甲状腺结节，0 = 未检出甲状腺结节；频数变量"f"。

GROUP	TN	f
1	1	151
1	0	291
2	1	326
2	0	1291

图 9 - 2　ht0901 数据

（2）对频数进行加权，在 data 菜单中选择 weight cases，将 f 选入 Frequency Variable 框→ok。

2. 数据分析

（1）主要分析步骤　analyze →descriptive statistics →crosstabs→ 将"GROUP"移入 Row（s）框中，"TN"移入 Column（s）框中→statistics →chi - square →ok

（2）主要结果及解释　见图 9 - 3。

Chi-Square Tests

	Value	df	Asymp. Sig. (2-sided)	Exact Sig. (2-sided)	Exact Sig. (1-sided)
Pearson Chi-Square	38.234ᵃ	1	.000		
Continuity Correctionᵇ	37.451	1	.000		
Likelihood Ratio	35.887	1	.000		
Fisher's Exact Test				.000	.000
Linear-by-Linear Association	38.215	1	.000		
N of Valid Casesᵇ	2059				

a. 0 cells (.0%) have expected count less than 5. The minimum expected count is 102.40

b. Computed only for a 2x2 table

图 9 - 3　四格表资料分析结果

$\chi^2 = 38.234$，$P < 0.001$，在 $\alpha = 0.05$ 的检验水准下，拒绝 H_0，接受 H_1，差别有统计学意义。因此，可以认为脂代谢异常人群与正常人群的甲状腺结节检出率不同。

二、配对设计四格表资料的 χ^2 检验 e 微课2

以下数据来源于例 9.3 资料。

1. 建立数据文件

（1）定义变量，录入数据。数据格式：3 列 4 行，见图 9 - 4。变量：分类变量"A 法"，1 = 阳性，0 = 阴性；分类变量"B 法"，1 = 阳性，0 = 阴性；频数变量"f"。

A法	B法	f
1	1	17
1	0	34
0	1	12
0	0	52

图 9 - 4　ht0902 数据

（2）对频数进行加权，在 data 菜单中选择 weight cases，将 f 选入 Frequency Variable 框→ok。

2. 数据分析

（1）主要分析步骤　analyze →descriptive statistics →crosstabs→将"A 法"移入 Row（s）框中，"B

法"移入 Column（s）框中→statistics→NcMear →ok。

（2）主要结果及解释　见图9-5。

McNemar 检验结果为 $P = 0.002$，在 $\alpha = 0.05$ 的检验水准下，拒绝 H_0，接受 H_1，差别有统计学意义，可以认为 A、B 两种方法检查活动性结核病的阳性检出率不同。

Chi-Square Tests

	Value	Exact Sig. (2–sided)
McNemar Test		.002ᵃ
N of Valid Cases	115	

a.Binomial distribution used.

图9-5　配对四格表资料的分析结果

三、$R \times C$ 表资料的 χ^2 检验 🅔微课3

以下数据来源于例9.5资料。

1. 建立数据文件

（1）定义变量，录入数据。数据格式：3列4行，见图9-6。变量：分类变量"组别"，1＝甲钴胺片治疗组，2＝针灸治疗组，3＝联合治疗组；分类变量"疗效"，1＝有效，0＝无效；频数变量"f"。

（2）对频数进行加权，在 data 菜单中选择 weight cases，将 f 选入 Frequency Variable 框→ok。

组别	疗效	f
1	1	22
1	0	30
2	1	41
2	0	17
3	1	39
3	0	10

图9-6　ht0903 数据

2. 数据分析

（1）主要分析步骤　analyze →descriptive statistics →crosstabs →将"组别"移入 Row（s）框中，"疗效"移入 Column（s）框中→statistics→chi - square →ok。

（2）主要结果及解释　见图9-7。

Chi-Square Tests

	Value	df	Asymp.Sig.(2–sided)
Pearson Chi-Square	16.947ᵃ	2	.000
Likelihood Ratio	16.899	2	.000
Linear–by–Linear Association	15.330	1	.000
N of Valid Cases	159		

a. 0 cells (0%) have expected count less than 5. The minimum expected count is 17.57.

图9-7　$R \times C$ 表资料的分析结果

$\chi^2 = 16.947$，$P < 0.001$，按 $\alpha = 0.05$ 的检验水准，拒绝 H_0，接受 H_1，差异有统计学意义，可以认为三种方法治疗感音神经性耳聋的有效率不全相等。

（3）多个样本率间的多重比较　以下数据来源于例9.7资料。

数据录入与分析步骤同四格表资料的 χ^2 检验，主要结果如下。

1）甲钴胺片治疗组与针灸治疗组比较结果见图9-8。

Chi-Square Tests

	Value	df	Asymp.Sig. (2–sided)	Exact Sig. (2–sided)	Exact Sig. (1–sided)
Pearson Chi-Square	9.025ᵃ	1	.003		
Continuity Correctionᵇ	7.903	1	.005		
Likelihood Ratio	9.136	1	.003		
Fisher's Exact Test				.004	.002
Linear–by–Linear Association	8.943	1	.003		
N of Valid Casesᵇ	110				

a. 0 cells (0%) have expected count less than 5. The minimum expected count is 22.22.

b.Computed only for a 2x2 table

图9-8　甲钴胺片治疗组与针灸治疗组比较的结果

甲钴胺片治疗组与针灸治疗组比较：$\chi^2 = 9.025$，$P = 0.003$，按照 $\alpha' = 0.0167$ 的水准，拒绝 H_0，认为甲钴胺片治疗组与针灸治疗组的有效率有差异。

2）甲钴胺片治疗组与联合治疗组比较结果见图 9 – 9。

Chi–Square Tests

	Value	df	Asymp.Sig. (2–sided)	Exact Sig. (2–sided)	Exact Sig. (1–sided)
Pearson Chi–Square	14.662[a]	1	.000		
Continuity Correction[b]	13.144	1	.000		
Likelihood Ratio	15.177	1	.000		
Fisher's Exact Test				.000	.000
Linear–by–Linear Association	14.516	1	.000		
N of Valid Cases[b]	101				

a. 0 cells (0%) have expected count less than 5. The minimum expected count is 29.41.

b.Computed only for a 2x2 table

图 9 – 9　甲钴胺片治疗组与联合治疗组比较的结果

甲钴胺片治疗组与联合治疗组比较：$\chi^2 = 14.662$，$P < 0.001$，按照 $\alpha' = 0.0167$ 的水准，拒绝 H_0，接受 H_1，可以认为甲钴胺片治疗组与联合治疗组的有效率有差异。

3）针灸治疗组与联合治疗组比较结果见图 9 – 10。

Chi–Square Tests

	Value	df	Asymp.Sig. (2–sided)	Exact Sig. (2–sided)	Exact Sig. (1–sided)
Pearson Chi–Square	1.116[a]	1	.291		
Continuity Correction[b]	0.694	1	.405		
Likelihood Ratio	1.128	1	.288		
Fisher's Exact Test				.373	.203
Linear–by–Linear Association	1.105	1	.293		
N of Valid Cases[b]	107				

a.0 cells (0%) have expected count less than 5. The minimum expected count is 12.36.

b.Computed only for a 2x2 table

图 9 – 10　针灸治疗组与联合治疗组比较的结果

针灸治疗组与联合治疗组比较：$\chi^2 = 1.116$，$P = 0.291$，按照 $\alpha' = 0.0167$ 的水准，不拒绝 H_0，尚不能认为针灸治疗组与联合治疗组的有效率有差异。

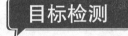

目标检测

答案解析

1. χ^2 分布的形状（　　）

　　A. 同正态分布　　　　　　　　B. 同 t 分布　　　　　　　　C. 为对称分布

　　D. 与自由度 ν 有关　　　　　　E. 与样本含量 n 有关

2. 下列不适用 χ^2 检验的是（　　）

　　A. 两样本均数的比较　　　　　B. 两样本率的比较

　　C. 多个样本构成比的比较　　　D. 拟合优度检验

　　E. 两无序分类变量间关联性检验

3. 行 × 列表 χ^2 检验的自由度是（　　）

　　A.（$R - 1$）　　　　　　　　B.（$RC - 1$）　　　　　　　　C.（$R + C - 2$）

D. $(R-1)(C-1)$ E. $(C-1)$

4. 某医生观察三种降血脂药的有效率，若 $\chi^2 > \chi^2_{0.05,2}$，则在 $\alpha = 0.05$ 检验水准下，可认为（　　）

    A. 各总体率不同或不全相同

    B. 各总体率均不相同

    C. 各样本率均不相同

    D. 各样本率不同或不全相同

    E. 至少有两总体率相等

5. 当四格表周边合计数不变时，如果某格的实际频数有变化，则其理论频数（　　）

    A. 增大   B. 减小   C. 不变

    D. 不确定   E. 随该格实际频数的增减而增减

6. 四个样本率进行比较时，有 1 个格子的理论频数小于 5 大于 1，其他都大于 5，最理想的解决方法（　　）

    A. 只能做校正 χ^2 检验

    B. 不能做 χ^2 检验

    C. 能做 χ^2 检验

    D. 可删去或合并理论数小于 5 的格子

    E. 增加样本含量

7. 为了比较甲、乙两种药物治疗脑出血的疗效，将 78 例脑出血患者随机分为两组，试验组用甲药治疗 40 例，有效 35 例，对照组用乙药治疗 38 例，有效 28 例，欲比较两种药物的疗效，应进行（　　）

    A. 两独立样本 t 检验

    B. 配对 t 检验

    C. 成组设计四格表资料 χ^2 检验

    D. 配对四格表资料 χ^2 检验

    E. 四格表资料的 Fisher 确切概率法

8. 为了比较两种药物治疗静脉炎的疗效，将 38 例患者随机分为两组，试验组用甲药治疗 20 例，有效 15 例，对照组用乙药治疗 18 例，有效 10 例，欲比较两种药物的疗效，应进行（　　）

    A. 两独立样本 t 检验

    B. 配对 t 检验

    C. 成组设计四格表资料 χ^2 检验

    D. 配对四格表资料 χ^2 检验

    E. 四格表资料的 Fisher 确切概率法

9. 欲比较三个不同民族 ABO 血型构成，做 χ^2 检验的自由度是（　　）

    A. 2   B. 3   C. 4

    D. 5   E. 6

10. 某医生将 80 名确诊的宫颈癌患者分别用甲、乙两种方法进行诊断，甲方法检出宫颈癌的病例数占全部病例的 85%，乙检出方法检出宫颈癌的病例数占全部病例 78%，两种方法均检出宫颈癌的病例数占全部病例的 65%。欲比较两种方法宫颈癌检出率是否有差别，应进行（　　）

    A. 两独立样本 t 检验

    B. 配对 t 检验

C. 成组设计四格表资料 χ^2 检验

D. 配对四格表资料 χ^2 检验

E. 四格表资料的 Fisher 确切概率法

书网融合……

本章小结　　　　　微课1　　　　　微课2　　　　　微课3　　　　　题库

第十章 秩和检验

PPT

📖 学习目标

知识要求：

1. 掌握 非参数检验的概念；秩和检验的概念、应用条件；能够理解配对设计符号秩和检验；完全随机设计资料两样本比较的秩和检验和多组独立样本比较的秩和检验；随机区组设计资料的秩和检验的基本思想。

2. 熟悉 秩和检验的基本思想和分析步骤。

3. 了解 多个样本两两比较的秩和检验。

技能要求：

培养学生运用 SPSS 软件中秩和检验分析数据的能力。

素质要求：

通过学习秩和检验相关知识，培养学生严谨的治学态度和科学实践精神，建立统计学思维。

假设检验方法主要包括参数检验、非参数检验和半参数检验三大类。前面介绍的 t 检验、z 检验、方差分析等属于参数检验（parametric test）。非参数检验（nonparametric test）也称为任意分布检验（distribution – free test），不依赖总体分布类型，利用样本数据对总体分布或分布位置进行推断的统计方法。本章讨论的秩和检验是一种常用的非参数检验方法，可用于配对设计、完全随机设计和随机区组设计等资料的比较。

⇒ **案例引导**

案例：探究健康教练技术对首发脑卒中患者自我管理行为的效果。将在某三级甲等医院住院的 70 例首发脑卒中患者随机分为对照组和试验组（各 35 例），对照组采用常规的健康教育方法，试验组实施健康教练技术，该技术主要包括接触、观察、强化、澄清、帮助、鼓励、教育和引导。干预 6 个月后，比较两组的自我管理行为得分 [M（P25，P75）] 分，自我管理得分越大，效果越好。试验组自我管理行为得分为 [172.9（160.7，183.4）] 分，对照组为 [154.9（140.3，163.5）] 分，分析比较两组自我管理行为得分。

讨论：1. 已知两组自我管理得分不服从正态分布，应该采用什么方法进行比较？

2. 若经统计分析，$P < 0.05$，则可以得出什么结论？

第一节 概　述

一、秩和检验的概念与应用条件

秩和检验（rank sum test）是一种基于秩次的非参数检验方法，检验效能较高，理论成熟，简便灵活，可用于不满足参数检验条件的定量资料和等级资料的比较。

⊕ 知识链接

非参数检验

非参数检验不依赖总体分布类型，根据分布形状而不是总体参数作出推论。适用范围广，可适用于等级资料、总体为偏态分布或分布形式未知的资料、个别数据偏大或数据的某一端无确定数值的资料、各组离散程度相差悬殊的资料。常见的非参数检验方法有 Kolmogorov－Smirnov 检验、秩和检验和 Ridit 分析等。对符合参数检验条件的资料如已知数值变量资料满足检验或方差分析条件，这时若用非参数检验分析，会降低检验效能。因此，满足参数检验条件的资料，应选用参数检验。若参数检验的应用条件得不到满足，采用非参数检验方法。

二、秩和检验的基本思想

秩次（rank）是按照数值大小排序得到的序数。秩和检验的关键在于编秩次，编秩次的方法是：把所有的观察值按数值大小顺序排列并依次编秩次，遇到相同观察值取平均秩次。秩和（rank sum）指秩次之和。秩和检验基本思想是：用数据的秩次代替原始数据计算秩和，根据秩和推断样本来自的总体分布的位置是否相同。

第二节 配对设计资料的符号秩和检验

一、基本原理

Wilcoxon 符号秩和检验（Wilcoxon signed rank test）是配对设计资料的秩和检验方法。首先，将配对的差值按绝对值大小依次编秩次，分别计算出正秩和 T_+ 与负秩和 T_-；然后确定检验统计量 T，通过查表确定 P 值，并做出拒绝或接受 H_0 的统计推断。H_0：差值的总体中位数为 0，H_1：差值的总体中位数不为 0，$\alpha = 0.05$。

Wilcoxon 符号秩和检验的基本思想：若 H_0 成立，差值出现正号与负号的机会均等，理论上正秩和 T_+ 与负秩和 T_- 应相等，差别只是随机抽样造成的；如果正秩和 T_+ 与负秩和 T_- 相差悬殊，则拒绝 H_0，接受 H_1。

二、案例与分析思路

例 10.1 探讨提高自我效能的护理干预措施对维持性血液透析患者心理状态的影响。根据年龄相近（±1 岁）、性别相同、病情轻重相同的条件，将 24 例血液透析超过 3 个月的维持性血液透析患者配成 12 对，每对 2 名患者随机分配到对照组和试验组，分别接受不同的护理干预措施，对照组采用常规护理干预措施，试验组采用提高自我效能的护理干预措施，干预 3 个月后，采用焦虑自评量表（SAS）评估两组患者的心理焦虑状态，结果如表 10－1，问两组患者的心理焦虑状态有无差别。

表 10 – 1　两组维持性血液透析患者 SAS 评分结果

编号 (1)	对照组 (2)	试验组 (3)	差值 d (4)	秩次 (5)
1	44	41	–3	–1
2	49	44	–5	–4
3	48	42	–6	–6
4	57	45	–12	–11
5	50	36	–14	–12
6	45	40	–5	–4
7	37	48	11	10
8	57	47	–10	–8.5
9	48	44	–4	–2
10	47	40	–7	–7
11	47	42	–5	–4
12	53	43	–10	–8.5
合计	—	—	—	$T_+ = 10$　$T_- = 68$

分析思路：本例为配对设计，资料类型为定量资料，欲分析两组患者的心理焦虑状态有无差别。首先采用 SPSS 软件对差值进行正态性检验，结果：$W = 0.833$，$P = 0.023$，$P < 0.05$，按 $\alpha = 0.10$，差值不服从正态分布，不满足配对 t 检验的条件，宜采用 Wilcoxon 符号秩和检验。

1. 建立检验假设，确定检验水准

$H_0 : M_d$，即差值的总体中位数为 0

$H_1 : M_d \neq 0$，即差值的总体中位数不为 0

$\alpha = 0.05$。

2. 计算检验统计量

（1）计算差值　计算每对患者评分的差值，差值 $d =$ 试验组 – 对照组，见表 10 – 1 第（4）列。

（2）编秩次　按差值的绝对值由小到大编秩次，并按差值的正负相应标出秩次的正负。编秩次时，若差值为 0，舍去不计，样本含量相应减少；若差值的绝对值相等，取平均秩次。

（3）求秩和　计算正秩和 T_+ 与负秩和 T_-，见表 10 – 1 第（5）列。n 为差值不等于 0 的对子数，则有 T_+ 与 T_- 之和为 $n(n+1)/2$。本例，$T_+ = 10$，$T_- = 68$，二者之和为 78，等于 12（12 + 1）/2。

（4）确定检验统计量 T　理论上，T_+ 或 T_- 可任取其一为检验统计量；实际上，为方便常以较小的秩和为检验统计量，如本例取 $T = T_+ = 10$。

3. 确定 P 值，得出结论

（1）查表法　当 $5 < n \leqslant 50$ 时，查 T 界值表（配对比较的符号秩和检验用）（附表 8），得出 P 值。若检验统计量 T 值在上、下界值范围内，则 $P > \alpha$；若 T 值在上、下界值范围外，则 $P < \alpha$；若 T 值恰好等于界值，则 P 等于 α。注意：当 $n \leqslant 5$ 时，应用符号秩和检验不能得出双侧有统计学意义的概率，因此，n 必须大于 5。

本例 $n = 12$，查附表 8 界值为 13 ~ 65，$T = 0$，在 13 ~ 65 界值范围外，$P < 0.05$，按 $\alpha = 0.05$ 水准，拒绝 H_0，接受 H_1，差别有统计学意义，可认为两组维持性血液透析患者焦虑心理状态不同。

（2）正态近似法　随着 n 增大，T 分布逐渐逼近均数为 $n(n+1)/4$，方差为 $n(n+1)(2n+1)/24$ 的正态分布。当 $n > 50$ 时，可采用正态分布近似法，计算 z 值，其计算公式为：

$$z = \frac{|T - n(n+1)/4| - 0.5}{\sqrt{\dfrac{n(n+1)(2n+1)}{24}}} \qquad (10-1)$$

式中，n 为样本含量即对子数，T 为检验统计量，0.5 是连续校正数。

当相同秩次（即差值的绝对值相同）较多或统计量 T 值与界值接近时，应计算校正的检验统计量 z_c，其计算公式为：

$$z = \frac{|T - n(n+1)/4| - 0.5}{\sqrt{\dfrac{n(n+1)(2n+1)}{24} - \dfrac{\sum (t_j^3 - t_j)}{48}}} \qquad (10-2)$$

式中，t_j 为第 j 个相同秩次的个数。例如本例中，有两种相同秩次，秩次同为 4 的有 3 个，同为 10 的有 2 个，则 $t_1 = 3$，$t_2 = 2$，$\sum (t_j^3 - t_j) = (3^3 - 3) + (2^3 - 2) = 30$。

第三节　完全随机设计两样本比较的秩和检验

一、基本原理

Wilcoxon 秩和检验又称等级和检验法，用于完全随机设计两组数值变量资料或有序分类变量资料的比较，推断两样本所来自的两个总体分布位置是否相同。H_0 为两总体分布位置相同，H_1 为两总体分布位置不同，$\alpha = 0.05$。

Wilcoxon 秩和检验的基本思想是：若 H_0 成立，由于抽样误差的存在，检验统计量 T 与总体的平均秩和 $n_1(n_1 + n_2 + 1)/2$ 不一定相等，但差别不应太大；若检验统计量 T 与总体的平均秩和 $n_1(n_1 + n_2 + 1)/2$ 相差悬殊，则拒绝 H_0，接受 H_1。

二、案例与分析思路

（一）两组定量资料的秩和检验

例 10.2　探讨电话干预对结肠造口患者造口自我护理能力的影响，将某三级甲等医院的 17 例即将出院的造口患者随机分为干预组和对照组，对照组 8 例，干预组 9 例，其中，对照组只接受出院后常规健康教育，干预组接受常规健康教育的同时，还接受由造口护士主导的电话干预。3 个月后，采用造口自我护理量表进行评分，比较两组患者自我护理情况，评分越高表明自我护理能力越好，结果如表 10-2，问电话干预对患者自我护理能力是否有影响？

表 10-2　对照组与干预组患者自我护理评分结果

对照组		干预组	
评分	秩次	评分	秩次
10	1	29	9
23	2	29	9
24	3	43	11
25	4	44	12
26	5	45	13
27	6	46	14
28	7	47	15

续表

对照组		干预组	
评分	秩次	评分	秩次
29	9	48	16
		49	17
$n_1 = 8$	$T_1 = 37$	$n_2 = 9$	$T_2 = 116$

分析思路：该案例为完全随机设计的两个独立样本，资料类型为定量资料，欲分析电话干预对患者自我护理能力有无影响，首先对本例两样本进行正态性检验，其中，对照组 $W = 0.740$，$P = 0.006$，干预组 $W = 0.749$，$P = 0.005$，$P < 0.05$，按 $\alpha = 0.10$，对照组和干预组总体均不服从正态分布。因此该资料不满足 t 检验条件，宜采用 Wilcoxon 秩和检验。

1. 建立检验假设，确定检验水准

H_0：两个总体分布位置相同

H_1：两个总体分布位置不同

$\alpha = 0.05$。

2. 计算检验统计量

（1）编秩次 将两组数据混合，由小到大统一编秩次。编秩次时，若数据相同，取平均秩次。例如本例中有 3 个 29，秩次位置分别为 8、9、10，取平均秩次为 $(8 + 9 + 10)/3 = 9$。

（2）求秩和并确定检验统计量 T 分别计算两组的秩和，本例 $T_1 = 37$，$T_2 = 116$。确定检验统计量 T：若 $n_1 = n_2$，任取一组的秩和为检验统计量 T；若 $n_1 \neq n_2$，则样本含量较小者的为 n_1，其秩和为检验统计量 T。本例 $n_1 \neq n_2$，$T = T_1 = 37$。

3. 确定 P 值，得出结论

（1）查表法 当 $n_1 \leq 10$，$n_2 - n_1 \leq 10$（其中，n_1 为样本量较小者）时，查附表 9，若检验统计量 T 值在上、下界值范围内，则 $P > \alpha$；若 T 值在上、下界值范围外，则 $P < \alpha$；若 T 值恰好等于界值，则 P 等于 α。

本例 $n_1 = 8$，$n_2 - n_1 = 1$ 查附表 11，界值为 $51 \sim 93$，$T = 37$，在 $51 \sim 93$ 界值范围外，$P < 0.05$，按 $\alpha = 0.05$ 水准，拒绝 H_0，接受 H_1，可认为干预组患者自我护理能力好于对照组。

（2）正态近似法 当 n_1 或 $n_2 - n_1$ 超出了完全随机设计两样本比较秩和检验 T 界值表的范围，可采用正态分布近似法。计算 z 值，公式为：

$$z = \frac{|T - n_1(n_1 + n_2 + 1)/2| - 0.5}{\sqrt{\dfrac{n_1 n_2(n_1 + n_2 + 1)}{12}}} \tag{10-3}$$

式中，n_1、n_2 为样本含量，T 为检验统计量，0.5 是连续校正数。

若两组有相同秩次较多，应计算校正的检验统计量 z_c，公式为：

$$z_c = \frac{z}{\sqrt{1 - \dfrac{\sum(t_j^3 - t_j)}{(n^3 - n)}}} \tag{10-4}$$

式中，t_j 为第 j 个相同秩次的个数，$n = n_1 + n_2$。

（二）两组等级资料的秩和检验

例 10.3 探讨预见性护理方案在急性心肌梗死患者静脉溶栓中的临床疗效，80 例急性心肌梗死患者随机分为试验组和对照组，每组各 40 例，其中对照组实施常规护理方案，试验组给予预见性护理。

临床疗效如表 10 – 3 所示，问两组患者的临床疗效有无差别？

表 10 – 3　研究组与对照组的临床疗效比较

疗效 （1）	组别			秩次 范围 （5）	平均 秩次 （6）	秩和	
	试验组 （2）	对照组 （3）	合计 （4）			试验组 （7）＝（2）×（6）	对照组 （8）＝（3）×（6）
治愈	24	15	39	1～39	20	480	300
显效	8	9	17	40～56	48	384	432
好转	7	12	19	57～75	66	462	792
无效	1	4	5	76～80	78	78	312
合计	$n_1=40$	$n_2=40$	80	—	—	$T_1=1404$	$T_2=1836$

分析思路：本例为完全随机设计，资料类型为等级资料，欲分析两组患者的临床疗效有无差别，宜采用 Wilcoxon 秩和检验。

1. 建立检验假设，确定检验水准

H_0：两组疗效总体分布位置相同

H_1：两组疗效总体分布位置不同

$\alpha=0.05$

2. 选择检验方法，计算检验统计量

（1）编秩次　首先计算各等级的合计人数（表 10 – 3 第（4）列），再确定秩次范围（表 10 – 3 第（5）列），求平均秩次（表 10 – 3 第（6）列）。如疗效为治愈共 39 例，其秩次范围为 1～39，平均秩次为（1＋39）/2＝20。

（2）求秩和，确定检验统计量 T　两组各等级的平均秩次乘以相应的频数得各组不同等级的秩和（表 10 – 3 第（7）、（8）列），然后各等级秩和相加得出两组的秩和。本例，$T_1=1404$，$T_2=1836$。$n_1=n_2$，取任意一组秩和作为检验统计量，$T=1404$。

（3）正态分布近似法　本例 $n_1=n_2=40$，超过了 T 界值表的范围，可采用正态分布近似法。两组相同秩次较多，应计算校正的检验统计量 z_c，根据公式（10 – 3）和（10 – 4），计算如下：

$$z=\frac{|T-n_1(n_1+n_2+1)/2|-0.5}{\sqrt{\dfrac{n_1n_2(n_1+n_2+1)}{12}}}=\frac{|1404-40\times(40+40+1)/2|-0.5}{\sqrt{\dfrac{40\times40\times(40+40+1)}{12}}}=2.074$$

$$z_c=\frac{z}{\sqrt{1-\dfrac{\sum(t_j^3-t_j)}{(n^3-n)}}}=\frac{2.074}{\sqrt{1-\dfrac{(39^3-39)+(17^3-17)+(19^3-19)+(5^3-5)}{(80^3-80)}}}=2.235$$

3. 确定 P 值，得出结论　$z_c=2.235>1.96$，$P<0.05$。按 $\alpha=0.05$ 检验水准，拒绝 H_0，接受 H_1，差别有统计学意义，认为两组疗效不同。

第四节　多组独立样本比较的秩和检验

一、基本原理

Kruskal – Wallis 检验是用于不满足参数检验条件的完全随机设计多组定量资料比较及多组等级资料比较的秩和检验。Kruskal – Wallis 秩和检验的原理与完全随机设计两样本比较秩和检验的相同。H_0 为各总体分布相同，H_1 为各总体分布不同，其检验统计量为 H，计算公式为：

$$H = \frac{12}{N(N+1)} \sum \frac{R_i}{n_i} - 3(N+1), \quad \nu = k-1 \qquad (10-5)$$

式中，R_i 为各组的秩和，n_i 为各组的样本含量，$N = \sum n_i$，k 为比较的组数。

若相同秩次较多（如超过 25%）时，应计算校正的检验统计量 H_c，公式为：

$$H_c = \frac{H}{c} \qquad (10-6)$$

式中，$c = 1 - \dfrac{\sum (t_j^3 - t_j)}{(N^3 - N)}$，$t_j$ 为第 j 个相同秩次的个数，$N = \sum n_i$。

当组数 $k=3$，且每组例数 $n_i \leqslant 5$ 时，查附表 10。若 $H \geqslant H_\alpha$，则 $P \leqslant \alpha$，拒绝 H_0，接受 H_1；否则，接受 H_0。

当组数 $k=3$ 且每组例数 $n_i > 5$ 或 $k > 3$ 时，H 或 H_c 近似服从 $\nu = k-1$ 的 χ^2 分布，查附表 7 作推断，因此可视为 χ^2 检验。

二、案例与分析思路

（一）多组定量资料的秩和检验

例 10.4　调查中医院不同年龄的临床护理人员中医基础知识掌握情况，从不同年龄段的临床护理人员中随机抽取 10 名临床护理人员，采用理论考试的方式进行考核，成绩结果如表 10-4，问不同年龄组护理人员中医基础知识掌握情况是否有差异？

表 10-4　不同年龄组护理人员中医基础知识掌握情况

≤20 岁		20-30 岁		>30 岁	
成绩	秩次	成绩	秩次	成绩	秩次
68	3	83	15.5	90	24.5
71	9	79	13	88	18
70	6	92	28	93	29.5
70	6	81	14	89	21
65	1	83	15.5	90	24.5
66	2	76	10.5	93	29.5
70	6	77	12	90	24.5
76	10.5	90	24.5	89	21
70	6	89	21	91	27
70	6	88	18	88	18
$n_1 = 10$	$R_1 = 55.5$	$n_2 = 10$	$R_2 = 172$	$n_3 = 10$	$R_3 = 237.5$

分析思路：该案例为多个独立样本，资料类型为定量资料，欲分析不同年龄组护理人员中医基础知识掌握情况是否有差异，对资料进行方差齐性检验，$F = 7.731$，$P = 0.002$，$P < 0.05$，按 $\alpha = 0.10$，总体方差不齐。因此，采用 Kruskal-Wallis 检验。

1. 建立检验假设，确定检验水准

H_0：三个总体的分布位置相同

H_1：三个总体的分布位置不同或不全相同

$\alpha = 0.05$

2. 计算检验统计量

（1）编秩次　将各组数据混合，由小到大统一编秩次。编秩次时，若数据相同，取平均秩次。

（2）求秩和　分别计算各组的秩和，本例 $R_1 = 55.5$，$R_2 = 172$，$R_3 = 237.5$。

（3）确定检验统计量 H

$$H = \frac{12}{N(N+1)} \sum \frac{R_i}{n_i} - 3(N+1)$$

$$= \frac{12}{30 \times (30+1)} \times \left(\frac{55.5^2 + 172^2 + 237.5^2}{10} \right) - 3 \times (30+1)$$

$$= 21.930$$

因相同秩次较多，故按公式（10-6）计算校正的检验统计量 H_c：

$$c = 1 - \frac{\sum (t_j^3 - t_j)}{(N^3 - N)} = 1 - \frac{(5^3 - 5) + (2^3 - 2) + (2^3 - 2) + (3^3 - 3) + (3^3 - 3) + (4^3 - 4) + (2^3 - 2)}{(30^3 - 30)}$$

$$= 0.991$$

$$H_c = \frac{H}{c} = \frac{21.930}{0.991} = 22.132$$

3. 确定 P 值，得出结论　本例 $k = 3$，$n_1 = n_2 = n_3 = 10$，$n_i > 5$，$\nu = k - 1 = 2$，查附表 7 得 $\chi^2_{0.05,2} = 5.99$，$H_c > \chi^2_{0.05,2}$，$P < 0.05$，按 $\alpha = 0.05$ 检验水准，拒绝 H_0，接受 H_1，认为不同年龄组护理人员中医基础知识掌握情况差别有统计学意义。

（二）多组等级资料的秩和检验

例 10.5　探讨不同护理方式对化疗呕吐患者的疗效，120 例化疗呕吐患者随机分为常规护理组、中医护理组和心理护理组，对照组采用化疗后呕吐患者的常规护理方法，中医护理组在常规护理的基础上针对化疗呕吐的相关因素采取穴位疗法等中医护理干预，心理护理组在常规护理的基础上根据患者的心理状况进行心理干预，结果如 10-5 所示，问不同护理方式对化疗呕吐患者的疗效有无差别？

表 10-5　不同护理方式的疗效比较

疗效	组别			合计	秩次范围	平均秩次	秩和		
	常规护理组	中医护理组	心理护理组				常规护理组	中医护理组	心理护理组
(1)	(2)	(3)	(4)	(5)	(6)	(7)	(8)	(9)	(10)
显效	8	25	12	45	1~45	23	184	575	276
好转	12	5	13	30	46~75	60.5	726	302.5	786.5
无效	20	10	15	45	76~120	98	1960	980	1470
合计	40	40	40	120	—	—	2870	1857.5	2532.5

分析思路：该案例为完全随机设计的多个独立样本，资料类型为等级资料，为多组等级资料比较，欲分析不同护理方式对化疗呕吐患者的疗效有无差别，采用 Kruskal-Wallis 检验。

1. 建立检验假设，确定检验水准

H_0：三组疗效总体分布位置相同

H_1：三组疗效总体分布位置不同或不全相同

$\alpha = 0.05$

2. 计算检验统计量

（1）编秩次　首先计算各等级的合计人数见表 10-5 第（5）列，再确定秩次范围见表 10-5 第

（6）列，求平均秩次见表 10 - 5 第（7）列。

（2）求秩和　各组各等级的平均秩次乘以相应的频数得各组不同等级的秩和见表 10 - 5 第（8）、（9）、（10）列，然后各等级秩和相加得出三组的秩和。本例，$R_1 = 2870$，$R_2 = 1857.5$，$R_3 = 2532.5$。

（3）计算检验统计量 H

$$H = \frac{12}{N(N+1)} \sum \frac{R_i}{n_i} - 3(N+1)$$

$$= \frac{12}{120 \times (120+1)} \times \left(\frac{2870^2 + 1857.5^2 + 2532.5^2}{40} \right) - 3 \times (120+1)$$

$$= 10.983$$

因相同秩次较多，故按公式（10 - 6）计算校正的检验统计量 H_c：

$$c = 1 - \frac{\sum (t_j^3 - t_j)}{(N^3 - N)} = 1 - \frac{(45^3 - 45) + (30^3 - 30) + (45^3 - 45)}{(120^3 - 120)} = 0.879$$

$$H_c = \frac{H}{c} = \frac{10.983}{0.879} = 12.495$$

3. 确定 P 值，得出结论　本例 $k = 3$，$n_1 = n_2 = n_3 = 40$，$n_i > 5$，$\nu = k - 1 = 2$，查附表 7 得 $\chi^2_{0.05,2} = 5.99$，$H_c > \chi^2_{0.05,2}$，$P < 0.05$，按 $\alpha = 0.05$ 检验水准，拒绝 H_0，接受 H_1，认为不同护理方式对化疗呕吐患者的疗效差别有统计学意义。

第五节　随机区组设计资料的秩和检验

一、基本原理

Friedman 秩和检验是用于随机区组设计定量资料比较的检验方法。随机区组设计定量资料若满足方差分析的条件或经适当变量变换后符合条件时，可采用随机区组设计方差分析，否则可采用 Friedman 秩和检验。其检验假设 H_0 为各总体分布相同，H_1 为各总体分布不同。

Friedman 秩和检验的基本思想：将各区组内的观察值按从小到大的顺序进行编秩次，求各处理组秩和。如 H_0 成立，各处理组的效应相同，则其秩次的分布应该是随机的，各区组内秩次 1，2，…，k 应以相等的概率出现在各处理（列）中，各处理组的秩和应该大致相等。若各处理组的秩和 R_1，R_2，…，R_k 相差很大，超过一定界值，则拒绝 H_0，接受 H_1。

其检验统计量为 M，计算公式为：

$$M = \sum (R_i - \bar{R})^2 \tag{10-7}$$

式中，R_i 为各处理组的秩和，$\bar{R} = \dfrac{\sum R_i}{k}$，$k$ 为处理组数。

当区组组数 $b \leq 15$，处理组数 $k \leq 15$ 时，查附表 11，确定 P 值，得出结论。

当处理数 k 或区组数 b 较大超出 M 界值表的范围时，可以采用近似 χ^2 分布法，其计算公式为：

$$\chi^2 = \frac{12}{bk(k+1)} \sum R_i^2 - 3b(k+1) \tag{10-8}$$

各区组中相同的秩次较多时，需进行校正，其计算公式为：

$$\chi^2_c = \frac{\chi^2}{c} \tag{10-9}$$

式中，$c = 1 - \sum(t_j^3 - t_j)/bk(k^2 - 1)$，其中，$t_j$ 为第 j 个相同秩次的个数，k 为处理组数，b 为区组数。$c < 1$，故校正的 $\chi_c^2 > \chi^2$，对应的 P 值减小。一般情况下，χ_c^2 的效用不明显；但在相同秩次的个数在各区组中所占比重较大时或所得 P 值在检验水准附近时，χ_c^2 的效用能充分显现。

二、案例与分析思路

例 10.6   研究不同的标本采集方法对血常规的结果影响，32 名年龄 ≥18 岁的大学生志愿者，均为女性，排除患有心肺肾等脏器疾病、高血压、糖尿病、血液类疾病的受试者，以每位受试者为一个区组，区组因素为个体因素，接受 A、B、C、D 4 种不同采血方法，血小板计数（PLT）结果如表 10 - 6，问不同采血方法的 PLT 有无差异？

表 10 - 6   不同采血方法 PLT（$\times 10^9$/L）结果

受试者	A		B		C		D	
	结果	秩次	结果	秩次	结果	秩次	结果	秩次
1	253	4	250	3	245	2	215	1
2	255	4	249	2	250	3	248	1
3	254	4	249	2.5	249	2.5	245	1
4	254	4	248	2	249	3	244	1
5	251	3	253	4	248	2	246	1
6	251	4	248	3	246	2	243	1
7	254	4	249	2	251	3	245	1
8	258	4	246	1	247	2.5	247	2.5
合计	—	31	—	19.5	—	20	—	9.5

分析思路：该案例为随机区组设计，资料类型为定量资料，欲分析不同采血方法的 PLT 有无差异，首先对本例不同采血方法的 PLT 进行正态性检验，其中，D 组 $W = 0.563$，$P < 0.05$，$P < 0.05$，按 $\alpha = 0.10$，D 组总体不服从正态分布。因此该资料不满足方差分析条件，宜采用 Friedman 秩和检验。

1. 建立检验假设，确定检验水准

H_0：四种采血方法 PLT 总体分布相同

H_1：四种采血方法 PLT 总体分布不同或不全相同

$\alpha = 0.05$

2. 计算检验统计量

（1）编秩   将各区组内的观察值按从小到大的顺序进行编秩，若数据相同，取平均秩次。

（2）求秩和   分别计算各处理组的秩和，本例 $R_1 = 31$，$R_2 = 19.5$，$R_3 = 20$，$R_4 = 9.5$。

（3）计算检验统计量 M

$$\bar{R} = \frac{\sum R_i}{k} = \frac{31 + 19.5 + 20 + 9.5}{4} = 20$$

$$M = \sum(R_i - \bar{R})^2 = (31 - 20)^2 + (19.5 - 20)^2 + (20 - 20)^2 + (9.5 - 20)^2 = 231.5$$

3. 确定 P 值，得出结论   本例 $k = 4$，$b = 8$，查附表 11，$M_{0.05(4,8)} = 105$，$M > M_{0.05(4,8)}$，$P < 0.05$，按 $\alpha = 0.05$ 水准，拒绝 H_0，接受 H_1，认为四种采血方法的 PLT 差别有统计学意义。

注意：比较多个区组总体分布是否相同时，采用 Friedman 秩和检验，编秩时按每一处理组内数据从小到大顺序进行编秩，分别求各区组的秩和进行检验。

第六节 多个样本两两比较的秩和检验

当多个样本秩和检验结论为拒绝 H_0、接受 H_1，欲进一步比较哪些样本间差别有统计学意义，哪些样本间差别无统计学意义，需做秩和检验的多重比较或两两比较。

一、完全随机设计多个样本两两比较

完全随机设计多个样本两两比较常采用 Nemenyi test 方法。

例 10.7 用 Nemenyi test 方法对例 10.4 资料进行两两比较分析。

1. 建立检验假设，确定检验水准

H_0：任两对比组的总体分布位置相同

H_1：任两对比组的总体分布位置不同

$\alpha = 0.05$

2. 计算检验统计量

$$x^2 = \frac{(\overline{R_i} - \overline{R_j})^2}{\frac{N(N+1)}{12}\left(\frac{1}{n_i} + \frac{1}{n_j}\right)} \qquad \nu = k - 1 \qquad (10-10)$$

式中 $\overline{R_i}$、$\overline{R_j}$ 分别为第 i 组、第 j 组的平均秩和，n_i、n_j 分别为第 i 组、第 j 组的样本含量，$N = \sum n_i$ 为总样本含量，k 为比较的组数。

当相同数据（观察值）的个数较多时（大于 25%），应用校正公式：

$$x_c^2 = \frac{\chi^2}{c} \qquad (10-11)$$

式中，$c = 1 - \frac{\sum(t_j^3 - t_j)}{(N^3 - N)}$，$t_j$ 为第 j 个相同秩次的个数。

由例 10.4 已计算得 $c = 0.991$，则 ≤ 20 岁组与 $20-30$ 岁组比较结果：

$$x^2 = \frac{(\overline{R_i} - \overline{R_j})^2}{\frac{N(N+1)}{12}\left(\frac{1}{n_i} + \frac{1}{n_j}\right)} = \frac{(5.55 - 17.2)^2}{\frac{30 \times (30+1)}{12} \times \left(\frac{1}{10} + \frac{1}{10}\right)} = 8.756$$

$$x_c^2 = \frac{\chi^2}{c} = \frac{8.756}{0.991} = 8.84$$

同理，可计算 ≤ 20 岁组与 >30 岁组比较，$20 \sim 30$ 岁组与 >30 岁组比较，结果如表 10-7。

表 10-7 不同年龄组护理人员中医基础知识掌握情况两两比较结果

比较组	χ^2	P
≤ 20 岁与 $20 \sim 30$ 岁	8.84	< 0.05
≤ 20 岁与 >30 岁	21.57	< 0.05
$20 \sim 30$ 岁与 >30 岁	2.79	> 0.05

3. 确定 P 值，得出结论 $\nu = k - 1 = 3 - 1 = 2$，查附表 7，$\chi_{0.05,2}^2 = 5.99$，≤ 20 岁组与 $20 \sim 30$ 岁组比较及 ≤ 20 岁组与大于 30 岁组比较，$x_c^2 > \chi_{0.05,2}^2$，$P < 0.05$，按 $\alpha = 0.05$ 水准，拒绝 H_0，接受 H_1，差别均有统计学意义，认为高年龄组护理人员中医基础知识掌握情况优于低年龄组；$20 \sim 30$ 岁组与 >30 岁组

比较，$P > 0.05$，尚不能认为该两组护理人员中医基础知识掌握情况有差别。

二、随机区组设计资料的两两比较

随机区组设计资料秩和检验的多重比较，可采用 q 检验。其检验统计量为：

$$q = \frac{|R_i - R_j|}{bMS_{误差}} \qquad \nu = (k-1)(b-1) \qquad (10-12)$$

式中，R_i 和 R_j 分别为两对比组的秩和，且：

$$MS_{误差} = \frac{\dfrac{bk(k+1)(2k+1)}{6} - \dfrac{1}{b}\sum R_i^2 - \dfrac{1}{12}\sum(t_j^3 - t_j)}{(b-1)(k-1)} \qquad (10-13)$$

式中，k 为处理数，b 为区组数，R_i 为各组的秩和，t_j 为第 j 个相同秩次的个数。

例 10.8　对例 10.6 随机区组设计资料两两比较的 q 检验。

1. 建立检验假设，确定检验水准

H_0：任意两组的总体分布位置相同

H_1：任意两组的总体分布位置不同

$\alpha = 0.05$

2. 计算检验统计量

（1）各方法的秩和按小至大排列见表 $10-8$。

表 $10-8$　不同采血方法秩和排序

序号	1	2	3	4
秩和	9.5	19.5	20	31
不同采血方法	D	B	C	A

（2）计算检验统计量

本例 $\sum R_i^2 = 31^2 + 19.5^2 + 20^2 + 9.5^2 = 1831.5$，$\sum(t_j^3 - t_j) = 2^3 - 2 + 2^3 - 2 = 12$，$k = 4$，$b = 8$，则：

$$MS_{误差} = \frac{\dfrac{bk(k+1)(2k+1)}{6} - \dfrac{1}{b}\sum R_i^2 - \dfrac{1}{12}\sum(t_j^3 - t_j)}{(b-1)(k-1)} = 0.4792$$

q 检验结果如表 $10-9$ 所示，其中，a 为组数，$\nu = (k-1)(b-1) = 21$，根据 a 和 ν，查附表12，得出相应 P 值。

表 $10-9$　不同采血方法 PLT 结果两两比较

对比组	$|R_i - R_j|$	q	ν	a	P
方法 A 与 B	11.5	5.87	21	3	<0.01
方法 A 与 C	11	5.62	21	2	<0.01
方法 A 与 D	21.5	10.98	21	4	<0.01
方法 B 与 C	0.5	0.26	21	2	>0.05
方法 B 与 D	10	5.11	21	2	<0.01
方法 C 与 D	10.5	5.36	21	3	<0.01

3. 确定 P 值，得出结论　如表 $10-9$ 所示，除了方法 B 与 C 的 PLT 差别无统计学意义，方法 A 与 B、A 与 C、A 与 D、B 与 D 及 C 与 D 的 PLT 差别均有统计学意义。

第七节 SPSS 软件操作与结果分析

一、配对设计资料的符号秩和检验 🅔 微课1

以下数据来源于例 10.1 资料。

1. 建立数据文件 定义变量，以"对照组""试验组"为变量名，录入数据并建立数据文件 ht1001. sav，见图 10－1。

2. 分析步骤

（1）求差值，对差值进行正态性检验（方法同配对 t 检验）：$W=0.833$，$P=0.023$，$P<0.05$，按 $\alpha=0.10$，接受 H_1，即差值总体不服从正态分布；不满足配对 t 检验的条件，宜采用 Wilcoxon 符号秩和检验。

	干预前	干预后
1	44	41
2	49	44
⋮	⋮	⋮
11	47	42
12	53	43

图 10－1 ht1001. sav

（2）Wilcoxon 符号秩和检验 Analyze → Nonparametric tests → Legacy dialogs→2 Related Samples→将"对照组""试验组"分别移入 Test Pair（s）框中→ Test type → Wilcoxon → OK。

3. 结果及解释 如图 10－2 所示，负秩次（negative ranks）和为 68，正秩次（positive ranks）和为 10，$P=0.023$，$P<0.05$，按 $\alpha=0.05$ 水准，拒绝 H_0，接受 H_1，可认为两组维持性血液透析患者 SAS 评分有差别。注意：本例为小样本量资料，建议查表确定 P 值，SPSS 软件采用的正态分布近似法。

Ranks

		N	Mean Rank	Sum of Ranks
干预后－干预前	Negative Ranks	11ᵃ	6.18	68.00
	Positive Ranks	1ᵇ	10.00	10.00
	Ties	0ᶜ		
	Total	12		

a.干预后<干预前；b.干预后>干预前；c.干预后=干预前

Test Statisticsᵃ

	干预后－干预前
Z	-2.279ᵇ
Asymp. Sig. (2-tailed)	.023

a. Wilcoxon Signed Ranks Test
b. Based on positive ranks.

图 10－2 配对设计资料的符号秩和检验结果

二、两组定量资料的秩和检验

以下数据来源于例 10.2 资料。

1. 建立数据文件 定义变量，以"患者评分""组别"为变量名，录入数据并建立数据文件 ht1002. sav，见图 10－3。

2. 分析步骤

（1）正态性检验 对照组 $W=0.740$，$P=0.006$，干预组 $W=0.749$，$P=0.005$，$P<0.05$，按 $\alpha=0.10$，接受 H_1，即对照组和干预组总体均不服从正态分布；因此该资料不满足 t 检验条件，宜采用 Wilcoxon 秩和检验。

	患者评分	组别
1	10	1
2	23	1
⋮	⋮	⋮
16	48	2
17	49	2

图 10－3 ht1002. sav

（2）两独立样本 Wilcoxon 秩和检验 Analyze→ Nonparametric tests → Legacy dialogs→2 Independent Samples→将"患者评分"移入 Test Variable list 框中，"组别"移入 Grouping Variable 框中→Group 1 → 1，Group 2 → 2 →Continue→Test type →Mann‐Whitney U→OK。

3. 结果及解释 如图 10－4 所示，两组秩和分别为 37 和 116，$P=0.001$，$P<0.05$，按 $\alpha=0.05$ 水准，拒绝 H_0，接受 H_1，差别有统计学意义，认为干预组患者自我护理评分高于对照组。注意：本例为小样本量资料，建议查表确定 P 值，SPSS 软件采用的正态分布近似法。

Test Statistics^a

	患者评分
Mann-Whitney U	1.000
Wilcoxon W	37.000
Z	-3.376
Asymp. Sig. (2-tailed)	.001
Exact Sig. [2*(1-tailed Sig.)]	.000^b

a. Grouping Variable: 组别
b. Not corrected for ties.

Ranks

	组别	N	Mean Rank	Sum of Ranks
患者评分	1	8	4.63	37.00
	2	9	12.89	116.00
	Total	17		

图 10 - 4   两组定量资料的秩和检验结果

三、两组等级资料的秩和检验

以下数据来源于例 10.3 资料。

1. 建立数据文件   定义变量，以"组别"（1 = 研究组，2 = 对照组）、"疗效"（1 = 治愈，2 = 显效，3 = 好转，4 = 无效）、"例数"为变量名，录入数据并建立数据文件 ht1003. sav，见图 10 - 5。

2. 分析步骤

（1）加权 Data →Weight Cases→ Weight cases by，将"例数"选中移入 Frequency Variable 框→OK。

	组别	疗效	例数
1	1	1	24
2	1	2	8
⋮	⋮	⋮	⋮
7	2	3	12
8	2	4	4

图 10 - 5   ht1003. sav

（2）两独立样本 Wilcoxon 秩和检验   Analyze→ Nonparametric tests → Legacy dialogs→2 Independent Samples→将"疗效"移入 Test Variable list 框→"组别"移入 Grouping Variable 框→Group 1 →1→Group 2 →2→Continue→Test type →Mann - Whitney U→OK。

3. 结果及解释   如图 10 - 6 所示，两组秩和分别为 1404 和 1836，$z = 2.240$，$P = 0.025$，$P < 0.05$。按 $\alpha = 0.05$ 检验水准，拒绝 H_0，接受 H_1，认为两组疗效差别有统计学意义。

Ranks

	组别	N	Mean Rank	Sum of Ranks
疗效	研究组	40	35.10	1404.00
	对照组	40	45.90	1836.00
	Total	80		

Test Statistics^a

	疗效
Mann-Whitney U	584.000
Wilcoxon W	1404.000
Z	-2.240
Asymp. Sig. (2-tailed)	.025

a. Grouping Variable: 组别

图 10 - 6   两组等级资料的秩和检验结果

四、多组定量资料的秩和检验 🅔 微课2

以下数据来源于例 10.4 资料。

1. 建立数据库   定义变量，以"成绩""组别"为变量名，录入数据并建立数据库 ht1002. sav，见图 10 - 7。

2. 分析步骤

（1）方差齐性检验 $F = 7.731$，$P = 0.002$，$P < 0.05$，按 $\alpha = 0.10$，接受 H_1，即总体方差不齐；因此，采用 Kruskal - Wallis 检验。

（2）多个独立样本 Kruskal - Wallis H 秩和检验   Analyze→

	成绩	组别
1	68	1
2	71	1
⋮	⋮	⋮
29	91	3
30	88	3

图 10 - 7   ht1004. sav

Nonparametric tests → Legacy dialogs→K Independent Samples→将"成绩"移入 Test Variable list 框→"组别"移入 Grouping Variable 框→Minimum →1→Maximum →3→Continue→Test type →Kruskal – Wallis H →OK。

3. 结果及解释　如图 10 – 8 所示，三组平均秩次分别为 5.55、17.20 和 23.75，$H_c = 22.132$，$P < 0.001$，按 $\alpha = 0.05$ 检验水准，拒绝 H_0，接受 H_1，认为三组成绩差别有统计学意义。

Ranks

	组别	N	Mean Rank
成绩	1	10	5.55
	2	10	17.20
	3	10	23.75
	Total	30	

Test Statistics[a,b]

	成绩
Chi-Square	22.132
df	2
Asymp. Sig.	.000

a. Kruskal Wallis Test

b. Grouping Variable: 组别

图 10 – 8　多组定量资料的秩和检验结果

五、多组等级资料的秩和检验

以下数据来源于例 10.5 资料。

1. 建立数据文件　定义变量，以"组别"（1 = 常规护理，2 = 中医护理，3 = 心理护理）、"疗效"（1 = 显效，2 = 好转，3 = 无效）、"例数"为变量名，录入数据并建立数据文件 ht1005. sav，见图 10 – 9。

2. 分析步骤

（1）加权　Data →Weight Cases→Weight cases by→将"例数"选中移入 Frequency Variable→OK。

	组别	疗效	例数
1	1	1	8
2	1	2	12
⋮	⋮	⋮	⋮
8	3	2	13
9	3	3	15

图 10 – 9　ht1005. sav

（2）多个独立样本 Kruskal – Wallis H 秩和检验　Analyze→ Nonparametric tests → Legacy dialogs→K Independent Samples→将"疗效"移入 Test Variable list → "组别"移入 Grouping Variable→Minimum→1 →Maximum →3 →Continue→Test type →Kruskal – Wallis H→OK。

3. 结果及解释　如图 10 – 10 所示，三组平均秩次分别为 71.75、46.44 和 63.31，$H_c = 12.495$，$P = 0.002$，$P < 0.05$，按 $\alpha = 0.05$ 检验水准，拒绝 H_0，接受 H_1，认为三组疗效差别有统计学意义。

Ranks

	组别	N	Mean Rank
疗效	常规护理组	40	71.75
	中医护理组	40	46.44
	心理护理组	40	63.31
	Total	120	

Test Statistics[a,b]

	疗效
Chi-Square	12.495
df	2
Asymp. Sig.	.002

a. Kruskal Wallis Test

b. Grouping Variable: 组别

图 10 – 10　多组等级资料的秩和检验结果

六、随机区组设计资料的秩和检验

以下数据来源于例 10.6 资料。

1. 建立数据文件   定义变量,以"受试者""方法 A""方法 B""方法 C"和"方法 D"为变量名,录入数据并建立数据文件 ht1006. sav,见图 10 – 11。

	受试者	方法A	方法B	方法C	方法D
1	1	253	250	245	215
2	2	255	249	250	248
⋮	⋮	⋮	⋮	⋮	⋮
7	7	254	249	251	245
8	8	258	246	247	247

图 10 – 11   ht1006. sav

2. 分析步骤

（1）PLT 正态性检验   其中,方法 D：$W = 0.563$，$P < 0.05$，按 $\alpha = 0.10$，接受 H_1，即 D 采血方法 PLT 总体不服从正态分布,因此,采用 Friedman 秩和检验。

（2）随机区组设计的 Friedman M 秩和检验   Analyze→ Nonparametric tests→ Legacy dialogs →K Related Samples→将"方法 A""方法 B""方法 C"和"方法 D"移入 Test Variable list →Test type →Friedman →OK。

3. 结果及解释   如图 10 – 12 所示,四组平均秩次分别为 3.88、2.44、2.50 和 1.19，$\chi^2 = 17.808$，$P < 0.001$，按 $\alpha = 0.05$ 水准,拒绝 H_0，接受 H_1，认为四种采血方法 PLT 差别有统计学意义。

Ranks

	Mean Rank
方法A	3.88
方法B	2.44
方法C	2.50
方法D	1.19

Test Statistics[a]

N	8
Chi-Square	17.808
df	3
Asymp. Sig.	.000

a. Friedman Test

图 10 – 12   随机区组设计资料的秩和结果

七、完全随机设计多个样本两两比较

以下数据来源于例 10.7 资料。

1. 编程分析   完全随机设计多个样本两两比较常采用 Nemenyi 法通过编程实现,在数据窗口输入任意一个数值,点击 File→New→Syntax,在 Syntax 视窗中录入如下程序后,点击 Run→All,在数据集中得到多重比较结果。程序如下：

```
data list free/ Hc r1 r2 r3 N n1 n2 n3.
begin data
22. 132 5. 55 17. 2 23. 75 30 10 10 10
end data.
compute H = (12 * ((r1 * n1) * * 2/n1 + (r2 * n2) * * 2/n2 + (r3 * n3) * * 2/n3))/(N * (N + 1))
```
$- 3 * (N + 1)$.

```
compute C = H/Hc.
compute x12 = ( r1 - r2 ) * * 2/( ( N * ( N + 1 )/12 ) * ( 1/n1 + 1/n2 ) * c).
compute x13 = ( r1 - r3 ) * * 2/( ( N * ( N + 1 )/12 ) * ( 1/n1 + 1/n3 ) * c).
compute x23 = ( r2 - r3 ) * * 2/( ( N * ( N + 1 )/12 ) * ( 1/n2 + 1/n3 ) * c).
compute p12 = 1 - cdf. chisq( x12 ,2).
compute p13 = 1 - cdf. chisq( x13 ,2).
compute p23 = 1 - cdf. chisq( x23 ,2).
execute.
```

2. 结果及解释　如图 10 - 13，≤20 岁组与 20 ~ 30 岁组比较 $x_{1,2}^2 = 8.84$，$P = 0.0121$，$P < 0.05$，按 $\alpha = 0.05$ 水准，拒绝 H_0，接受 H_1，差别有统计学意义。≤20 岁组与 >30 岁组比较，$x_{1,3}^2 = 21.57$，$P < 0.001$，按 $\alpha = 0.05$ 水准，拒绝 H_0，接受 H_1，差别有统计学意义。20 ~ 30 岁组与 >30 岁组比较，$x_{2,3}^2 = 2.79$，$P = 0.2474$，$P > 0.05$，差别没有统计学意义。

x12	x13	x23	p12	p13	p23
8.84	21.57	2.79	.0121	.0000	.2474

图 10 - 13　完全随机设计多个样本两两比较结果

八、随机区组设计多个样本两两比较

SPSS 软件进行随机区组设计多个样本两两比较，可将原始数据转换成秩次，对秩次采用随机区组设计的方差分析，并进行 SNK 检验实现。

以下数据来源于例 10.8 资料。

1. 建立数据文件　定义变量，以"区组""组别""PLT"为变量名，录入数据并建立数据文件 ht1007. sav，见图 10 - 14。

2. 分析步骤

（1）对每一区组数据进行秩转换　Data→Split file → Organize output by groups→将"区组"移入 Groups Based on→OK。

	区组	组别	PLT
1	1	1	253
2	1	2	250
⋮	⋮	⋮	⋮
31	8	3	247
32	8	4	247

图 10 - 14　ht1007. sav

Transform→Rank Cases→"PLT"移入 Variable →"区组"移入 By→OK，运行后产生新的变量"RPLT"。

（2）去除拆分　Data→Split file→Analyze all cases, do not create groups →OK。

（3）对秩变量采用随机区组设计的方差分析，操作步骤同随机区组设计的方差分析　Analyze → General Linear Model→Univariate→"RPLT"移入 Dependent Variable→"区组""组别"→Fixed Factor（s）→Model→Custom→"区组""组别"分别送入 Model→Continue→Post Hoc→"组别"送入 Post Hoc Test for→中 S - N - K→Continue→OK。

3. 结果及解释　如图 10 - 15，$F = 20.130$，$P < 0.001$，按 $\alpha = 0.05$ 检验水准，拒绝 H_0，接受 H_1，四种采血方法 PLT 差别有统计学意义。两两比较采用 S - N - K 检验，四组平均秩次分别为 3.8750、2.4375、2.5000 和 1.1875，其中 B 和 C 两组平均秩次在同一列（$P = 0.858$），其他均不在同一列上，因此除了 B 和 C 方法组的 PLT 差别无统计学意义，方法 A 与 B、A 与 C、A 与 D、B 与 D 及 C 与 D 的 PLT 差别均有统计学意义。

Tests of Between-Subjects Effects

Dependent Variable: Rank of PLT by 区组

Source	Type III Sum of Squares	df	Mean Square	F	Sig.
Corrected Model	28.938[a]	10	2.894	6.039	.000
Intercept	200.000	1	200.000	417.391	.000
区组	.000	7	.000	.000	1.000
组别	28.938	3	9.646	20.130	.000
Error	10.063	21	.479		
Total	239.000	32			
Corrected Total	39.000	31			

a. R Squared = .742 (Adjusted R Squared = .619)

Rank of PLT by 区组

Student-Newman-Keuls[a,b]

组别	N	Subset 1	Subset 2	Subset 3
4	8	1.18750		
2	8		2.43750	
3	8		2.50000	
1	8			3.87500
Sig.		1.000	.858	1.000

Means for groups in homogeneous subsets are displayed.
Based on observed means.
The error term is Mean Square(Error) = .479.

a. Uses Harmonic Mean Sample Size = 8.000.
b. Alpha = 0.05.

图 10-15　随机区组设计资料的多个样本两两比较结果

目标检测

答案解析

1. 配对比较秩和检验的基本思想是：若 H_0 假设成立，则（　　）

 A. 理论上正负秩和 T_+ 与 T_- 应相等，差别只是随机因素造成的

 B. 理论上正负秩和 T_+ 与 T_- 应相差很大

 C. 理论上 T_+ 应大于 T_-

 D. 不能得出结论

 E. 理论上正负秩和 T_+ 与 T_- 应相差很大，差别是随机因素造成的

2. 两等级资料比较宜采用（　　）

 A. χ^2 检验　　　B. t 检验　　　C. 方差分析　　　D. 秩和检验　　　E. 直线相关

3. 非参数检验方法的优点不包括（　　）

 A. 不受总体分布的限制　　　　　　　B. 适用于等级资料

 C. 适用于未知分布型资料　　　　　　D. 检验效能高于参数检验

 E. 适用于分布呈明显偏态的资料

4. 在进行完全随机设计两样本比较的秩和检验时，错误的是（　　）

 A. 编秩次的方法是将两样本数据混合，并由小到大排列编秩次，若数据相同时，取平均秩次

 B. 若 H_0 成立（即两总体分布相同），由于抽样误差的存在，检验统计量 T 与总体的平均秩和 $n_1(n_1 + n_2 + 1)/2$ 不一定相等，但差别不应太大

 C. 完全随机设计两组定量资料比较不满足 t 检验或 t' 检验条件，可采用秩和检验

 D. 两组有序分类变量资料比较，可采用秩和检验

 E. 编秩次的方法是对两样本各自由小到大排列编秩次，求秩和进行比较

5. 下列检验方法中，不属于非参数检验方法的是（　　）

 A. Friedman 检验　　　　　　　　　B. 配对设计资料的符号检验

 C. Kruskal - Wallis 检验　　　　　　D. t 检验

 E. 等级相关

6. 完全随机设计多组定量资料比较时，若不满足方差分析条件（正态分布和方差齐），可采用（　　）

 A. χ^2 检验　　　B. 配对 t 检验　　　C. 方差分析　　　D. 秩和检验　　　E. 校正 t 检验

7. 随机区组设计定量资料比较时，若不满足方差分析条件（正态分布和方差齐），可采用（　　）

　　A. χ^2 检验　　　　B. t 检验　　　　C. 方差分析　　　D. 秩和检验　　　E. 校正 t 检验

8. 多组等级资料比较宜采用（　　）

　　A. χ^2 检验　　　　B. t 检验　　　　C. 方差分析　　　D. 秩和检验　　　E. 校正 t 检验

9. 下列不属于参数检验的是（　　）

　　A. 直线相关系数的假设检验　　　　　　　　B. t 检验

　　C. 方差分析　　　　　　　　　　　　　　　D. 直线回归系数的假设检验

　　E. 秩和检验

10. Wilcoxon 符号秩和检验可用于检验（　　）

　　A. 配对设计资料的差值总体均数是否等于 0

　　B. 配对设计资料的差值总体中位数是否等于 0

　　C. 配对设计资料的差值总体标准差是否等于 0

　　D. 配对设计资料的差值总体率是否等于 0

　　E. 配对设计资料的总体均数是否相等

书网融合……

本章小结

微课 1

微课 2

题库

第十一章 直线相关与回归

PPT

学习目标

知识要求：

1. **掌握** 直线相关与回归的有关概念；相关系数与回归系数的意义。
2. **熟悉** 能够区分直线相关与回归，归纳相关与回归的联系与区别。
3. **了解** 相关系数、等级相关系数与回归系数的计算及假设检验。

技能要求：

具备对双变量资料正确应用相关与回归分析的技能。

素质要求：

具备透过数据找联系的科学素养，建立统计思维、培养科研及道德素养、辩证思维。

我们学习了单变量（一个效应指标）计量资料的统计分析方法，如描述了某一变量的统计特征或比较该变量在两组或多组间的差别。然而在医学科研与实践中，常常需要对两个变量之间的关系进行分析，如身高与体重、婴儿腹泻与喂养方式、年龄与血压等。本章将介绍两个变量的直线相关与回归。

⇒ 案例引导

案例：某医院对 10 名 11 岁女童的身高（cm）和体重（kg）进行测量，结果见表 11 −1。

表 11 −1 10 名 11 岁女童身高与体重的测量值

身高	135	140	140	143	143	156	153	160	158	150
体重	31.0	32.0	32.5	30.0	31.0	45.0	42.0	57.0	45.0	38.0

讨论：该研究中变量有哪些？属于何种类型？如何分析 10 名 11 岁女童的身高与体重的关系？

第一节 直线相关

一、直线相关的概念

一般来说，现象间的相互关系分为函数关系和相关关系。函数关系指变量间存在相互依存的关系，他们之间的关系值是确定的。相关关系是两个现象之间变化不确定的随机关系，是不完全确定的依存关系。描述两个变量相互关系最简单的统计方法就是直线相关分析，直线相关（linear regression）又称简单相关（simple regression）是用于判断两个变量间有无直线关系并回答相关方向（正相关、负相关、零相关）和密切程度如何的统计方法。直线相关用于分析双变量正态分布（bivariate normal distribution）资料，且两变量的散点图呈直线趋势。

散点图是能够直观反映两变量关系的一种统计图形，如图 11 −1 所示。图（a）散点分布在一椭圆形范围内，两变量 X、Y 同时增大或减小，变量趋势是同向的，称正相关；反之 X、Y 间呈反向变化，称负相关，如图（c）所示；（b）与（d）两图散点都在一条直线上，称为完全相关。（b）图显示 X、Y 是同向变化称为完全正相关（perfect positive correlation）；反之，（d）图显示 X、Y 呈反向变化，称为完全负相关（perfect negative correlation）。（e）、（f）、（g）和（h）四图，显示两变量间没有直线相关关系，称为零相关（zero correlation）。相关分析的任务就是对上述两变量相关关系给以定量的描述和统计推断。

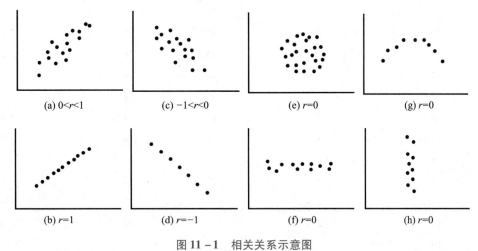

图 11-1　相关关系示意图

二、相关系数的意义和计算

相关系数（correlation coefficient）又称为积差相关系数（coefficient of product moment correlation）、皮尔逊相关系数（Pearson's correlation coefficient）、简单相关系数（simple correlation coefficient）等，以符号 r 表示样本相关系数（总体相关系数用 ρ 表示）。它是用于描述两个变量间直线关系密切程度与相关方向的统计指标，计算公式为：

$$r = \frac{\sum (X - \bar{X})(Y - \bar{Y})}{\sqrt{\sum (X - \bar{X})^2}\sqrt{\sum (Y - \bar{Y})^2}} = \frac{l_{XY}}{\sqrt{l_{XX}}\sqrt{l_{YY}}} \qquad (11-1)$$

其中，l_{XX} 为变量 X 的离均差平方和，l_{YY} 为变量 Y 的离均差平方和，l_{XY} 为变量 X 与 Y 的离均差积和。其计算公式分别为：

$$l_{XY} = \sum (X - \bar{X})(Y - \bar{Y}) = \sum XY - \frac{(\sum X)(\sum Y)}{n} \qquad (11-2)$$

$$l_{XY} = \sum (X - \bar{X})^2 = (\sum X^2) - \frac{(\sum X)^2}{n} \qquad (11-3)$$

$$l_{YY} = \sum (Y - \bar{Y})^2 = (\sum Y^2)^2 - \frac{(\sum Y)^2}{n} \qquad (11-4)$$

相关系数没有单位，其值为 $-1 \leqslant r \leqslant 1$。$r$ 值为正表示正相关，r 值为负表示负相关，r 值为零表示零相关。在相关系数 r 具有统计学意义的前提下，$|r|$ 等于 1 为完全相关，$|r|$ 越接近 1，表示相关程度越密切。在生物医学、护理学研究中，由于影响因素众多，完全相关的例子很少，r 值多界于 -1 与 1 之间。

例 11.1　某医院产科对 31 名产妇尿液雌三醇含量及其子女出生时体重进行测定。其结果见表 11-2 下，试进行相关分析。

表 11-2　31 名产妇尿液雌三醇含量（mg/24h）及其子女出生时体重（kg）

序号	尿雌三醇 X	婴儿出生体重 Y	序号	尿雌三醇 X	婴儿出生体重 Y
1	7	2.5	17	17	3.2
2	9	2.5	18	25	3.2
3	9	2.5	19	27	3.4
4	12	2.7	20	15	3.4
5	14	2.7	21	15	3.4
6	16	2.7	22	15	3.5
7	16	2.4	23	16	3.5
8	14	3.0	24	19	3.4
9	16	3.0	25	18	3.5
10	16	3.1	26	17	3.6
11	17	3.0	27	18	3.7
12	19	3.1	28	20	3.8
13	21	3.0	29	22	4.0
14	24	2.8	30	25	3.9
15	15	3.2	31	24	4.3
16	16	3.2			

分析步骤如下。

（一）绘制散点图

根据原始资料作散点图（图 11-2），由图可见，孕妇尿雌三醇含量与婴儿出生体重有线性趋势，可以作直线相关分析。

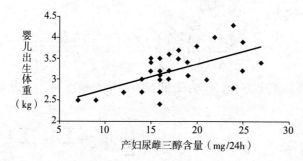

图 11-2　31 名产妇尿液雌三醇含量及其子女出生时体重散点图

（二）计算相关系数

由原始数据求 $\sum X$、$\sum Y$、$\sum X^2$、$\sum Y^2$ 以及 $\sum XY$ 等中间结果，其过程见表 11-3。

表 11-3　相关系数计算表

序号	尿雌三醇 X （mg/24h）	婴儿出生体重 Y （kg）	X^2	Y^2	XY
1	7	2.5	49	6.25	17.50
2	9	2.5	81	6.25	22.50
3	9	2.5	81	6.25	22.50
4	12	2.7	144	7.29	32.40

续表

序号	尿雌三醇 X (mg/24h)	婴儿出生体重 Y (kg)	X^2	Y^2	XY
5	14	2.7	196	7.29	37.80
6	16	2.7	256	7.29	43.20
7	16	2.4	256	5.76	38.40
8	14	3.0	196	9.00	42.00
9	16	3.0	256	9.00	48.00
10	16	3.1	256	9.61	49.60
11	17	3.0	289	9.00	51.00
12	19	3.1	361	9.61	58.90
13	21	3.0	441	9.00	63.00
14	24	2.8	576	7.84	67.20
15	15	3.2	225	10.24	48.00
16	16	3.2	256	10.24	51.20
17	17	3.2	289	10.24	54.40
18	25	3.2	625	10.24	80.00
19	27	3.4	729	11.56	91.80
20	15	3.4	225	11.56	51.00
21	15	3.4	225	11.56	51.00
22	15	3.5	225	12.25	52.50
23	16	3.5	256	12.25	56.00
24	19	3.4	361	11.56	64.60
25	18	3.5	324	12.25	63.00
26	17	3.6	289	12.96	61.20
27	18	3.7	324	13.69	66.60
28	20	3.8	400	14.44	76.00
29	22	4.0	484	16.02	88.00
30	25	3.9	625	15.21	97.50
31	24	4.3	576	18.49	103.20
合计	534 ($\sum X$)	99.2 ($\sum Y$)	9876 ($\sum X^2$)	324.18 ($\sum Y^2$)	1750 ($\sum XY$)

按公式（11-1）计算相关系数：

$$r = \frac{l_{XY}}{\sqrt{l_{XX}l_{YY}}} = \frac{\sum(X-\bar{X})(Y-\bar{Y})}{\sqrt{\sum(X-\bar{X})^2 \sum(Y-\bar{Y})^2}}$$

$$= \frac{\sum XY - \frac{(\sum X)(\sum Y)}{n}}{\sqrt{(\sum X^2) - \frac{(\sum X)^2}{n}}\sqrt{(\sum Y^2) - \frac{(\sum Y)^2}{n}}} = 0.6097$$

其中，$\sum X = 534$，$\sum Y = 99.2$，$\sum X^2 = 9876$，$\sum Y^2 = 324.8$，$\sum XY = 1750$。

三、相关系数的假设检验

由样本所计算的相关系数 r 是总体相关系数 ρ 的估计值。若从总体相关系数 $\rho = 0$ 的总体中随机抽样，由于存在抽样误差，样本相关系数 r 不一定等于 0。需要做 ρ 是否等于 0 的假设检验。

1. t 检验法　检验统计量 t 计算公式如下：

$$t = \frac{r - 0}{S_r} = \frac{r}{\sqrt{\dfrac{1 - r^2}{n - 2}}} \tag{11-5}$$

公式中 S_r 为相关系数的标准误。H_0 成立时，t 服从自由度为 $\nu = n - 2$ 的 t 分布。求得 t 值后，查 t 界值表（见附表 2），确定 P 值，按所取检验水准做出推断。

在例 11.1 中，对计算得到的 r 值做 t 检验，判断产妇尿液雌三醇含量及其子女出生时体重是否存在直线相关关系。进行 t 检验：

（1）建立检验假设，确定检验水准

$H_0 : \rho = 0$，产妇尿液雌三醇含量与其新生儿出生时体重间无直线相关关系

$H_1 : \rho \neq 0$，产妇尿液雌三醇含量与其新生儿出生时体重间有直线相关关系

$\alpha = 0.05$

（2）计算检验统计量 t　$n = 31$，$r = 0.6097$，按公式（11-5）计算 t 值：

$$t = \frac{r - 0}{S_r} = \frac{r}{\sqrt{\dfrac{1 - r^2}{n - 2}}} = \frac{0.6097}{\sqrt{\dfrac{1 - 0.6097^2}{31 - 2}}} = 4.1423$$

（3）确定 P 值，得出结论　$\nu = n - 2 = 31 - 2 = 29$，查 t 值表，得 $t_{0.001/2,29} = 3.659$，即 $P < 0.001$，按 $\alpha = 0.05$ 水准，拒绝 H_0，接受 H_1，可认为产妇尿液雌三醇含量与其分娩婴儿出生体重呈正相关关系。

2. 直接查相关系数临界值表法　根据自由度 $\nu = n - 2$，查附表 13，若 $|r| \geq r_{\alpha/2,\nu}$，则 $P \leq \alpha$，反之，$P > \alpha$。本例自由度 $\nu = n - 2 = 31 - 2 = 29$，$r = 0.6097$；查 r 临界值表，可得 $r > r_{0.001/2,29} = 0.562$，$P < 0.001$，按 $\alpha = 0.05$ 水准拒绝 H_0，接受 H_1。可以认为产妇 24 小时尿中雌三醇浓度与分娩婴儿出生体重有正相关关系。

3. 相关关系密切程度的判断　一般说来，对 r 进行假设检验，有统计学意义时，$|r|$ 越大，说明两个变量之间关联程度越强。$|r| < 0.4$ 为低度相关，$0.4 \leq |r| < 0.7$ 为中度相关，$|r| \geq 0.7$ 为高度相关。

四、应用注意事项

（1）进行相关分析要有实际意义，不能把毫无关联的两事物或现象做相关分析。

（2）相关表示两个变量之间的相关关系是双向的，分析两个变量之间有无线性相关关系，应先绘制散点图，散点图呈现直线趋势时，再作分析。

⊕ 知识链接

散点图可使研究人员直观地看出两变量间是否存在线性关系，并发现可能存在的异常点（outlier），只有当散点图表明两变量间的关系呈线性趋势时，才能进行相关分析，否则可能会造成假象。如图 11-3 中的 P 点和 Q 点，点的存在会掩盖原有的线性趋势；Q 点的存在会造成有的线性趋势的假象。需要说明的是，对待这类观察点是否为异常点要谨慎处理。

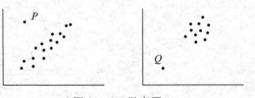

图 11-3　散点图

（3）直线相关是分析两个不分主次的变量间的线性相关关系，适用于双变量正态分布的资料。如果资料不符合该条件，可通过变量转换使之正态化，再计算相关系数；或者直接采用等级相关分析。

（4）相关分析的任务是对相关关系给出定量的描述。通常用 Pearson 相关系数来定量地描述线性相关的程度。计算出的相关系数 r 是总体相关系数 ρ 的估计值，需进行假设检验，当拒绝了无效假设时，才可以认为两个事物之间存在着相关关系，根据样本的大小和 r 值做出相关方向和密切程度结论。

（5）相关系数的假设检验不能说明两事物或现象间相关的密切程度。例如，假设检验结果得出 "$P < 0.01$" 或 "$P < 0.05$" 的结果时，其统计结论都可以认为 "直线相关关系成立"，$P < 0.01$ 与 $P < 0.05$ 比较相关关系成立更可信，不能得出相关关系更密切的结论。

（6）相关并不表示一个变量的改变是另一个变量变化的原因，也有可能同时受另一个因素的影响。两个事物之间的存在直线相关关系，可能是因果关系，也可能是相互伴随关系。不能轻易根据两事物间有相关关系，就认为二者之间存在着因果关系。要证明变量间在实际生活中及科研实践中确定存在因果关系，必须再凭借专业知识予以判断和阐明。

（7）要注意资料的同质性。对于待分析的两变量，其样本必须取自同质的总体，否则可能会造成不良后果，掩盖事物间关系的真相。如图 11 - 4A 掩盖了两个不同样本各自的相关性，造成无线性相关关系的假象；图 11 - 4B 使两个各自均无线性相关的样本虚拟出 "线性相关关系"。对于此类问题应该进行分组分析方能得到正确结果。

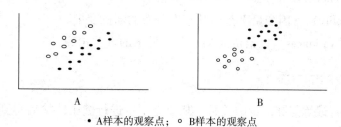

• A样本的观察点；。 B样本的观察点

图 11 - 4　样本来自不同总体时对相关性的影响

第二节　直线回归

一、直线回归的概念与意义

直线回归（liner regression）是建立一个描述因变量（Y）依赖自变量（X）变化而变化的直线方程，并要求各点到该直线的纵向距离平方和最小。例如，儿童的年龄和身高通常被认为是共同变化的，它们之间是一种相互依赖的关系，如果希望通过年龄推断身高，那么身高是因变量，其分布依赖于年龄。因此，在回归分析时如何确定两个变量中哪个是因变量，哪个是自变量是每一位研究人员必须考虑的问题。

在回归分析中两变量的地位是不相同的，通常是一个变量影响另一个变量，前者称为自变量（independent variable），或解释变量（explanatory variable），用 X 表示；后者称为因变量（dependent variable），或应变量（response variable），用 Y 表示。这里介绍的回归分析是最简单的一种，即直线回归（linear regression），又称为简单回归（simple regression）。直线回归方程的一般表达式为：

$$\hat{Y} = a + bX \tag{11-6}$$

公式中的 a、b 决定直线的走向，其中 a 称为常数项（constant），是回归直线在 Y 轴上的截距（intercept）；b 称为回归系数（regression coefficient），即回归直线的斜率（slop）。

在回归方程中，a 的统计意义是当 X 取值为 0 时相应 Y 的均数估计值；b 的统计意义是当 X 变化一个单位时 Y 平均改变的估计值。当 $b>0$ 时，Y 随 X 的增大而增加；反之，$b<0$ 时，Y 随 X 增大而减小；当 $b=0$ 时，直线与 X 轴平行，Y 与 X 无直线关系。由公式（10−6）看出回归系数 b 表示自变量 X 每改变一个单位，因变量 Y 平均变动的单位数。

确定直线回归方程，关键是如何求出方程中的常数项 a 和回归系数 b。其原则是最小二乘法（least squares method，LSM），该法原理可保证各实测点至直线的纵向距离的平方和最小，进而求出回归线的截距 a、斜率 b：

$$b = \frac{\sum (X - \bar{X})(Y - \bar{Y})}{\sum (X - \bar{X})^2} = \frac{\sum XY - \sum X \sum Y/n}{\sum X^2 - (\sum X)^2/n} = \frac{l_{XY}}{l_{XX}} \qquad (11-7)$$

$$a = \bar{Y} - b\bar{X} \qquad (11-8)$$

二、直线回归分析的应用条件

（1）线性（linearity）　两个变量间存在线性关系。

（2）独立性（independent）　任意两个观察值相互独立。

（3）正态性（normality）　因变量 Y 是服从正态分布的随机变量。

（4）方差齐（equal variances）　给定 X 后，因变量 Y 的方差相等。

三、直线回归分析的步骤

例 11.2　为了解体育锻炼与肺活量的关系，某校为学生进行健康体检后得到（表11−4）。试描述学生们的平均每周锻炼时间和平均肺活量间的回归方程。

表 11−4　某校学生的平均每周锻炼时间与平均肺活量

专业序号 (1)	平均每周锻炼 时间 X/min (2)	平均肺活量 Y/ml (3)	X^2 (4)	Y^2 (5)	XY (6)
1	110	5283	12100	27910089	581130
2	118	5299	13924	28079401	625282
3	120	5358	14400	28708164	642960
4	123	5292	15129	28005264	650916
5	131	5602	17161	31382404	733862
6	137	6014	18769	36168196	823918
7	144	5830	20736	33988900	839520
8	149	6102	22201	37234404	909198
9	152	6075	23104	36905625	923400
10	160	6411	25600	41100921	1025760
合计	1344	57266	183124	329483368	7755946

1. 绘制散点图　将原始数据在直角坐标纸上绘制散点图，见图11−5，可见体育锻炼与肺活量呈线性趋势。

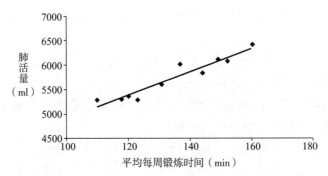

图 11 - 5 某校十个专业大学生每周锻炼时间与肺活量散点图

2. 建立回归方程 本例 $n=10$，$\sum X = 1344$、$\sum X^2 = 183124$、$\sum Y = 57266$、$\sum XY = 7755946$。代入公式（11 - 7）、（11 - 8）计算得出：

$$b = \frac{7755946 - 1344 \times 57266/10}{183124 - (1344)^2/10} = 23.85$$

$$\overline{X} = \sum X/n = \frac{1344}{10} = 134.4, \quad \overline{Y} = \sum Y/n = \frac{57266}{10} = 5726.6$$

$$a = 5726.6 - 23.85 \times 134.4 = 2521.16$$

直线回归方程：$\hat{Y} = 2521.16 + 23.85X$

3. 画回归直线 选取相距较远的两 X 值，分别代入方程求出相应的 $\hat{Y}$ 值，得两点坐标，过此两点的直线即为回归直线。

$$X_1 = 110, \quad \hat{Y}_1 = 2521.16 + 23.85 \times 110 = 5144.7$$

$$X_2 = 150, \quad \hat{Y}_2 = 2521.16 + 23.85 \times 150 = 6098.7$$

过点（110，5144.7）和（150，6098.7）作直线（图 11 - 5）。注意：所绘直线必然通过点（$\overline{X}$，$\overline{Y}$），若将此线左端延长与纵轴相交，交点的纵坐标必等于截距 a；在实际绘图时，回归直线应在 X 的实测范围或实际可应用范围内绘制，不可随意延长。

四、直线回归方程的评价

直线回归方程的评价，即评价建立的回归方程是否有意义。由于抽样误差的存在，即使 $b \neq 0$，要判断通过样本数据所建立的回归方程是否有意义，仍需要检验总体回归系数 β 是否为 0，其方法可用方差分析、t 检验或用相关系数检验代替，因各检验结果等价，此处仅介绍 t 检验法。

1. t 检验

$H_0: \beta = 0$，$H_1: \beta \neq 0$，$\alpha = 0.05$

t 检验统计量计算公式为：

$$t = \frac{b - 0}{S_b} = \frac{b}{S_{Y.X} \div \sqrt{l_{XX}}} = \frac{b\sqrt{l_{XX}}}{\sqrt{MS_{剩}}} = \frac{b\sqrt{l_{XX}}}{\sqrt{\dfrac{l_{YY} - l_{XY}^2/l_{XX}}{n-2}}}, \quad \nu = n - 2 \tag{11-9}$$

公式中 S_b 为回归系数之标准误，$S_{Y.X}$ 为剩余标准差。

例 11.2 中，

$$t = \frac{b\sqrt{l_{XX}}}{\sqrt{\dfrac{l_{YY} - l_{XY}^2/l_{XX}}{n-2}}} = \frac{23.85\sqrt{2490.40}}{\sqrt{\dfrac{1543892 - 59395.6^2/2490.4}{10-2}}} = 9.435$$

$\nu = 10 - 2 = 8$。查 t 界值表，得 $P < 0.01$。按 $\alpha = 0.05$ 水准拒绝 H_0，接受 H_1，可认为该回归方程有统计学意义。

在实际应用中，当回归的显著性不便于严格检验时，可用决定系数来说明回归效果。因为决定系数表示了回归平方和在总离差平方和总所占的比例。

2. 决定系数（coefficient of determination） 也称拟合优度，是指在 X 或 Y 的总变异中，可以相互以直线关系说明的部分所占的比率。其计算公式为：

$$r^2 = \frac{SS_{回}}{SS_{总}} = \frac{l_{XY}^2/l_{XX}}{l_{YY}} = \frac{l_{XY}^2}{l_{XX}l_{YY}} \tag{11-10}$$

r^2 取值范围在 $0 \sim 1$，其数值大小反映回归贡献的相对程度，拟合优度越大，自变量对因变量的解释程度越高，自变量引起的变动占总变动的百分比越高。观察点在回归直线附近越密集。公式（11-10）中，当 $SS_{总}$ 固定不变时，回归平方和的大小决定相关系数 r 的绝对值大小。$SS_{回}$ 越接近 $SS_{总}$，r 绝对值越接近 1，说明相关的实际效果最好。如例 11.1 研究 131 名产妇尿液雌三醇含量（mg/24h）及其子女出生时体重之间直线相关系数 $r = 0.697$ 得到 $r^2 = 0.37$，表明此例中产妇尿液雌三醇含量可解释其新生子女出生体重变异性的 37%，此外约 63% 的变异不能用产妇尿液雌三醇含量来解释。

决定系数除了作为相关或回归拟合效果的概括统计量，还可利用它对回归或相关进行假设检验。其中对直线回归的拟合优度检验就等价于对总体回归系数的假设检验，检验统计量为：

$$F = \frac{r^2}{(1-r^2)/(n-2)} = \frac{SS_{回}}{SS_{残}/\nu_{残}} = \frac{MS_{回}}{MS_{残}}, \quad \nu_1 = 1, \quad \nu_2 = n-2 \tag{11-11}$$

五、直线相关与回归的区别与联系

研究两个变量间的关系，一般用回归分析或相关分析。在回归分析中，一个变量视为自变量，另一个变量视为因变量（尽管它们不一定是因果关系）。自变量可有研究者确定，因此不一定是随机变量，因变量被假定为随机变量，通过抽样得到。通过多次重复研究，自变量取值因由研究者确定，可保持不变，而因变量的值在抽取过程中将发生变化。回归分析的目的在于给出一个描述两者关系的函数方程，用于得到当已知自变量值时，预测相应因变量的值。而相关分析是研究两个自变量的相关程度，两个自变量均假定为随机变量。因为两个变量的样本观察值均由抽样得到，所以样本不同，观测值不同。

（一）区别

1. 应用情况不同 相关和回归都是分析两变量间关系的统计方法。相关表示相互关系，相关系数说明两个变量间关系的密切程度，相关分析主要是描述两个变量之间线性关系的密切程度；回归表示从属关系，回归方程说明两个变量间的数量关系，回归分析不仅可以解释变量 X 对变量 Y 的影响大小，还可以由回归方程进行预测和控制。

2. 资料要求不同 相关与回归分析时若一个变量 X 是选定的，另一个变量 Y 是从正态分布总体中抽取出的，宜做回归分析。当两变量 X、Y 都是从正态分布总体中所取得的随机变量。这时若只需说明两变量间的相互关系可做相关分析。若要由一个变量预测另一个变量可做回归分析，此时可以计算两个回归方程：

由 X 推 Y 的回归方程 $\hat{Y} = a_{Y \cdot X} + b_{Y \cdot X}X$

由 Y 推 X 的回归方程 $\hat{X} = a_{X \cdot Y} + b_{X \cdot Y}Y$

3. 变量地位不同 相关分析中，变量 X 与变量 Y 处于平等的地位；回归分析中，变量 Y 称为因变量，处于被解释的地位，X 称为自变量，用于预测因变量的变化。

4. 变量的要求不同 相关要求两个变量呈双变量正态分布；回归要求应变量 Y 服从正态分布，而

自变量 X 是能精确测量和严格控制的变量。

5. 统计意义不同　相关反映两变量间的伴随关系，这种关系是相互的，对等的，不一定有因果关系；回归则反映两变量间的依存关系，有自变量与应变量之分，一般讲"因"或较易测定、变异较小者定位自变量。这种依存关系可能是因果关系或从属关系。

6. 系数的量纲不同　由 r 和 b 的计算公式可推知，相关系数 r 无单位，回归系数 b 有单位。

（二）联系

1. 系数的符号一致　对一组数据若同时计算 r 和 b，它们的正负号是一致的。r 为正号表示两变量间的相互关系是同方向变化的；b 为正表示 X 每增（减）一个单位，Y 平均增（减）b 个单位。

2. 假设检验等价　对同一样本 t_r 和 t_b 是等价的。由于 r 的假设检验计算比较简单，也可以直接查表，而 b 的假设检验计算较繁。实际应用中一般只需对相关系数做假设检验。

3. 用回归解释相关

（1）决定系数是相关系数的平方

$$r^2 = \frac{SS_{回归}}{SS_{总}} \tag{11-12}$$

此式说明当 $SS_{总}$ 固定不变时，回归平方和的大小决定了 r 的大小。回归平方和越接近总平方和，则 r 越接近 1，r^2 越小表示回归平方和在总平方和中所占比例越小。例如当 $r = 0.2$，$n = 100$ 时，对回归系数做检验，按 $\alpha = 0.05$ 拒绝 H_0，接受 H_1，认为两变量有相关关系。但 $r^2 = (0.20)^2 = 0.04$，表示回归平方和在总平方和中仅占 4%，说明两变量间的相关关系实际意义不大。

（2）相关系数不能作为回归估计精度的指标　相关系数的大小与剩余平方和及回归系数有关，可以证明，当剩余平方和不变时，相关系数随直线斜率的增加而增大。故不能误认为相关系数大则回归估计精度高。统计上通常把剩余标准差 $S_{Y.X}$ 作为回归估计精度的指标。

六、应用注意事项

1. 做回归分析要有实际意义，不能把毫无关联的两种现象，随意进行回归分析，忽视事物现象间的内在联系和规律。

2. 直线回归分析的资料，一般要求因变量 Y 是来自正态总体的随机变量，自变量 X 可以是正态随机变量，也可以是精确测量和严密控制的值。

3. 进行回归分析时，应先绘制散点图。

4. 绘制散点图后，遇到离群值（异常点）应及时复查数据，并予以修正和剔除，避免对回归方程的系数的估计产生较大影响。

5. 回归直线不要外延。

第三节　秩相关

秩相关或称等级相关，是用双变量等级数据做直线相关分析，这类方法由于对原变量分布不做要求，故而属于非参数统计方法。常用于下列资料：①不服从双变量正态分布而不宜做 Pearson 积差相关分析；②总体分布类型未知；③原始数据是用等级表示。本节介绍 Spearman 秩相关。

秩相关是用秩相关系数 r_S 来说明两个变量间直线相关关系的密切程度与相关方向。所谓秩变换是指将变量值按大小关系排列后的顺序编秩次或秩（rank）。如果有几个变量值相等，取其对应的秩次的平均秩次。

Spearman 等级相关系数计算公式为：

$$r_S = 1 - \frac{6 \sum d^2}{n(n^2 - 1)} \tag{11-13}$$

式中 d 为每对观察值 x_i、y_i 所对应的秩次之差；n 为对子数。

r_S 是总体秩相关系数 ρ_S 的估计值，其值在 -1 到 1 之间。$r_S > 0$ 表示两变量间呈正相关关系，$r_S < 0$ 表示两变量间呈负相关关系，r_S 等于零表示两变量间无线性相关关系，也称零相关。检验 t 是否来自为零的总体，可采用 t 检验，或直接查附表 14。当 $n > 50$ 时，检验统计量 z 的计算公式为：

$$z = r_S \sqrt{n-1} \tag{11-14}$$

例 11.3 随机调查某省七个地区居民中单纯性甲状腺肿患病率与该地区水土及食物中的含碘量（$\mu g/100g$），如表 11-5，试问单纯性甲状腺肿与水土及食物中的含碘量是否显著相关？

表 11-5　单纯性甲状腺肿患病率与该地区水土及食物中的含碘量的秩相关分析

含碘量（μg/100g）		患者百分数		秩次之差 d	d^2
x_1 (1)	秩次 (2)	x_2 (3)	秩次 (4)	(5) = (2) - (4)	(6) = (5)^2
71	1	16.9	7	-6	36
81	2	4.4	6	-4	16
126	3	2.5	5	-2	4
154	4	0.8	3	1	1
155	5	1.1	4	1	1
178	6	0.6	2	4	16
201	7	0.2	1	6	36
合计	—	—	—	—	110

1. 建立检验假设，确定检验水准

$H_0 : \rho_S = 0$，即该地区单纯性甲状腺肿与水土及食物中的含碘量之间无直线关系

$H_1 : \rho_S \neq 0$，即该地区单纯性甲状腺肿与水土及食物中的含碘量之间有直线关系

$\alpha = 0.05$

2. 计算检验统计量　其中 $n = 7$，$\sum d^2 = 110$，代入公式（11-13）：

$$r_S = 1 - \frac{6 \sum d^2}{n(n^2 - 1)} = 1 - \frac{6 \times 110}{7(7^2 - 1)} = -0.964$$

3. 确定 P 值，得出结论　查附表 14，$P < 0.01$，$\alpha = 0.01$ 水准上拒绝 H_0，接受 H_1，故该省居民中单纯性甲状腺肿患病率与该地区水土及食物中的含碘量之间呈显著的负相关。

第四节　SPSS 软件操作与结果分析 🅔微课

一、直线相关

以下数据来源于例 11.1 资料。

1. 建立数据文件　以"尿雌三醇"和"婴儿出生体重"为变量名，输入数据并建立数据库文件 ht1101. sav，如图 11-6 所示。

2. 分析步骤

（1）绘制散点图 Graphs→Legacy Dialogs→Scater/Dot→Simple Scatter
→Define→尿雌三醇→移入 X Axis→婴儿出生体→移入 Y Axis→Titles…→
Line 1→键入"产妇尿雌三醇与新生儿出生体重"标题→Continue→OK。

（2）正态性检验与相关系数计算 Analyze→Descriptive Statistics→
Explore→尿雌三醇含→Dependent list→婴儿出生体重→dependent list→
Plots→Normality plots with tests→Continue→OK。

	尿雌三醇	婴儿出生体重
1	7	2.5
2	9	2.5
…	…	…
30	25	3.9
31	24	4.3

图 11-6 ht1101. sav

Analyze→Correlate→Bivariate→尿雌三醇含量→Variable→婴儿出生体重→Variable→OK。

3. 结果及解释 图 11-7 显示孕妇尿雌三醇含量与婴儿出生体重有线性趋势，可以进行直线相关分析；图 11-8 显示 Kolmogorov - Smirnov 和 Shapiro - Wilk 两方法对尿雌三醇含量与婴儿出生体重两变量检验结果均为 $P > 0.05$，认为都服从正态分析；图 11-9 显示孕妇尿雌三醇含量与婴儿出生体重之间的相关系数为 0.610，$P < 0.001$，差别有统计学意义，可认为两变量间存在线性相关性。

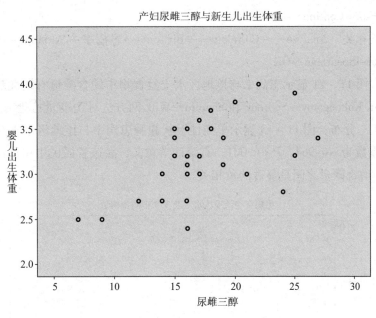

图 11-7 例 11.1 资料 SPSS 分析的散点图

Tests of Normality

	Kolmogorov–Smirnov[a]			Shapiro–Wilk		
	Statistic	df	sig.	Statistic	df	sig.
尿雌三醇	.132	31	.182	.958	31	.256
婴儿出生体重	.083	31	.200*	.975	31	.664

*.This is a lower bound of the true significance.
a.Lilliefors Significance Correction

图 11-8 例 11.1 资料的正态性检验

Correlations

		尿雌三醇	婴儿出生体重
尿雌三醇	Pearson Correlation	1	.610**
	Sig. (2-tailed)		.000
	N	31	31
婴儿出生体重	Pearson Correlation	.610**	1
	Sig. (2-tailed)	.000	
	N	31	31

**. Correlation is significant at the 0.01 level (2-tailed).

图 11-9 例 11.1 资料的相关系数计算

二、秩相关

以下数据来源于例 11.3 资料。

1. 建立数据文件 以"含碘量"和"患者百分数"为变量名，输入数据并建数据文件

"ht1102. sav", 如图 11 - 10 所示。

	含碘量	患者百分数
1	71	16.9
2	81	4.4
…	…	…
6	178	.6
7	201	.2

图 11 - 10　ht1102. sav

2. 分析步骤

（1）绘制散点图　Graphs→Legacy Dialogs→Scater/Dot→Simple Scatter→ Define→含碘量→移入 X Axis→患病率→移入 Y Axis→Titles….→Line1→键入"患病率与该地区水土及食物中的含碘量"标题→Continue→OK.

（2）Y 变量正态性检验　Analyze→Descriptive Statistics→Explore→患病率→Dependent list→Plots→Normality plots with tests→Continue→OK。

（3）Spearman 秩相关　Analyze——Correlate——Bivariate→患病率→Variables→含碘量→Variables→Correlation Coefficients→Spearman→OK。

3. 结果及解释　图 11 - 11 显示患病率与该地区水土及食物中的含碘量有线性趋势，可以进行相关分析；图 11 - 12 显示 Kolmogorov—Smirnov 和 Shapiro—Wilk 两方法对 Y 变量检验结果均为 $P < 0.05$，不能认为 Y 变量服从正态分布；图 11 - 13 显示单纯性甲状腺肿患病率与该地区水土及食物中的含碘量之间的 Spearman 相关系数为 -0.964，$P < 0.001$，有统计学意义，故该省居民中单纯性甲状腺肿患病率与该地区水土及食物中的含碘量之间呈显著的负相关。

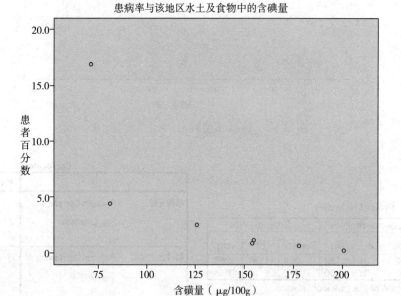

图 11 - 11　例 11.3 资料 SPSS 分析的散点图

Tests of Normality

	Kolmogorov–Smirnov[a]			Shapiro–Wilk		
	Statistic	df	Sig.	Statistic	df	Sig.
患者百分数	.316	7	.033	.653	7	.001

a. Lilliefors Significance Correction

图 11 - 12　例 11.3 资料的正态性检验

Correlations

			含碘量	患者百分数
Spearman's rho	含碘量	Correlation Coefficient	1.000	−.964**
		Sig.(2–tailed)	.	.000
		N	7	7
	患者百分数	Correlation Coefficient	−.964**	1.000
		Sig.(2–tailed)	.000	.
		N	7	7

**. Correlation is significant at the 0.01 level (2–tailed).

图 11 – 13　例 11. 3 资料的相关系数计算

三、直线回归分析

以下数据来源于例 11. 2 资料。

1. 建立数据文件　以"每周锻炼时间"和"平均肺活量"为变量名，输入数据并建数据文件 ht1103. sav，如图 11 – 14 所示。

	每周锻炼时间	平均肺活量
1	110	5283
2	118	5299
…	…	…
	…	
9	152	6075
10	160	6411

图 11 – 14　ht1103. sav

2. 分析步骤

（1）绘制散点图　Graphs→Legacy Dialogs→Scater/Dot→Simple Scatter → Define→每周锻炼时间→移入 X Axis→平均肺活量→移入 Y Axis→Titles….→Line1→键入"每周锻炼时间与平均肺活量关系的散点图"标题→Continue→OK.

（2）Y 变量正态性检验　Analyze→Descriptive Statistics→Explore→平均肺活量→ Dependent list→ Plots→Normality plots with tests→Continue→OK。

（3）回归分析　Analyze→Regression→Linear…→平均肺活量→Dependent→每周锻炼时间→Independent（s）→OK。

3. 结果及解释　图 11 – 15 显示每周锻炼时间与平均肺活量有线性趋势，可以进行回归分析；图 11 – 16 显示 Kolmogorov Smirnov 和 Shapiro Wilk 两方法对 Y 变量检验结果均为 $P > 0.05$，认为 Y 变量服从正态分布；图 11 – 17 显示回归系数 23. 85，回归方程为 $\hat{Y} = 2521.2 + 23.85X$，且 $t = 9.435$，$P = 0.000$，可认为该线性回归方程有统计学意义。

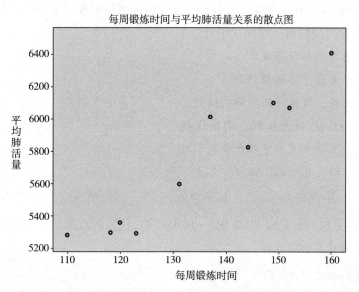

图 11 – 15　例 11. 2 资料 SPSS 分析的散点图

	Kolmogorov–Smirnov[a]			Shapiro–Wilk		
	Statistic	df	Sig	Statistic	df	Sig
平均肺活量	.213	10	.200*	.886	10	.153

Tests of Normality

*.This is a lower bound of the true significance.

a.Lilliefors Significance Correction

图 11 – 16　例 11.2 资料 y 变量正态性检验

Coefficients[a]

Model		Unstandardized Coefficients		Standardized Coefficients	t	Sig.
		B	Std.Error	Beta		
1	（Constant）	2521.184	342.088		7.370	.000
	每周锻炼时间	23.850	2.528	.958	9.435	.000

a.Depen dent Variable:平均肺活量

图 11 – 17　例 11.2 资料的回归分析

目标检测

答案解析

1. 已知 $|r| > r_{0.05(2)}$，则可认为两变量 X, Y 间（　　）

    A. 有一定关系

    B. 有正相关关系

    C. 肯定有直线关系

    D. 有递增关系

    E. 有线性相关关系

2. 直线回归与相关分析中，正确的是（　　）

    A. $\rho = 0$ 时 $r = 0$

    B. $|r| > 0$, $b > 0$

    C. $r < 0$, $b < 0$

    D. $r < 0$, $b < 0$

    E. $|r| = 1$, $b = 1$

3. 某食品科调查克山病区 6 份主食大米中硒含量与该地区居民血硒含量，计算得 $r = 0.808$, $0.10 > P > 0.05$，下结论时应慎重。原因在于（　　）

    A. 若将双侧变为单侧结论相反

    B. 若适当增加样本含量可能拒绝 H_0

    C. 若进行数据变换，可能得到不同的结论

    D. 若将 α 水准由 0.05 改为 0.10，则拒绝 H_0

    E. 该地区克山病主要由大米中硒含量高引起

4. 如果两个样本 $r_1 = r_2$, $n_1 > n_2$，则（　　）

    A. $b_1 = b_2$　　　B. $t_{r1} = t_{r2}$　　　C. $b_1 > b_2$　　　D. $t_{b1} = t_{r2}$　　　E. $t_{b1} = t_{b2}$

5. 直线回归中，以直线回归方程 $\hat{Y} = 0.013 + 0.0348X$，代入两点描出回归直线。则（　　）

    A. 所有实测点都应在回归直线

    B. 所绘回归直线必过 $(\overline{X}, \overline{Y})$

    C. 原点实回归直线与 Y 轴的交点

    D. 回归直线 X 的取值范围为 $[-1, 1]$

E. 实测值与估计值差的平方和必小于0

6. 某研究者对 1~7 岁儿童以年龄（岁）估计体重（斤）的回归方程，得到 $\hat{Y} = 16 + 6X$。如果体重换成"公斤"，则方程变为（　　）

    A. $\hat{Y} = 8 + 6X$ B. $\hat{Y} = 16 + 3X$

    C. $\hat{Y} = 8 + 3X$ D. $\hat{Y} = 16 + 6X$

    E. $\hat{Y} = 6 + 16X$

7. 相关分析一般是研究（　　）

    A. 两组观察单位的两个相同指标间的相互关系

    B. 两组观察单位的两个相同指标间的差别

    C. 两组观察单位的两个不同指标间的相互关系

    D. 一组观察单位的两个相同指标间的相互关系

    E. 一组观察单位的两个不同指标间的相互关系

8. 为探索脑出血灶直径和患者昏迷程度（轻度、中度、重度），某放射科医生收集30例病例。如果欲了解昏迷程度是否与病灶大小的关系，可进行（　　）

    A. 直线相关分析   B. Spearman 秩相关分析

    C. 两小样本比较 t 检验   D. 线性回归分析

    E. χ^2 检验

9. 如果直线相关系数 $r = 0$，则（　　）

    A. 直线回归的截距等于0   B. 直线回归的截距等于 $\overline{Y}$ 或 $\overline{X}$

    C. 直线回归的 $SS_{残}$ 等于0   D. 直线回归的 $SS_{总}$ 等于0

    E. 直线回归的 $SS_{残}$ 等于 $SS_{回}$

10. 研究学生肺活量依体重变化的回归关系时，$SS_{残}$ 的大小可由（　　）来解释

    A. 体重   B. 个体的差异

    C. 体重以外的其他一切因素   D. 体育锻炼

    E. 遗传因素

书网融合……

本章小结

微课

题库

第十二章 多重线性回归分析

PPT

客观现象之间的联系是复杂的，涉及多个变量的数量关系。在许多场合，需要就一个因变量与多个自变量的联系来进行考察，才能获得比较满意的结果。因此，一元直线回归分析往往不足以解决实际中的问题，需要进行多重回归分析。

➡️ **案例引导**

案例：《中国居民营养与慢性病状况报告（2020年）》显示，我国居民膳食结构不合理的问题突出，膳食脂肪供能比持续上升，食用油、食用盐摄入量远高于推荐值；另外我国居民超重肥胖的形势严峻，城乡各年龄段居民超重肥胖率持续上升。监测结果显示，我国成年居民超重肥胖超过50%，6~17岁的儿童青少年接近20%，6岁以下的儿童达到10%。世界卫生组织指出肥胖和超重是非传染性疾病（如心血管疾病、糖尿病、肌肉骨骼疾病、某些癌症）的重大风险因素，随着体质指数（BMI）的升高，非传染性疾病的发病风险也随之提高。

讨论：如何分析BMI的主要影响因素？

第一节　多重线性回归概述

一、概念

多重线性回归（multiple linear regression）是直线回归分析的延伸，是以多元回归模型研究一个因变量与多个自变量与的线性关系。多重线性回归分析的分析原理与直线回归模型相同，但过程相对复杂，因此一般会借助计算机来完成。

多重回归分析和多元回归分析

当研究一个因变量随多个自变量变化的依存关系时，称为一元多重回归分析，简称为多重回归分析；当研究多个因变量同时随多个自变量变化的相互关系时，称为多元多重回归分析，简称为多元回归分析。

二、应用条件

多重线性回归分析中，为了使回归系数的估计量具有良好的统计性质，能有效地对模型中的回归系数进行假设检验，需对多重线性回归模型做出类似一元线性回归分析的基本假定，即：

（1）自变量是确定性变量；

（2）随机误差项的均值为零；

（3）随机误差项的方差为常数 σ^2；

（4）随机误差项无序列相关；

（5）随机误差项与自变量不相关；

（6）随机误差项服从均值为零、方差为 σ^2 的正态分布；

（7）各自变量之间不存在线性关系，即无多重共线性。

其中，前 6 条基本假定与一元线性回归分析相同，第 7 条是多重线性回归分析所特有的。

第二节　多重线性回归分析的参数估计和假设检验

一、多重线性回归方程估计

（一）多重线性回归模型

设因变量为 Y，k 个自变量分别为 X_1，X_2，$\cdots$，X_k，描述因变量 Y 如何依赖自变量 X_1，X_2，$\cdots$，X_k，和误差项 ε 的方程称为多重线性回归模型，其一般形式为：

$$Y_i = \beta_0 + \beta_1 X_1 + \beta_2 X_2 + \cdots + \beta_k X_k + \varepsilon \tag{12-1}$$

其中，β_0，β_1，β_2，$\cdots$，β_k 称为总体回归系数，β_j（$j=1$，2，$\cdots$，k）表示在其他自变量保持不变的情况下，X_j（$j=1$，2，$\cdots$，k）每变化 1 个单位时，Y 的均值 E（Y）的变化值，所以 β_0，β_1，β_2，$\cdots$，β_k 也称为偏回归系数；ε 为随机误差项。

（二）多重线性回归中估计的回归方程

总体参数 β_0，β_1，β_2，$\cdots$，β_k 是未知的，必须利用样本数据去估计，得到 β_0，β_1，β_2，$\cdots$，β_k 的估计量 $\hat{\beta}_0$，$\hat{\beta}_1$，$\hat{\beta}_2$，$\cdots$，$\hat{\beta}_k$，用 $\hat{\beta}_0$，$\hat{\beta}_1$，$\hat{\beta}_2$，$\cdots$，$\hat{\beta}_k$，分别代替 β_0，β_1，β_2，$\cdots$，β_k 就得到多重线性回归中估计的回归方程为：

$$\hat{Y}_i = \hat{\beta}_0 + \hat{\beta}_1 X_1 + \hat{\beta}_2 X_2 + \cdots + \hat{\beta}_k X_k \tag{12-2}$$

其中，$\hat{\beta}_0$，$\hat{\beta}_1$，$\hat{\beta}_2$，$\cdots$，$\hat{\beta}_k$ 为参数 β_0，β_1，β_2，$\cdots$，β_k 的估计值；$\hat{Y}_i$ 为因变量 Y 的估计值。

（三）多重线性回归模型回归系数的估计

多重线性回归模型回归系数估计的任务仍有两项：其一是求得回归系数的估计量 $\hat{\beta}_0$，$\hat{\beta}_1$，$\hat{\beta}_2$，$\cdots$，$\hat{\beta}_k$；其二是求得随机误差项方差的估计量 $\hat{\sigma}^2$。多重线性回归模型若满足多元回归模型所列的基本假定，就可以采用普通最小二乘法估计回归系数。

随机抽取一组样本观测值 $(X_{i1}，X_i，\cdots，X_{ik}，Y_i)$ $(i = 1，2，\cdots，n)$，若回归系数的估计值已经得到，则有：

$$\hat{Y} = \hat{\beta}_0 + \hat{\beta}_1 X_{i1} + \hat{\beta}_2 X_{i2} + \cdots + \hat{\beta}_k X_{ik} \qquad (i = 1,2,\cdots,n) \qquad (12-3)$$

与一元线性回归模型的估计方法一样，可采用残差平方和最小的准则来估计回归系数，根据最小二乘法原理，回归系数的估计值应为：

$$f(\hat{\beta}_0,\hat{\beta}_1,\hat{\beta},\cdots,\hat{\beta}_k) = \sum_{i=1}^{n} e_i^2 = \sum_{i=1}^{n} (Y_i - \hat{Y}_i)^2 = \sum_{i=1}^{n} (Y_i - \hat{\beta}_0 - \hat{\beta}_1 X_{i1} - \hat{\beta}_2 X_{i2} - \cdots - \hat{\beta}_k X_{ik})^2$$

$$(12-4)$$

达到最小，由微积分知识可知，$\hat{\beta}_0$，$\hat{\beta}_1$，$\hat{\beta}_2$，$\cdots$，$\hat{\beta}_k$ 必须满足：

$$\begin{cases} \dfrac{\partial f}{\partial \hat{\beta}_0} = \sum_{i=1}^{n} 2(Y_i - \hat{\beta}_0 - \hat{\beta}_1 X_{i1} - \hat{\beta}_2 X_{i2} - \cdots - \hat{\beta}_k X_{ik})(-1) = 0 \\[2mm] \dfrac{\partial f}{\partial \hat{\beta}_1} = \sum_{i=1}^{n} 2(Y_i - \hat{\beta}_0 - \hat{\beta}_1 X_{i1} - \hat{\beta}_2 X_{i2} - \cdots - \hat{\beta}_k X_{ik})(-X_{i1}) = 0 \\[2mm] \dfrac{\partial f}{\partial \hat{\beta}_k} = \sum_{i=1}^{n} 2(Y_i - \hat{\beta}_0 - \hat{\beta}_1 X_{i1} - \hat{\beta}_2 X_{i2} - \cdots - \hat{\beta}_k X_{ik})(-X_{ik}) = 0 \end{cases} \qquad (12-5)$$

整理后，就可得到回归系数的估计值的正规方程组为：

$$\begin{cases} n\hat{\beta}_0 + \hat{\beta}_1 \sum_{i=1}^{n} X_{i1} + \hat{\beta}_2 \sum_{i=1}^{n} X_{i2} + \cdots + \hat{\beta}_k \sum_{i=1}^{n} X_{ik} = \sum_{i=1}^{n} Y_i \\[2mm] \hat{\beta}_0 \sum_{i=1}^{n} X_{i1} + \hat{\beta}_1 \sum_{i=1}^{n} X_{i1}^2 + \hat{\beta}_2 \sum_{i=1}^{n} X_{i1} X_{i2} + \cdots + \hat{\beta}_k \sum_{i=1}^{n} X_{i1} X_{ik} = \sum_{i=1}^{n} X_{i1} Y_i \\[2mm] \hat{\beta}_0 \sum_{i=1}^{n} X_{ik} + \hat{\beta}_1 \sum_{i=1}^{n} X_{i1} X_{ik} + \hat{\beta}_2 \sum_{i=1}^{n} X_{i1} X_{i2} + \cdots + \hat{\beta}_k \sum_{i=1}^{n} X_{ik}^2 = \sum_{i=1}^{n} X_{i1} Y_i \end{cases} \qquad (12-6)$$

该方程组称为多重线性回归模型的正规方程，求解该正规方程即可得多重线性回归模型的回归系数的估计值。由于直接表示公式较复杂，可将正规方程用矩阵形式来表示为：

$$(X^T X)B = X^T Y \qquad (12-7)$$

由多重线性回归模型基本假定的第 7 条可知，各自变量不存在线性关系，故矩阵 $X^T X$ 的秩为 $k+1$。矩阵 $X^T X$ 是满秩矩阵，故其逆矩阵 $(X^T X)^{-1}$ 存在，用 $(X^T X)^{-1}$ 左乘上式，得到回归系数的最小二乘估计量为 $B = (X^T X)^{-1} X^T Y$。多重线性回归模型的回归系数的估计用手工计算工作量大，故一般用统计软件来求解，用统计软件求解内容参见本章第四节。

（四）多重线性回归模型随机误差项方差的估计

在多重回归分析中，对模型及其回归系数进行检验时需要用到随机误差项的方差 σ^2，可以证明，在最小二乘估计的基础上，σ^2 的无偏估计为：

$$\hat{\sigma}^2 = \frac{\sum_{i=1}^{n} e_i^2}{n - (k+1)} = \frac{\sum_{i=1}^{n} (Y_i - \hat{Y}_i)^2}{n - k - 1} \qquad (12-8)$$

其中，$n-k-1$ 为自由度，n 为样本观测值的个数，$k+1$ 为多重线性回归模型中待估计的回归系数的个数。

σ^2 的无偏估计的标准差为：

$$\hat{\sigma} = \sqrt{\frac{\sum_{i=1}^{n}(Y_i - \hat{Y}_i)^2}{n-k-1}} \tag{12-9}$$

该式称为回归方程的估计标准误差，它反映了用估计的回归方程预测因变量 Y 时的预测误差，用来衡量回归方程的拟合程度。估计标准误差越小，回归方程的拟合程度越高。

二、多重线性回归方程的评价

回归方程的评价一般采用回归方程的拟合优度来评价。多重线性回归模型的拟合优度的计算和含义，其拟合优度又称为多重决定系数。

（一）多重决定系数

多重决定系数，用 R^2 表示，是复相关系数 R 的平方，用来衡量估计的回归方程对实际观测值的拟合程度，并说明自变量 X_1，X_2，$\cdots$，X_k 对因变量 Y 的解释程度。

类似于一元线性回归模型，总离差平方和记为：

$$SS_T = \sum_{i=1}^{n}(Y_i - \bar{Y})^2 \tag{12-10}$$

回归平方和记为：

$$SS_R = \sum_{i=1}^{n}(\hat{Y}_i - \bar{Y})^2 \tag{12-11}$$

残差平方和记为：

$$SS_E = \sum_{i=1}^{n}(Y_i - \hat{Y}_i)^2 \tag{12-12}$$

则三者的关系如下：

$$\sum_{i=1}^{n}(Y_i - \bar{Y})^2 = \sum_{i=1}^{n}(\hat{Y}_i - \bar{Y})^2 + \sum_{i=1}^{n}(Y_i - \hat{Y}_i)^2 \tag{12-13}$$

$$SS_T = SS_R + SS_E \tag{12-14}$$

$$(n-1) = k + (n-k-1) \tag{12-15}$$

总离差平方和 SS_T 反映的是因变量 Y 的总变异的大小；回归平方和 SS_R 反映的是在 Y 的总变异中由于自变量 X_1，X_2，$\cdots$，X_k 与 Y 的线性依存关系而引起 Y 的变化部分，即总变异的变化中被判明或已经解释了的那部分变异；残差平方和 SS_E 反映的是除了自变量 X_1，X_2，$\cdots$，X_k 对因变量 Y 的线性关系影响之外的其他一切因素对因变量 Y 的影响部分，即未能被自变量 X_1，X_2，$\cdots$，X_k 解释的那部分变异。残差平方和的数值越小，而回归平方和的数值越大，说明自变量 X_1，X_2，$\cdots$，X_k 对因变量的解释程度越高，故多重决定系数可定义为：

$$R^2 = \frac{SS_R}{SS_T} = 1 - \frac{SS_E}{SS_T} \tag{12-16}$$

多重决定系数 R^2 的取值范围在 0 与 1 之间，即 $0 \leqslant R^2 \leqslant 1$。多重决定系数 R^2 越接近 1，说明回归方程拟合程度越高。R^2 的取值越大，R^2 的算术平方根 R 的值也越大，说明自变量与因变量线性相关关系越强，所以 R 又称为复相关系数。

（二）修正的多重决定系数

在应用过程中发现，如果在模型中增加一个自变量，R^2 会增大。这是因为残差平方和往往随着自变量个数的增加而减少，至少不会增加。这就给人一个错觉，要使得模型拟合得好，只要增加自变量个数即可。但是，现实情况往往是，随着自变量的增加，待估计的回归系数也会随着增加，在样本观测值有限的条件下，增加自变量必定使得自由度减少，这样就会影响到回归系数的估计精度，故由增加自变量个数引起的 R^2 的增大与拟合好坏无关。因此，在多重回归模型之间比较拟合优度，R^2 就不是一个合适的指标，必须加以修正。

在样本容量一定的情况下，增加自变量必定使得自由度减少，所以调整的思路是将残差平方和与总离差平方和分别除以各自的自由度，以剔除自变量个数对拟合优度的影响。记 R_c^2 为修正的决定系数（adjusted coefficient of determination），则有：

$$R_c^2 = 1 - \frac{\dfrac{SS_R}{n-k-1}}{\dfrac{SS_T}{n-1}} = 1 - \frac{n-1}{n-k-1} \cdot \frac{SS_E}{SS_T} = 1 - \frac{n-1}{n-k-1}(1-R^2) \tag{12-17}$$

其中，$n-k-1$ 为残差平方和的自由度，$n-1$ 为总离差平方和的自由度，k 为回归模型中自变量的个数，$k+1$ 为待估计的回归系数的个数。

如果增加的自变量没有解释能力，那么对残差平方和 SS_R 的减小没有多大帮助，却增加待估计的回归系数的个数，从而使 R_c^2 较大幅度地下降。

在实际应用中，一般 R^2 和 R_c^2 越大越好。对于 R^2 和 R_c^2 达到多大才算好，没有绝对的标准，要视具体情况而定。R^2 和 R_c^2 的值大致是说明模型的拟合优度高，但模型的拟合优度并不是判断模型质量的唯一标准。

三、多重线性回归模型的假设检验

线性回归模型的假设检验，目的在于推断模型中自变量与因变量之间的线性关系是否显著成立，或者说考察所选择的自变量是否对因变量有显著的线性影响。从拟合优度可以看出，若拟合优度高，则自变量对因变量的解释程度就大，线性影响就强，可以推测模型线性关系成立；反之，就不成立。但这只是一个模糊的推测，不能给出一个统计上的严格的结论。因此，还必须对线性回归模型进行假设检验，其检验内容包含两个方面：一是对回归系数的假设检验，二是对回归方程的假设检验。

（一）回归系数的假设检验

线性回归模型的回归系数检验目的在于，根据样本回归系数来判断总体回归系数是否显著为零，从而判别在其他自变量不变的情况下，与该回归系数对应的自变量对因变量的影响是否显著。经过检验，若总体某回归系数显著不为零，则在其他自变量不变的情况下，与之相对应的自变量对因变量就有显著影响，即该自变量与因变量之间存在线性关系；但若某总体回归系数显著为零，则在其他自变量不变的情况下，与之相对应的自变量对因变量的影响不显著，即该自变量与因变量之间就不存在线性关系。

1. 回归系数估计量的分布　多重线性回归模型的回归系数的估计量 $\hat{\beta}_j$（$j=1, 2, \cdots, k$）是随着样本观测值变动而变动的一个随机变量，即对于不同的样本观测值，回归系数的估计量 $\hat{\beta}_j$（$j=1, 2, \cdots, k$）的值是不相同的。若回归模型满足基本假定，则回归系数的估计量 $\hat{\beta}_j$（$j=1, 2, \cdots, k$）服从均值为 β_j（$j=1, 2, \cdots, k$）、方差为 $D(\hat{\beta}_j)$（$j=1, 2, \cdots, k$）的正态分布，即：

$$\hat{\beta}_j \sim N(\beta_j, D(\hat{\beta}_j))(j = 1, 2, \cdots, k) \tag{12-18}$$

因为 $D(\hat{\beta}_j)$ 涉及随机误差项的方差 σ^2，而方差 σ^2 是未知的，故需用样本方差来代替构造统计量，所以所构造的统计量为：

$$t_j = \frac{\hat{\beta}_j - \beta_j}{Se(\hat{\beta}_j)} \sim t(n-k-1) \tag{12-19}$$

其中，$Se(\hat{\beta}_j)$ $(j=1, 2, \cdots, k)$ 估计量 $\hat{\beta}_j$ $(j=1, 2, \cdots, k)$ 标准差，n 为样本容量，$k+1$ 为待估计的回归系数的个数。

2. 回归系数的检验步骤

（1）提出假设，选取显著性水平 α。对于回归系数 β_j $(j=1, 2, \cdots, k)$，有：

$$H_0: \beta_j = 0, \quad H_1: \beta_j \neq 0$$

（2）计算统计量。在 H_0 成立的前提下，所选取的检验统计量为：

$$t_j = \frac{\hat{\beta}_j - \beta_j}{Se(\hat{\beta}_j)} = \frac{\hat{\beta}_j}{Se(\hat{\beta}_j)} \sim t(n-k-1) \tag{12-20}$$

（3）确定临界值 $t_{\alpha/2}(n-k-1)$，做出统计决策。

若 $|t_j| \geq t_{\alpha/2}(n-k-1)$，则拒绝 H_0，即当显著性水平为 α 时，在其他自变量不变的情况下，与之相对应的自变量 X_j 对因变量有显著影响，也就是该自变量 X_j 与因变量之间存在线性关系。

若 $|t_j| \geq t_{\alpha/2}(n-k-1)$，则不能拒绝 H_0，即当显著性水平为 α 时，在其他自变量不变的情况下，相对应的自变量 X_j 对因变量无显著影响，也就是该自变量 X_j 与因变量之间不存在线性关系。

（二）回归方程的假设检验

回归系数的统计检验是分别对各回归系数进行显著性检验，只能检验在其他自变量不变的情况下，与之相对应的自变量对因变量是否有显著影响，即该自变量与因变量之间是否存在线性关系，但不能检验回归模型中所有自变量联合起来与因变量之间的线性关系在总体上是否显著成立。要检验回归模型中所有变量联合起来与因变量之间的线性关系在总体上是否显著成立，就要对整个方程进行显著性检验。

1. F 检验　回归方程的统计检验是要检验 β_1，β_2，$\cdots$，β_k 是否不同时为 0。按照假设检验的原理与程序，原假设与备择假设分别为 $H_0: \beta_1 = \beta_2, \cdots, \beta_k = 0$，$H_1: \beta_1$，$\beta_2$，$\cdots$，$\beta_k$ 不全为 0。

回归方程的检验是在方差分析的基础上利用 F 检验进行的，F 检验的思想来自于总离差平方和的分解式：

$$SS_T = SS_R + SS_E \tag{12-21}$$

由于回归平方和 $SS_R = \sum_{i=1}^{n}(\hat{Y}_i - \bar{Y})^2$ 是自变量 X_1，X_2，$\cdots$，X_k 的联合体对因变量 Y 线性作用的共同结果，SS_E 的数值越小，而 SS_R 的数值越大，表示因变量 Y 总变异自变量的影响越大，说明自变量对因变量的解释程度越高，故可用回归平方和 SS_R 与残差平方和 SS_E 来构造统计量：

$$F = \frac{\dfrac{SS_R}{k}}{\dfrac{SS_E}{n-k-1}} \sim F(k, n-k-1) \tag{12-22}$$

其中，回归平方和与其自由度的比值 SS_R/k 称为回归均方差，记为 MS_R；残差平方和与其自由度的比值 $SS_E/(n-k-1)$ 称为残差均方差，记为 MS_E。

将回归方程的检验有关数据汇总成方差分析表，如表 12-1 所示。

表 12 - 1　检验回归方程的方差分析表

变异来源	平方和 (SS)	自由度 (df)	均方差 (MS)	F
回归	$SS_R = \sum_{i=1}^{n} (\hat{Y}_i - \bar{Y})^2$	k	SS_R/k	$\dfrac{SS_R/k}{SS_E/(n-k-1)}$
残差	$SS_E = \sum_{i=1}^{n} (Y_i - \hat{Y}_i)^2$	$n-k-1$	$SS_E/(n-k-1)$	—
总离差	$SS_T = \sum_{i=1}^{n} (Y_i - \bar{Y})^2$	$n-1$	$SS_T/n-1$	—

2. 回归方程的检验步骤

（1）提出假设，选取显著性水平 α。对于回归系数 β_1，β_2，$\cdots$，β_k，有：

$$H_0: \beta_1 = \beta_2, \cdots, \beta_k = 0, \qquad H_1: \beta_1, \beta_2, \cdots, \beta_k \text{ 不全为 } 0$$

（2）选取检验统计量 F，并计算该统计量的值。其计算公式为：

$$F = \frac{\dfrac{SS_R}{k}}{\dfrac{SS_E}{n-k-1}} = \frac{MS_R}{MS_E} \sim F(k, n-k-1) \qquad (12-23)$$

（3）确定临界值 $F_\alpha (k, n-k-1)$，做出统计决策。

若 $F_\alpha \geqslant (k, n-k-1)$，则拒绝 H_0，即当显著性水平为 α 时，回归模型中所有自变量联合起来与因变量之间的线性关系存在。此时也称回归方程有意义。

若 $F_\alpha < (k, n-k-1)$，则不能拒绝 H_0，即当显著性水平为 α 时，回归模型中所有自变量联合起来与因变量之间的线性关系不成立。也称回归方程无意义。

四、自变量的筛选

在实际应用中，首先碰到的问题就是如何确定回归自变量。一般情况下，根据研究目的、专业理论和经验，列出对因变量可能有影响的一些因素作为自变量。如果遗漏了某些重要的自变量，回归方程的效果不会好。另一方面，如果考虑的自变量过多，则可能出现这样的情况：有的自变量对因变量的作用很小或根本没有影响，某些自变量与其他自变量有很大程度的重叠（表现为部分自变量之间存在较强的相关性，称为多重共线性）。如果回归模型把这样一些自变量都选进来，不仅导致计算量增大，而且也会使回归方程的参数估计和预测精度降低。因此，自变量的选择具有重要的实际意义。

自变量的选择方法可分为两大类：一类是以数据对回归模型的拟合优劣为准则的全局择优法；另一类是基于统计检验准则的局部择优法。

（一）全局择优法

对于有 m 个自变量的情形，所有可能的自变量的组合有 $2^m - 1$ 个，在这些自变量的组合中选择一个"最优"组合。一般可以采用决定系数 R^2 来衡量回归模型的拟合效果，认为 R^2 愈大，则回归效果愈好。另一方面，在回归模型中，自变量个数越多，R^2 值就越大。也就是说，一个较大的 R^2 值，可能是由于模型中自变量个数较多引起的。当模型中自变量个数较多时，就很容易产生自变量之间的多重共线性问题，从而导致自变量回归系数的估计值不稳定，加上自变量的抽样误差累积，将使因变量的估计值误差增大。因此，单纯以决定系数 R^2 作为选择自变量的准则是不合适的。下面给出几个常用的准则。

准则 1 修正的决定系数 R_c^2 达到最大。R_c^2 的计算公式为：

$$R_c = 1 - \frac{n-1}{n-p-1}(1-R^2) \qquad (12-24)$$

或

$$R_c^2 = R^2 - \frac{n-1}{n-p-1}(1-R^2) \qquad (12-25)$$

式中，n 为样本含量，np（$1 \leqslant p \leqslant m$）为引入回归模型的自变量个数，$R^2$ 为决定系数。

由第一个公式可知，$R^2 \geqslant R_c^2$，而由第二个公式可以看出，尽管 $1-R^2$ 随着自变量个数的增加而减少，但由于系数的作用，使得 R_c^2 值并不一定随自变量个数的增加而增大。事实上，当增加的自变量对因变量不产生影响时，R_c^2 反而可能减小。

在一个实际问题中，如果仅从拟合的角度来看，R_c^2 值愈大，所对应的自变量组合愈优。即所有自变量组合中 R_c^2 最大者所对应的回归方程就是"最优"回归方程。

准则 2 AIC 信息量达到最小。AIC 的计算公式为：

$$AIC = n\ln\frac{SS_E}{n} + 2p \qquad (12-26)$$

式中，n 为样本含量，p（$1 \leqslant p \leqslant m$）为引入回归模型的自变量个数。

显然，公式中右边第一项是反映拟合优度的一个量，而第二项则是对增加自变量个数的抵消。因此，准则 2 也是一个衡量拟合优度的方法。在实际问题中，可以根据 AIC 统计量的大小来做出自变量的选择：AIC 的值愈小，所对应的自变量组合愈优，即所有自变量组合中 AIC 最小者所对应的回归方程就是"最优"回归方程。

准则 3 C_p 统计量达到最小。C_p 统计量的计算公式为：

$$C_p = (n-p-1)\left(\frac{MS_{E.p}}{MS_{E.m}} - 1\right) + (p+1) \qquad (12-27)$$

式中，n 为样本含量，p（$1 \leqslant p \leqslant m$）为引入回归模型的自变量个数，$MS_{E.p}$ 为包含 p 个自变量的残差均方，$MS_{E.m}$ 为包含全部 m 个自变量的残差均方。

按此准则，使 C_p 达到最小的自变量组合为最优组合，相应的回归方程即为最优回归方程。

（二）局部择优法

当自变量个数 m 较大时，全局择优法的计算量会很大。例如，当 $m=10$ 时，需要考虑的方程个数就达到 $2^{10}-1=1023$ 个。因此，当 m 很大时，即使是计算机也需要花费较长的时间。下面介绍的局部择优法是从自变量对因变量影响的角度出发，根据自变量的作用大小来决定是否将其引入回归方程。

1. 后退法 先建立包含全部自变量的回归方程，然后按偏回归平方和从小到大的顺序，对各自变量的偏回归系数逐个进行假设检验，一旦发现不具有统计学意义的自变量，便将其从方程中剔除，直到方程中的所有自变量都具有统计学意义为止。

2. 前进法 按偏回归平方和从大到小的顺序，把对因变量的影响具有统计学意义的自变量逐个引入方程，直到方程外的自变量不能引入为止。

前进法有一个重要缺点：由于各自变量之间可能存在多重共线性，计算初期引入的自变量在当时是具有统计学意义的，但随着其他自变量的引入，就可能使得初期引入的自变量失去其统计学意义（即原来某自变量的作用被后来引入的一些自变量的共同作用所代替）。因此，在最终所得的方程中仍可能含有不具有统计学意义的自变量。从这个意义上讲，最终得到的回归方程并非"最优"。

3. 逐步法 对全部自变量按其对因变量的影响程度大小（即偏回归平方和的大小），从大到小依次把自变量逐个引入方程。每引入一个自变量，就要对它进行检验，有统计学意义才引入。当新的自变量进入方程后，就对方程中当时所含有的全部自变量进行检验，一旦发现不具有统计学意义的自变量，就立即剔除。因此，逐步回归的每一步前后都要进行检验，以保证每次引入新的自变量前，方程中只含有具有统计学意义的自变量；引入新的自变量后，方程中也只含有具有统计学意义的自变量。如此往复选入、剔除，直至无法剔除方程中的自变量，也无法引入新的自变量为止。

需要指出的是，在用局部择优法筛选自变量时，重点在于选出对因变量有重要影响作用的自变量。因此，对假设检验的检验水准不必过于苛刻，可以根据具体情况来选择检验水准，如 $\alpha = 0.05$、0.10、0.15 等。选入水准 α 越小，选取自变量的标准越严，入选自变量的个数相对较少；选入水准 α 越大，选取自变量的标准越宽，入选自变量的个数相对较多。此外，对选入和剔除，也可以设置不同的检验水准，但选入水准须小于或等于剔除水准。

第三节 多重线性回归的应用及其注意事项

一、多重线性回归的应用

从医学角度来看，多重线性回归实际是对某些因素与某一医学现象间数量关系的一种描述，因此多重线性回归在医学和护理学上有着广泛的应用，大致可以归纳为以下两个方面。

1. 预测分析 利用一些预测因子和预测对象的试验值建立一个预测方程，根据预测方程对之后的情形进行预测。例如，根据癌症患者手术后的病理切片上观察记录到的各种数据（如癌组织类型和浸润深度等），可建立这些特征与患者存活时间的多重线性回归模型。通过此方程，根据某癌症患者的术后病理切片，可以大致估算癌症患者术后的存活时间。

2. 因素分析 当患者机体出现某种现象或结果时，导致产生这种现象或结果的因素往往会观察到很多，这就需要去伪存真，在众多因素中找到真正起作用的因素或者影响最大的因素。例如分析影响血压高低的众多因素中，哪些是主要影响因素、各个因素的影响作用如何等。

二、多重线性回归应用的注意事项

（一）应用条件

多重线性回归模型的前提条件是当各自变量 X_i 分别取某一确定值时，因变量 Y 的分布是正态的，且当 X 分别取不同值时，Y 的不同分布满足方差齐性的要求。如稍有偏离以上条件，一般影响不大；但如果资料与上述条件偏离较大，则需对资料进行适当的数据转换，使之尽可能满足以上条件，方可进行多重线性回归分析。

（二）样本含量

在进行多重线性回归分析时，一般要求观察例数不少于变量个数的 5 倍。如果观察总例数与变量个数相差很小时，不要被大的 R^2 值所迷惑，必须经假设检验后才能做出恰当的推断。

（三）资料类型

回归方程中的各个变量一般应为连续性变量，如果自变量为分类变量或有序变量，可将其转换为哑变量。

（四）预测范围

用实际观测资料建立回归方程后，对目标变量 Y 进行预测时，各自变量 X_i 的取值范围应在其现有的观察范围之内。这是因为所建立的回归方程实际上是一个经验方程，它只描述了在各自变量 X_i 现有的观察范围之内因变量 Y 的取值情况。

（五）多重共线性

多重线性回归还需要注意自变量之间的关系。当自变量之间高度相关，则称自变量存在多重共线性。共线性可使回归系数极不稳定，表现为回归系数标准误很大，以至于重要的自变量无统计意义而不能进入方程，甚至使样本回归系数可大可小、可正可负，专业知识无法进行解释。

（六）变量的筛选

在自变量较多情况下，使用变量筛选的方法常常能使问题得到简化，较快地得到结果，但是不要盲目信任变量筛选回归得到的结果，所谓的"最优"回归方程不一定是最好的，没有入选方程的变量也未必是没有意义的。选择不同的检验水平，其回归方程的结果可能不一致；相同的变量在不同变量组合中得到的检验 P 值也可能不同。建立回归方程时，最好结合所要研究问题和专业知识确定应选择的变量。

第四节　SPSS 软件操作与结果分析 📱微课

例 12.1　某研究者测定 30 名糖尿病患者的空腹血糖（mmol/L）、胰岛素（μU/ml）、糖化血红蛋白（%）等指标，结果如下表所示，试分析空腹血糖与胰岛素和糖化血红蛋白的关系。

表 12 - 2　某地 30 名糖尿病患者的血糖相关指标检测结果

序号	血糖 （mmol/L） Y	胰岛素 （μU/ml） X_1	糖化血红蛋白 （%） X_2	序号	血糖 （mmol/L） Y	胰岛素 （μU/ml） X_1	糖化血红蛋白 （%） X_2
1	11.2	4.53	8.10	16	10.1	6.53	8.00
2	8.8	7.32	6.20	17	14.8	3.53	10.30
3	12.3	4.95	9.70	18	9.1	8.79	7.10
4	12.6	5.88	10.30	19	10.8	7.53	9.90
5	11.4	5.05	8.90	20	10.2	5.28	8.90
6	11.3	3.42	8.60	21	13.6	4.26	8.00
7	8.1	8.60	6.50	22	10.9	4.31	9.30
8	12.1	6.75	8.50	23	10.0	6.47	9.30
9	10.6	6.28	7.90	24	10.2	6.37	9.80
10	10.4	6.59	9.10	25	10.3	3.20	9.50
11	13.3	3.61	10.70	26	10.3	6.61	6.40
12	10.6	5.61	8.80	27	10.4	6.45	9.60
13	9.4	7.57	7.90	28	11.3	4.56	10.30
14	11.6	3.42	9.90	29	9.9	7.02	8.80
15	8.9	7.35	7.50	30	9.5	6.08	7.40

SPSS 的操作步骤如下。

1. 建立数据文件　以"血糖""胰岛素""糖化血红蛋白"为变量名，建立 3 列 30 行的数据文件"12 - 1. sav"，见图 12 - 1。

	血糖	胰岛素	糖化血红蛋白
1	11.2	4.53	8.1
2	8.8	7.32	6.2
3	12.3	4.95	9.7
⋮	⋮	⋮	⋮
28	11.3	4.56	10.3
29	9.9	7.02	8.8
30	9.5	6.08	7.4

图 12 - 1   12 - 1. sav

2. 正态性检验 Analyze → Descriptive Statistics → Explore → "血糖""胰岛素""糖化血红蛋白"移入 Dependent Variable → Plots → Nomality plots with tests → Continue → OK。

结果如下图 12 - 2 所示，各变量的 $P > 0.05$，表明满足正态性。

正态性检验

	Kolmogorov–Smirnov[a]			Shapiro–Wilk		
	统计量	df	Sig.	统计量	df	Sig.
血糖	.120	30	.200*	.959	30	.298
胰岛素	.121	30	.200*	.958	30	.273
糖化血红蛋白	.097	30	.200*	.961	30	.326

图 12 - 2   正态性检验结果

3. 多重线性回归 Analyze → Regression → Linear，"血糖"进 Dependent，"胰岛素""糖化血红蛋白"进 Independent → Statistic，勾选 Confidence intervals、Collinearity diagnostics（共线性诊断）、Casewise diagnostics（个案诊断）→ Continue → OK。结果如图 12 - 3 ~ 图 12 - 5 所示，复相关系数 $R = 0.753$，$R^2 = 0.567$，表明所建立的多重线性回归方程能够概括因变量的总变异的 56.7%，拟合优度较高；回归模型 $P < 0.001$，表明回归有高度的统计学意义，可以认为回归方程成立；胰岛素与糖化血红蛋白均有统计学意义，两个自变量 VIF 值均较低，无明显的共线性，胰岛素的标准化回归系数大于糖化血红蛋白，说明胰岛素对血糖的影响大于糖化血红蛋白。因此可建立二重线性回归方程如下：

$$\hat{Y} = 9.949 - 0.477X_1 + 0.415X_2$$

模型汇总[b]

模型	R	R方	调整R方	标准估计的误差
1	.753[a]	.567	.535	1.0121

a.预测变量：（常量）、糖化血红蛋白、胰岛素。
b.因变量：血糖

图 12 - 3   多重线性回归模型结果（1）

Anova[a]

模型		平方和	df	均方	F	Sig.
1	回归	36.285	2	18.142	17.713	.000[b]
	残差	27.655	27	1.024		
	总计	63.940	29			

a.因变量：血糖
b.预测变量：（常量）、糖化血红蛋白、胰岛素。

图 12 - 4   多重线性回归模型结果（2）

系数[a]

模型		非标准化系数		标准系数			B的95.0%置信区间		共线性统计量	
		B	标准误差	试用版	t	Sig.	下限	上限	容差	VIF
1	（常量）	9.949	2.230		4.461	.000	5.373	14.525		
	胰岛素	−.477	.147	−.501	−3.246	.003	−.778	−.175	.671	1.489
	糖化血红蛋白	.415	.186	.344	2.228	.034	.033	.797	.671	1.489

a.因变量：血糖

图 12 - 5   多元线性回归模型结果（3）

答案解析

目标检测

1. 在疾病发生影响因素的研究中，采用多变量回归分析的主要目的是（　　）

   A. 节省样本
   B. 提高分析效率
   C. 减少混杂的影响
   D. 减少异常值的影响
   E. 克服共线影响

2. 对多个自变量与一个因变量的多重线性回归分析中，衡量自变量对因变量影响的大小的指标是（　　）

   A. 修正的决定系数
   B. 相关系数
   C. 回归系数
   D. 偏回归平方和
   E. 复相关系数

3. 线性相关系数 r 的取值范围是（　　）

   A. $0 \leqslant r \leqslant 1$　　B. $-1 \leqslant r \leqslant 0$　　C. $-1 \leqslant r \leqslant 1$　　D. $-1 \leqslant r \leqslant 1$　　E. $-1 < r < 0$

4. 用一组有 30 个观测值的样本估计模型 $\hat{Y} = b_0 + b_1 x_1 + b_2 x_2$，在 0.05 的检验水平上对 b_1 作 t 检验，则拒绝 H_0 的条件是其统计量 t 大于等于（　　）

   A. $t_{0.05(30)}$　　B. $t_{0.025(28)}$　　C. $t_{0.025(27)}$　　D. $t_{0.025(1,28)}$　　E. $t_{0.025(1,27)}$

5. 修正的决定系数 R_c^2 与决定系数 R^2 之间的关系为（　　）

   A. $R_c^2 = \frac{n-1}{n-k-1} R^2$
   B. $R_c^2 = 1 - \frac{n-1}{n-k-1} R^2$

   C. $R_c^2 = 1 - \frac{n-1}{n-k-1}(1+R^2)$
   D. $R_c^2 = 1 - \frac{n-1}{n-k-1}(1-R^2)$

   E. $R_c^2 = 1 - \frac{n-1}{n-k-1}(R^2-1)$

6. 对模型 $\hat{Y} = \beta_0 + \beta_1 x_1 + \beta_2 x_2$ 进行 F 检验，H_0 假设是（　　）

   A. $\beta_1 = \beta_2 = 0$
   B. $\beta_1 = 0$
   C. $\beta_2 = 0$
   D. $\beta_1 = 0$ 或 $\beta_2 = 0$
   E. $\beta_2 \neq 0$

7. 设 k 为回归模型中的自变量个数，n 为样本容量，则对多元线性回归方程进行检验时，所用的 F 统计量可表示为（　　）

   A. $\dfrac{SS_E/(n-k)}{SS_R/(k-1)}$
   B. $\dfrac{SS_R/k}{SS_E/(n-k-1)}$

   C. $\dfrac{R^2/(n-k)}{(1-R^2)/(k-1)}$
   D. $\dfrac{SS_E/(k-1)}{SS_T/(n-k)}$

   E. $\dfrac{SS_E/(k-1)}{SS_R/(n-k)}$

8. 在多重线性回归分析中，筛选自变量的目的是（　　）

   A. 筛选影响因素
   B. 预测
   C. 提高回归系数
   D. 减少偏回归平方和

E. 减少残差平方和

9. 在多重线性回归分析中，可用来评价回归效果的是（　　）

  A. 简单相关系数   B. R

  C. 回归系数   D. R_c^2

  E. 误差均方

10. 多重线性回归中的"线性"是指对（　　）而言是线性的

  A. 自变量   B. 因变量   C. 回归参数   D. 统计量   E. 剩余项

书网融合……

   本章小结   微课   题库

第十三章　logistic 回归

PPT

📖 **学习目标**

知识要求：

1. 掌握　logistic 回归模型及回归系数的假设检验和区间估计方法。

2. 熟悉　logistic 回归分析的用途、logistic 回归系数的流行病学意义及其与优势比或相对危险度的关系；区分条件 logistic 回归与非条件 logistic 回归的适用条件；比较 logistic 回归校正混杂因素和筛选因素。

3. 了解　logistic 回归模型的基本结构及其参数估计的基本思想；运用 logistic 回归模型做预测。

技能要求：

学会如何运用 logistic 回归模型的构建及其分析，具备数据准备，logistic 回归模型的操作步骤及结果解释的能力，提高解决实际问题的能力。

素质要求：

通过学习 logistic 回归模型的基本原理及假设检验和区间估计方法，培养学生的统计思维、严谨的态度及批判性思维。

医学研究中，线性回归及多重线性回归模型都要求因变量 Y 为连续型随机变量，同时满足正态性与方差齐性，自变量与因变量呈线性关系。如果因变量为分类变量，自变量与因变量不呈线性关系时，处理此类资料，需要用 logistic 回归（logistic regression）分析模型。

⇨ **案例引导**

案例：某研究者为探讨肺癌与吸烟的关系，采用以人群为基础的病例 - 对照研究，调查某市肺癌病例共 114 例和对照 205 例（性别、民族及居住地与病例相匹配）。采用非条件 logistic 回归分析，结果见表 13 - 1。

表 13 - 1　某单位 102 名男性职工血清肌酐（μmol/L）的频数分布

变量	回归系数	标准误	Wald χ^2	P	OR	OR 95% 可信区间
性别	0.935	0.297	9.818	0.008	2.546	(1.420, 4.579)
年龄	0.028	0.296	4.591	0.031	1.031	(0.574, 1.846)
吸烟年限	− 0.620	0.313	3.856	0.048	0.536	(0.290, 0.996)
喝茶	− 1.618	0.283	32.608	0.001	0.197	(0.115, 0.344)
饮酒	− 0.031	0.338	0.009	0.824	0.964	(0.499, 1.786)

讨论：根据所提供信息，分析该研究中存在的主要统计学错误？

第一节 logistic 回归分析

logistic 回归分析是运用 logistic 回归模型研究分类因变量（包括二分类、无序多分类以及有序多分类变量）与自变量之间关系的一种非线性回归方法。logistic 回归分析是由比利时数学家、生物学家 P. F. Verhulst 于 1837 年研究人口发展特征时建立起来的离散型概率模型，是一种适用于因变量为分类变量的回归分析，广泛应用于生物学、医学、心理学、经济学和社会学等研究领域。

一、logistic 回归模型

（一）logistic 回归模型概述

最基本的分类事件是二分类事件，多分类事件可以转化为二分类事件来解决。因变量 Y 为一个二分类变量，当出现阳性结果（患病、发病、治愈）时赋值 $Y=1$，出现阴性结果（未患病、未发病、未治愈）时赋值 $Y=0$。

在一组自变量 $(X_1, X_2, X_3, \cdots, X_k)$ 作用下出现结果因变量 Y，即出现阳性结果的概率为 $P(Y=1 | X_1, X_2, X_3, \cdots, X_k)$ 或记为 π，出现阴性结果的概率为 $Q(Y=0 | X)$ 或记为 $1-\pi$。后验概率 P 服从二项分布，是一种离散型分布。

logistic 回归模型可以表示为：

$$\ln\left(\frac{\pi}{1-\pi}\right) = \beta_0 + \beta_1 X_1 + \beta_2 X_2 + \cdots + \beta_k X_k + \varepsilon \tag{13-1}$$

式中，阳性率 π 的取值在 $[0, 1]$ 范围内，β_0 为常数项，β_j 为偏回归系数，X_j 为自变量，$j=1, 2, \cdots$，ε 为残差。

$\ln\left(\frac{\pi}{1-\pi}\right)$ 记为 logit (π)。logit 变换把在 $[0, 1]$ 上取值的 π 变换到在 $(-\infty, +\infty)$ 上取值的 logit (π)。当 π 趋向于 0 时，logit (π) 趋向于 $-\infty$；当 $\pi=0.5$ 时，logit $(\pi)=0$；当 π 趋向于 1 时，logit (π) 趋向于 $+\infty$。

如果有 k 个自变量 $(X_1, X_2, X_3, \cdots, X_k)$，用样本估计总体，建立起的回归模型，则为：

$$\text{logit}(P) = \ln\left(\frac{P}{1-P}\right) = b_0 + b_1 X_1 + b_2 X_2 + \cdots + b_k X_k + \varepsilon \tag{13-2}$$

式中 P，b_0，b_1，$\cdots$，b_k 为参数 π，β_0，β_1，$\cdots$，β_k 的估计值。

可改写为

$$\frac{P}{1-P} = \exp(b_0 + b_1 X_1 + b_2 X_2 + \cdots + b_k X_k) \tag{13-3}$$

或

$$P = \frac{\exp(b_0 + b_1 X_1 + b_2 X_2 + \cdots + b_k X_k)}{1 + \exp(b_0 + b_1 X_1 + b_2 X_2 + \cdots + b_k X_k)} \tag{13-4}$$

式中 exp 表示以 e 为底的指数，β_0 为常数项（constant），也称为截距，而 β_1，$\cdots$，β_k 称为 logistic 回归系数（coefficient of logistic regression）。上述公式可用来估计或预测当 β_0，β_1，$\cdots$，β_k 取某一组确定数值时，因变量 $Y=1$ 发生概率。

（二）模型参数的意义

将 logit (P) 视为一个整体，logistic 回归系数是指在控制了其他自变量的情况下，自变量 X_i 每改变

1 个单位所引起的 logit（P）的改变量。logistic 回归模型的回归系数如果与流行病学中的优势比（odds ratio，OR）联系起来，将更有实际意义。

事件 A 出现的概率与非事件 A 出现的概率之比称之为优势（odds）。患某病的概率 P 与未患某病的概率 $1-P$ 之比，即为患病的优势，$odds = \dfrac{P}{1-P}$，因此 logistic 回归模型就可转变为：

$$\mathrm{logit}(P) = \ln(\mathrm{odds}) = \beta_0 + \beta_1 X_1 + \beta_2 X_2 + \cdots + \beta_k X_k \qquad (13-5)$$

$$\mathrm{odds} = \exp(\beta_0 + \beta_1 X_1 + \beta_2 X_2 + \cdots + \beta_k X_k) \qquad (13-6)$$

暴露患病风险的优势比（odds ratio，OR）是指暴露者患某病的优势 $P_1/(1-P_1)$ 与非暴露者患某病的优势 $P_0/(1-P_0)$ 之比。假定在其他因素的水平保持不变时，暴露因素的两个水平 $X_j = c_1$（暴露）与 $X_j = c_0$（未暴露）的发病情况，可求得 c_1 与 c_0 两个暴露水平的某病发病情况优势比 $OR = \dfrac{P_1/(1-P_1)}{P_0/(1-P_0)}$。

对 OR 值求对数，可得：

$$\begin{aligned}
\ln(OR) &= \ln\frac{P_1(1-P_1)}{P_0(1-P_0)} \\
&= logit(P_1) - logit(P_0) \\
&= \left(\beta_0 + \beta_1 c_1 + \sum_{t \neq j}^{m}\beta_t X_t\right) - \left(\beta_0 + \beta_j c_0 + \sum_{t \neq j}^{m}\beta_t X_t\right) \\
&= \beta_j(c_1 - c_0) \qquad (13-7)
\end{aligned}$$

取反对数后可得：

$$OR_j = \exp[\beta_i(c_1 - c_0)] \qquad (13-8)$$

式中 P_1 和 P_0 分别表示暴露与未暴露时的发病率，OR_j 表示多变量调整后的优势比（adjusted odds ratio，OR_{adj}）。如果暴露，X_j 赋值为 1，如果非暴露，X_j 赋值为 0，那么暴露组与非暴露组发病的比数比为：

$$OR_j = \exp(\beta_j) \qquad (13-9)$$

当 $\beta_j = 0$ 时，$OR_j = 1$，说明 X_j 对疾病发生不起作用；当 $\beta_j > 0$ 时，$OR_j > 1$，说明 X_j 是危险因素；当 $\beta_j < 0$ 时，$OR_j < 1$，说明 X_j 是保护因素。优势比 OR 适用于流行病学研究中的病例对照研究。

二、模型的参数估计与假设检验

（一）参数估计

logistic 回归模型的参数估计采用最大似然估计法（maximum likelihood estimate，MLE）。其基本思想是首先建立似然函数或对数似然函数，求似然函数或对数似然函数达到最大时参数的取值，即参数的最大似然估计值。

当各事件独立发生时，n 个观察对象所构成的似然函数 $L(\theta)$ 是每个观察对象的似然函数贡献量的乘积，其计算公式为：

$$L(\theta) = \prod_{i=1}^{n} P_i^{Y_i}(1-P_i)^{1-Y_i} \qquad i = 1, 2, \cdots, n \qquad (13-10)$$

式中的 $\prod$ 为研究对象从 $i=1$ 到 n 的乘积，Y_i 为因变量，取值为 0 或 1，P_i 表示第 i 个研究对象在自变量的作用下阳性结果发生的概率，如果实际出现的是阳性结果，取 $Y_i = 1$，否则取 $Y_i = 0$。通常采用取对数的形式简化运算，当 L 值最大时，求出参数值，即：

$$\ln L = \sum_{i=1}^{n}\left[Y_i \ln P_i + (1-Y_i)\ln(1-P_i)\right] \qquad (13-11)$$

然后用迭代方法使对数似然函数达到最大值，此时参数的取值 b_0，b_1，b_2，$\cdots b_k$ 即为 β_0，β_1，β_2，

$\cdots \beta_k$ 的最大似然估计值。需要借助统计分析软件完成。由公式 13-8 可得，某因素两个不同水平（c_1，c_0）比数比的估计值为：

$$O\hat{R} = \exp[b_j(c_1 - c_0)] \tag{13-12}$$

OR_j 的可信区间可以利用 b_j 的抽样分布估计，在样本含量 n 较大时，β_j 的抽样分布近似服从正态分布，若 X_j 只有暴露与非暴露两个水平时，则 OR_j 的 95% 置信区间计算式为：

$$\exp(b_j \pm 1.96S_{b_j}) \tag{13-13}$$

式中 S_{b_j} 是 b_j 的标准误，其值及可信区间由统计软件给出。当 $b_j = 0$ 时，$OR_j = 1$，表示暴露因素与疾病结局间不存在关联；当 $b_j > 0$ 时，$OR_j > 1$，表示暴露因素是疾病的危险因素；当 $b_j < 0$ 时，$OR_j < 1$，表示暴露因素是疾病的保护因素。

（二）假设检验

对回归系数估计后，需要对回归模型及回归系数进行假设检验。对总体回归模型的假设检验，可从整体上来检验自变量对于结局的影响是否有统计学意义。还需要对模型中所有自变量的回归系数做假设检验，判断每一个自变量对模型是否有贡献。常用的假设检验包括似然比检验（likelihood ratio tests，LRTs）和 Wald 检验两种方法。

1. logistic 回归模型的假设检验　对建立起的 logistic 回归模型是否成立进行假设检验常用的方法为似然比检验。似然比检验的基本思想是比较在两种不同假设条件下的对数似然函数值，看其差别大小。一般先拟合一个不包含准备检验的变量在内的 logistic 回归模型，求出它的对数似然函数值 $\ln L_0$，然后把需要检验的变量加入模型中去再进行拟合，得到一个新的对数似然函数值 $\ln L_1$。假设前后两个模型分别包含 p 个自变量和 l 个自变量，似然比统计量 G 的计算公式为：

$$G = 2(\ln L_1 - \ln L_0) \tag{13-14}$$

当样本含量较大时，在零假设下得到的 G 统计量服从自由度为 d（$d = p - 1$）的 χ^2 分布。若 $G \geqslant \chi^2_{\alpha,d}$ 时，表示新加入的 d 个自变量对回归方程有统计学意义。如果只对一个回归系数检验，则 $d = 1$。

2. 回归系数的假设检验　除了对 logistic 回归模型整体进行检验外，还需要对模型中的每一个自变量的回归系数进行检验。回归系数的假设检验为：$H_0: \beta_j = 0$，$H_1: \beta_j \neq 0$。常用的假设检验的方法为 Wald 检验。Wald 检验只需将各参数 β_j 的估计值 b_j 与 0 比较，计算统计量：

$$z = \frac{b_j}{S_{b_j}} \tag{13-15}$$

或

$$\chi^2 = \left(\frac{b_j}{S_{b_j}}\right)^2 \tag{13-16}$$

式中 S_{b_j} 为回归系数 b_j 的标准误。对于大样本资料，在检验假设 H_0 成立的情况下，z 近似服从标准正态分布，z 为标准正态统计量，各参数 β_j 的 95% 置信区间为 $b_j \pm 1.96S_{b_j}$，而 χ^2 则近似服从自由度 $\nu = 1$ 的 χ^2 分布。

在似然比检验和 Wald 检验两种方法中，似然比检验最可靠，可以对自变量增减时所得到的不同模型进行比较；既可用于单个自变量的假设检验，又适合多个自变量同时检验。Wald 检验未考虑各影响因素间的综合作用，比较适合单个自变量的检验，但结果偏于保守。实际工作中，应注意使用的统计软件采用的是何种假设检验方法，采用不同方法所得的结果可能会有所不同。在大样本情况下，使用两种检验方法得到的检验结果是一致的。

（三）logistic 回归模型的评价与诊断

1. 回归模型的评价　回归模型建立后，评价模型预测值与对应的观测值是否具有良好的一致性，即评价模型有效地匹配观测数据的程度，这就是拟合优度检验。对 logistic 回归模型进行拟合优度检验，是通过比较模型预测的与实际观测的事件发生与否的实际频数是否有差别来进行检验。如果模型拟合效果好，说明得出的结论更符合实际情况；反之，则说明预测值与实际值差别较大，结论的可靠性差。

做拟合优度检验时，建立的检验假设分别为：

H_0：模型的拟合效果好

H_1：模型的拟合效果不好

检验水准 $\alpha = 0.10$

模型拟合优度检验常用的方法有似然比检验、Hosmer – Lemeshow 检验（H – L 检验）、偏差检验（Deviance）和 Pearson χ^2 检验，分别计算 $-2\ln(L)$，χ^2_{HL}，χ^2_D 和 χ^2_P，统计量越小，说明拟合效果越好。

（1）似然比检验　判断某回归方程的拟合优度是否达到较好状态，常以所建立的回归方程为基础，再向方程中引入新变量，并用似然比检验判断拟合效果是否改善，如果没有进一步改善，则以此方程为最终结果。此时使用的模型拟合优度信息指标为 $-2\ln(L)$，对于某特定回归方程，其 $-2\ln(L)$ 越小，该回归方程的拟合效果越好。

（2）Hosmer – Lemeshow 检验　根据模型预测概率的大小将所观测的样本十等分，然后根据每一组因变量实际观测值 A 与回归方程预测值 T 计算 Pearson χ^2 拟合统计量，自由度为 $k - 2$。当自变量数量增加时，特别是模型纳入连续型自变量后，变量间不同取值的组合数量会很大。如果各组合下观测例数较少，拟合优度的偏差检验和 Pearson χ^2 检验的自由度较大，结果可靠性差，宜选择 $H – L$ 检验来评价回归模型的拟合优度。

（3）偏差检验　以全模型的对数似然函数记为 $\ln L_1$，待检验的模型的对数似然函数记为 $\ln L_2$，目标模型与全模型在拟合优度上的偏差（Deviance）记为 D，偏差越小，模型拟合效果越好。

$$D = 2(\ln L_1 - \ln L_2) \tag{13-17}$$

$$\chi^2_D = 2 \sum_{i=1}^{m} \sum_{j=1}^{k} O_{ij} \ln\left(\frac{O_{ij}}{n_i \hat{p}_j}\right) \tag{13-18}$$

（4）Pearson χ^2 检验　是衡量模型偏离实际情况程度的统计量，某些情况下，可作为偏差的替代选择。大多数情况下，偏差统计量和 Pearson χ^2 统计量比较接近，可得到相同结论。由于两统计量对 χ^2 分布近似程度不同，可能出现两者相差较大，甚至得出相反结论。在评价用最大似然法所拟合的 logistic 回归模型时，偏差统计量比 Pearson χ^2 统计量更可靠。在样本量较大时，二者结果一致。统计量越小，模型拟合效果越好。

2. 回归模型的预测精准度（predicted percentage correct）　可以间接评价模型的拟合程度。评价回归模型预测精准度时可采用广义决定系数（generalized coefficient of determination），包括 Cox – Snell R^2 系数和 Nagelkerke R^2 系数。

Cox – Snell 广义决定系数的计算公式为：

$$\text{Cox} - \text{snell's}R^2 = 1 - \left[\frac{L(0)}{L(\hat{\beta})}\right]^{2/n} \tag{13-19}$$

Nagelkerke 广义决定系数的计算公式为：

$$\text{Nagelkerke's}R^2 = \frac{1 - [L(0)/L(\hat{\beta})]^{2/n}}{1 - [L(0)]^{2/n}} \tag{13-20}$$

式中，$L(0)$ 为模型中只含有常数项时的似然值，$L(\hat{\beta})$ 为当前模型的似然值。该指标的解释类似于线性回归模型中的决定系数，广义决定系数取值都在 0 – 1 之间，广义决定系数越大，说明总变异中能够被回归模型所解释的比例越大，此时模型的预测精准度越高。

预测准确率是指根据各例观察的解释变量，计算模型的预测概率，以 0.5 为分界值对各例观察进行重新分类后正确者占总数的百分比。

三、变量筛选

当 logistic 回归分析对多个自变量进行筛选时，并不是每一个自变量对模型都有贡献。通常只保留具有统计学意义的自变量在模型内，而将无统计学意义的自变量排除在模型外，即变量筛选。自变量筛选的方法有向前法、后退法和逐步法三种方法。前进法比较容易发现作用最强的自变量；后退法则对组合作用较强的几个变量比较敏感；逐步法可保证最近进入模型的自变量均有统计学意义，无统计学意义的自变量都将被剔除。logistic 回归参数检验的统计量是似然比检验统计量 G、Wald χ^2 统计量等。统计软件在筛选变量时使用似然比统计量。

第二节　非条件 logistic 回归模型

logistic 回归按设计类型的不同，分为非匹配设计的非条件 logistic 回归（unconditional logistic regression）与匹配设计的条件 logistic 回归（conditional logistic regression）。本节介绍因变量为二分类变量的非条件 logistic 回归。

一、二分类变量 logistic 回归模型

如果因变量 Y 为二分类变量，例如生存与死亡、正常与异常等，其取值只有两种 1 或 0。以事件发生赋值为 1，事件不发生赋值为 0，此时欲研究事件发生的概率 P（$Y = 1$）与自变量 X_i 之间的关系，可进行因变量为二分类资料的 logistic 回归。二分类变量 logistic 回归的自变量可以是二分类变量，多分类变量以及数值变量。二分类 logistic 回归采用 SPSS 软件的 Binary logistic 过程进行统计分析。logistic 回归方程为：

$$Logit(p) = \ln\left(\frac{p}{1-p}\right) = b_0 + b_1X_1 + b_2X_2 + \cdots + b_kX_k \tag{13-21}$$

二、案例与分析思路

例 13.1　分析成年男性吸烟、饮酒与肺癌的病例对照研究，分别调查了肺癌患者 300 例，健康人 300 例对照，赋值见表 13-2 所示，结果见表 13-3。

表 13-2　肺癌的 2 个危险因素的赋值

因素	变量名	赋值
吸烟情况	X_1	不吸烟 =0，吸烟 =1
饮酒情况	X_2	无 =0，有 =1
肺癌	Y	对照 =0，病例 =1

表 13-3　吸烟、饮酒与肺癌的关系

序号（NO.）	吸烟（X_1）	饮酒（X_2）	病例 - 对照（Y）	频数（f）
1	0	0	0	71
2	0	1	0	77
3	1	0	0	46

续表

序号（NO.）	吸烟（X_1）	饮酒（X_2）	病例－对照（Y）	频数（f）
4	1	1	0	106
5	0	0	1	29
6	0	1	1	36
7	1	0	1	67
8	1	1	1	168

1. 分析思路 本案例欲进行关联性分析，而因变量 Y 为肺癌患病与否，属于二分类变量。此时想要研究调查因素与二分类变量间的数量依存关系，并且不属于匹配设计，首选方法即为非条件二分类 logistic 回归。

2. 分析步骤与结果解读 应用 SPSS 软件默认的 Enter 法，将所有自变量强行引入模型，输出的结果如下表所示。

（1）对所建立的回归模型进行假设检验（表 13－4）。

H_0：$\beta_1 = \beta_2 = \cdots \beta_k = 0$

H_1：$\beta_j \neq 0$（$j = 1$, 2, $3 \cdots k$）

检验水准 $\alpha = 0.05$

表 13－4 模型系数总检验（Omnibus Tests of Model Coefficients）

		Chi－square	df	Sig.
Step1	Step	51.479	2	0.000
	Block	51.479	2	0.000
	Model	51.479	2	0.000

模型系数总检验结果显示 $P < 0.001$，拒绝 H_0，接受 H_1，表明建立起来的回归模型至少有一个自变量的作用是有意义的，所以回归模型有统计学意义。

（2）对所建立起来的回归模型进行评价（表 13－5）。

表 13－5 模型综合分析（Model Summary）

Step	－2 Log likelihood	Cox & Snell R Square	Nagelkerke R Square
1	780.298[a]	0.082	0.110

a. Estimation terminated at iteration number 3 because parameter estimates changed by less than .001.

模型综合分析，给出 －2 对数似然比为 780.298，结合模型系数总检验结果，可认为模型成立。

（3）对所建立起来的回归模型的预测准确性进行评估（表 13－6）。

表 13－6 分类表（Classification Table [a]）

			Predicted		
			肺癌		Percentage Correct
	Observed		否	是	
Step1	肺癌	否	148	152	49.3
		是	65	235	78.3
	合计百分比				63.8

a. The cut value is .500

分类表显示的是引入自变量的回归模型进行预测的准确性的评估结果，结果显示，利用此回归模型预测的准确率可达到 63.8%。

（4）回归系数的参数估计与检验（表 13 - 7）。

表 13 - 7　进入方程的自变量及其有关参数的估计与检验

选入变量	b	标准误 S_b	Waldχ^2	自由度 ν	P	OR	OR 可信区间
吸烟（X_1）	1.241	0.184	45.472	1	0.000	3.459	(2.412, 4.961)
饮酒（X_2）	0.103	0.181	0.324	1	0.569	1.109	(0.777, 1.581)
常数项	-0.878	0.178	24.282	1	0.000	.416	

可见，吸烟的回归系数为 1.241，Wald χ^2 为 45.472，$P < 0.001$，有统计学意义，OR 值为 3.459，说明吸烟人群患肺癌是不吸烟人群的 3.459 倍。其 logistic 回归方程为：

$$\text{logit}(p) = -0.878 + 1.241X_1 + 0.103X_2$$

如应用 SPSS 软件默认的 Forward LR 逐步法，进入模型的标准为 0.05，剔除模型的标准为 0.10，最终一步输出的结果如表 13 - 8 所示。

表 13 - 8　进入方程中的自变量及其参数的估计与检验

选入变量	b	标准误 S_b	Wald χ^2	自由度 ν	P	OR	OR 可信区间
吸烟（X_1）	1.259	0.182	48.032	1	0.000	3.520	(2.466, 5.025)
常数项	-0.823	0.149	30.578	1	0.000	0.439	

可见，利用逐步回归法得到的吸烟情况的回归系数为 1.259，Wald χ^2 为 48.032，$P < 0.001$，有统计学意义，OR 值为 3.520，说明吸烟人群患肺癌是不吸烟人群的 3.520 倍。其建立起的 logistic 回归方程为：

$$\text{logit}(p) = -0.823 + 1.259X_1$$

本例中 logistic 的逐步回归模型引入的自变量 X_1 的回归系数有统计学意义，相较于全进入法要好。但预测的准确率方面，筛选变量引入后，预测准确率为 63.8%，保持不变，Cox & Snell R^2 以及 Nagelkerke R^2 系数分别为 0.082 与 0.109，说明该回归模型的预测能力不够强。

第三节　条件 logistic 回归模型

条件 logistic 回归（conditional logistic regression）主要应用于配对或分层资料。在医学研究的设计阶段，采用配对设计来控制混杂因素对研究结果的影响。病例对照研究中，为了组间具有可比性，排除掉混杂因素的干扰，把病例和对照按某些因素与特征（如年龄、性别等）条件进行匹配，即要求病例组与对照组在某些因素与特征上要保持一致。若匹配组中包含一个病例与一个对照，称为 1∶1 匹配；若匹配组中包含 n 个病例与 m 个对照，则称为 $n∶m$ 匹配设计，最常见的是 1∶m（$m \leqslant 4$）。

一、条件 logistic 回归的原理

以 1∶m 病例对照研究为例，建立条件 logistic 回归模型。有 n 个匹配组，每个组中有一个病例与 m 个对照，用 X_{ij} 表示第 i 组第 t 个观察对象的第 j 个研究因素的观察值。假定每个研究因素在不同的匹配组中对因变量的作用是相同的。对 n 个匹配组的资料，按独立事件概率乘法原理可得模型的条件似然函数为：

$$L = \prod_{i=1}^{n} \frac{1}{1 + \sum_{t=1}^{m} \exp\left[\sum_{j=1}^{k} \beta_j (X_{itj} - X_{i0j})\right]} \tag{13-22}$$

其中，$t = 1, 2, \cdots, m$ 表示对照，$t = 0$ 表示病例，$j = 1, 2, \cdots, k$ 表示协变量个数。各协变量的值为病例组和对照组相应的研究变量的差值。

条件 logistic 回归似然函数没有常数项 β_0，即没有截距，其回归模型结果不能用作预测，只能作因素分析。因此，进行具体资料的条件 logistic 回归分析时，一般不需写出回归模型。对条件似然函数 L 取自然对数后，可用 Newton – Raphson 迭代方法求得参数的估计值 b_j（$j = 1, 2, \cdots, m$）及其标准误 $SE(b_j)$。条件 logistic 回归模型中参数的估计方法是极大似然估计法，模型以及参数的假设检验、OR 值及其可信区间的计算均与非条件 logistic 回归相同。

二、案例与分析思路

例 13.2　研究患胃癌的相关危险因素，对居民进行调查，对照匹配的条件如下：两组的性别、年龄、民族和婚姻分布类似，居住在同一社区。因变量为 case（case = 1 为胃癌患者，case = 0 为对照），研究纳入的自变量包括：是否吸烟（smoke = 1 是，smoke = 0 否），是否饮酒（drink = 1 是，drink = 0 否）以及是否喝茶（tea = 1 是，tea = 0 否），如表 13 – 9 所示。

表 13 – 9　胃癌危险因素筛选 1∶1 病例对照研究

病例组					对照组			
ID	case	smoke	drink	tea	ID	case	smoke	drink	tea
1	1	1	1	1	1	0	0	0	0
2	1	1	0	1	2	0	1	0	0
3	1	1	1	1	3	0	1	0	1
4	1	0	1	1	4	0	0	1	0
5	1	1	1	1	5	0	1	0	1
6	1	1	0	1	6	0	0	0	0
7	1	0	0	1	7	0	0	0	1
8	1	1	0	1	8	0	0	0	0
9	1	1	1	1	9	0	0	0	0
10	1	1	0	1	10	0	0	0	0
11	1	1	1	1	11	0	0	1	0
12	1	1	0	1	12	0	0	0	1
13	1	1	1	1	13	0	1	0	0
14	1	1	0	0	14	0	0	1	1
15	1	1	1	1	15	0	1	0	0
16	1	1	0	1	16	0	1	0	0
17	1	1	1	1	17	0	0	0	0
18	1	1	1	1	18	0	0	0	0
19	1	0	0	1	19	0	0	0	0
20	1	1	1	1	20	0	0	1	1
21	1	1	0	1	21	0	1	1	0
22	1	1	1	1	22	0	0	0	1

续表

	病例组				对照组			
ID	case	smoke	drink	tea	ID	case	smoke	drink	tea
23	1	1	0	0	23	0	0	0	0
24	1	1	0	1	24	0	0	0	0
25	1	1	0	1	25	0	1	0	1
26	1	1	0	1	26	0	1	0	1
27	1	0	1	1	27	0	0	0	0
28	1	1	0	1	28	0	1	0	1
29	1	0	1	1	29	0	0	0	1
30	1	1	0	1	30	0	1	0	1
31	1	1	0	0	31	0	1	0	1
32	1	1	0	1	32	0	0	0	1
33	1	0	0	1	33	0	1	0	1
34	1	1	0	1	34	0	0	0	1
35	1	1	1	1	35	0	1	1	1
36	1	1	0	1	36	0	0	0	0
37	1	1	1	1	37	0	0	0	1
38	1	1	0	1	38	0	0	0	0
39	1	1	1	1	39	0	0	0	1
40	1	1	0	1	40	0	0	0	1
41	1	1	1	1	41	0	0	0	0
42	1	1	0	1	42	0	0	0	1
43	1	1	1	1	43	0	1	0	1
44	1	1	0	0	44	0	1	0	0
45	1	0	1	0	45	0	1	0	1
46	1	1	0	1	46	0	1	0	1
47	1	1	1	1	47	0	0	0	0
48	1	1	0	1	48	0	1	0	1
49	1	1	1	tea	49	0	0	0	1
50	1	1	0	1	50	0	0	0	1
51	1	1	1	0	51	0	1	0	1
52	1	1	1	1	52	0	1	0	1
53	1	1	1	1	53	0	0	0	0
54	1	1	0	0	54	0	1	0	1
55	1	1	1	1	55	0	0	0	1
56	1	1	0	0	56	0	0	0	0
57	1	0	1	1	57	0	0	1	0
58	1	1	0	1	58	0	0	0	0
59	1	1	0	1	59	0	1	0	1
60	1	1	1	1	60	0	1	0	1
61	1	1	1	1	61	0	1	1	1
62	1	1	1	1	62	0	0	0	1

续表

	病例组					对照组			
ID	case	smoke	drink	tea	ID	case	smoke	drink	tea
63	1	1	1	1	63	0	1	0	1
64	1	0	0	1	64	0	0	1	1
65	1	1	1	1	65	0	0	0	0
66	1	1	1	1	66	0	1	0	1
67	1	1	1	1	67	0	0	0	1
68	1	1	0	1	68	0	0	0	1

1. 分析思路 本案例的因变量 Y 为胃癌患病与否，属于二分类变量。研究调查因素与二分类变量间的数量依存关系，采用了 1∶1 配对设计，利用条件 logistic 回归进行分析。

2. 分析步骤与结果解读 应用 SPSS 软件默认的 Enter 法，将所有自变量强行引入模型，输出的结果如表 13-10 所示。

表 13-10　进入方程中自变量及其参数的估计与检验

case		B	S. E.	Wald	df	Sig.	Exp（B）	95% C. I. for EXP（B）	
								Lower	Upper
1	smoke	2. 544	0. 811	9. 829	1	0. 002	12. 731	2. 595	62. 453
	drink	2. 030	0. 722	7. 912	1	0. 005	7. 613	1. 851	31. 318
	tea	0. 712	0. 608	1. 368	1	0. 242	2. 037	0. 618	6. 712

可见，是否吸烟的回归系数为 2.544，Wald χ^2 为 9.829，$P = 0.002$，有统计学意义，OR 值为 12.731，说明吸烟人群患胃癌的风险是不吸烟人群的 12.731 倍；是否饮酒的回归系数为 2.030，Wald χ^2 为 7.912，$P = 0.005$，有统计学意义，OR 值为 7.613，说明饮酒人群患胃癌的风险是不饮酒人群的 7.613 倍。

如应用 SPSS 软件向前步进法，最终一步输出的结果如表 13-11 所示。

表 13-11　进入方程中自变量及其参数的估计与检验

case		B	S. E.	Wald	df	Sig.	Exp（B）	95% C. I. for EXP（B）	
								Lower	Upper
1	smoke	2. 678	0. 785	11. 646	1	0. 001	14. 555	3. 126	67. 755
	drink	2. 071	0. 721	8. 248	1	0. 004	7. 929	1. 930	32. 577

利用向前步进法最终得到的回归模型中的自变量都是有统计学意义的。是否吸烟的回归系数为 2.678，Wald χ^2 为 11.646，$P = 0.001$，有统计学意义，OR 值为 14.555，说明吸烟人群患胃癌的风险是不吸烟人群的 14.555 倍；是否饮酒的回归系数为 2.071，Wald χ^2 为 8.248，$P = 0.004$，有统计学意义，OR 值为 7.929，说明饮酒人群患胃癌的风险是不饮酒人群的 7.929 倍。

第四节　logistic 回归的应用与注意事项

一、logistic 回归模型的应用

logistic 回归是一种概率型模型，已成为因变量为分类变量资料最常用的统计分析方法。

（一）logistic 回归模型的应用条件

logistic 回归模型的应用条件为：①因变量各观测值 Y_i（$i=1,2,\cdots,n$）应相互独立，因此不能用于研究传染性疾病；②各观察对象的观察时间长短应相同；③多个自变量的联合作用是相乘而不是相加。

（二）logistic 回归模型的主要用途

1. 流行病学危险因素的筛选 logistic 回归模型常用于分析流行病学中的疾病的危险因素。横断面研究、病例对照研究、队列研究、临床疗效研究、卫生服务研究都可利用 logistic 回归模型对疾病相关病因进行评估，并验证疾病相关危险因素效应的大小。对于疾病危险因素的筛选，首先在设计阶段根据研究目的、专业背景拟定可能产生影响的自变量，按照 logistic 回归模型的步骤，采取不同的方法筛选自变量，通过回归系数与 *OR* 值筛选出有统计学意义的影响因素，剔除无统计学意义的自变量。

2. 控制与调整混杂因素 在医学研究中，研究者评价其干预因素的效应时，常会受到混杂因素如年龄、性别、病情、病程、行为危险因素等的影响。一般在两个阶段对混杂因素的控制，一是研究设计阶段，通过分层、匹配对研究对象的纳入与排除标准进行限定，从而达到控制混杂因素的目的；二是对于研究设计阶段不易控制的混杂因素，通过多因素分析方法加以校正。当临床试验的效应指标为分类变量时，验证疗效评价指标是否与某些因素相关时采用 logistic 回归模型；且可对其他影响到疗效评价的混杂因素进行调整。

3. 预测与判别 logistic 回归模型是一个概率模型，因此非条件 logistic 回归可用于对某种事件发生的概率进行预测与判别，可以根据预测结果对样本进行判别分类。通过假设检验，确定回归模型中解释变量间的关系，并且保证建立的回归模型具有较好的拟合优度，当给出特定的自变量之后，通过建立的 logistic 回归模型计算该事件发生的概率，利用其预测概率，对结局做出概率性的判断。队列研究和横断面调查可以预测个体出现可能结局的概率，从而判别个体可能的疾病结局。但病例对照研究，通常不能根据 logistic 回归模型预测概率；由于条件 logistic 回归不对常数项进行估计，只能帮助分析变量的效应而无法进行预测与判别。

4. 药物或毒物的剂量反应分析 在分析药物或毒物的剂量反应上，可以对其剂量 – 反应拟合 logistic 回归曲线，进行有效剂量（如半数效量）估计，以及剂量 – 反应趋势分析等。如果药物或毒物有多种，可以利用 logistic 回归模型分析其联合作用，说明药物间的协同或拮抗作用。如药物 A 和药物 B，可以选择模型：

$$P = \frac{1}{1 + \exp[-(-(\beta_0 + \beta_1 A + \beta_2 B + \gamma AB))]} \tag{13-23}$$

若交互项系数 $r \neq 0$，说明两种药物除主效应外，还有协同或拮抗作用。

二、logistic 回归模型的注意事项

1. 个体的独立性 logistic 回归模型要求研究对象间彼此独立。在某些国家卫生管理的服务调查中，通常以家庭为单位进行整群抽样研究时，同一个家庭中的个体之间受遗传因素、环境因素、行为因素等影响而不独立，家庭成员的观测指标间存在着一定的内部相关性，这种个体存在聚集性特征，这种资料不能采用 logistic 回归分析，而需要用广义估计方程或多水平模型等统计分析方法。

2. 变量的赋值 对同一资料的分析，变量采用不同的取值形式，参数的含义、量值、符号及假设检验结果都可能发生变化。实际应用中，因变量为二分类变量时，将研究结局阳性事件的发生赋值为 1，而阴性结局的发生赋值为 0，模型分析的是研究关心的结局的相关影响因素。如将二者倒置，对回

归系数以及效应指标的解释都将改变方向。logistic 回归模型中，自变量可以是二分类变量、无序多分类变量、有序多分类变量和定量变量。如果自变量是二分类变量，可以使用 0 或 1 赋值；如果自变量是多分类变量，就需要转化为哑变量。当自变量是一个定量指标时，有三种处理方法：①直接使用原始观测值，能保证信息的完整性，回归效果较为理想，假设检验的结果比较可靠，但参数的实际意义不够明确；②将连续变量按取值区间分成若干等级组，按 1，2，…，k 分组，然后按连续变量进行处理；③将连续变量按不同区间分成 k 个组，化成 $k-1$ 个哑变量处理，分别解释为在其他自变量固定的条件下，该自变量对于因变量的影响。当 $k>2$ 时，不能用常规的方法进行变量筛选，而将 $k-1$ 个哑变量作为一个整体，检验其是否引入回归模型。定量变量可以按原始数据纳入模型，也可根据专业将定量变量离散化，从而拟合入模型中。

3. 样本含量　logistic 回归模型的所有统计推断都是建立在大样本的基础之上，因此要求有足够的样本含量；样本含量越大，结果越可靠。利用 logistic 回归模型进行分析时，病例组和对照组的人数至少需要 30～50 例。自变量个数越多，自变量各水平间的交叉分类数也逐渐增多，需要例数也越多。只有每一分类下都有一定的观测单位，才能得到稳定、可靠的参数估计。对于匹配资料，一般样本的匹配组数应至少为自变量个数的 20 倍以上。

4. 有序 logistic 回归的平行线假设检验　当因变量为有序多分类变量（例如包含了 n 个类别）时，如慢性病的危险因素研究，观察结果为病情的不同程度如"无、轻、中、重"，临床试验的疗效评价如"治愈、显效、好转、无效"，这种资料可以采用有序 logistic 回归分析，需要对所拟合的 $n-1$ 个方程对应的累积概率曲线的平行线进行检验，即检验各自变量在不同累积概率模型中的回归系数是否相同。SPSS 软件采用似然比检验判断不同累积概率曲线的平行性。如果似然比检验结果为 $P>0.10$，说明平行性假设满足，可采用有序 logistic 回归分析；如果平行性假设未满足，则需采用多分类 logistic 回归模型。

⊕ 知识链接

多元线性回归分析与 logistic 回归分析的异同点

相同点　①可以研究因变量对自变量的依存关系；②要求观察对象相互独立；③可以对自变量进行筛选，自变量可以是计量资料，也可以是计数资料或等级资料。

不同点　①因变量：多重线性回归分析的因变量是连续型变量，要求模型的误差项服从正态分布；logistic 回归分析的因变量是二分类及多分类变量，模型的误差项服从二项分布或多项分布。②回归系数估计方法：多重线性回归分析回归系数的估计常用最小二乘法；logistic 回归分析的回归系数的估计常采用最大似然法。③模型的假设检验方法：多重线性回归模型的假设检验是方差分析，偏回归系数检验有方差分析和 t 检验；logistic 回归模型的假设检验常用似然比检验、Wald 检验和计分检验。

第五节　SPSS 软件操作与结果分析

一、用 SPSS 实现非条件二分类 logistic 回归检验 ⓔ 微课1

以下数据来源于例 13.1 资料。

1. 建立数据文件　以"吸烟（X_1）""饮酒情况（X_2）""是否患病（Y）"为变量名，输入数据，建立数据文件"shuju13 – 1. sav"，见图 13 – 1。

NO	X1	X2	Y
1	0	0	0
2	0	0	0
...	...	...	...
599	1	1	1
600	1	1	1

图 13 – 1   shuju13 – 1. sav

2. 分析步骤   Analyze →Regression →Binary logistic… →Y→Dependent →X1 – X2→Covariates：→Options…→CI for exp（B）：95%→Continue→OK。

3. 结果及解释

（1）对所建立的回归模型进行假设检验（图 13 – 2）。

Omnibus Tests of Model Coefficients

		Chi-square	df	Sig
Step 1	Step	51.479	2	.000
	Block	51.479	2	.000
	Model	51.479	2	.000

图 13 – 2   模型系数总检验

$\chi^2 = 51.479$，$P < 0.001$ 的检验水准下，表明建立起来的回归模型至少有一个自变量的作用是有意义的，所以回归模型有统计学意义。

（2）对所建立起来的回归模型进行评价（图 13 – 3）。

Model Summary

Step	-2 Log likelihood	Cox & Snell R Square	Nagelkerke R Square
1	780.298[a]	.082	.110

a. Estimation terminated at iteration number 3 because parameter estimates changed by less than .001.

图 13 – 3   模型综合分析

-2 对数似然比 $= 780.298$，Cox & Snell $R^2 = 0.082$，Nagelkerke $R^2 = 0.110$。

（3）对所建立起来的回归模型的预测准确性进行评估（图 13 – 4）。

Classification Table[a]

			Predicted		
			肺癌		Percentage Correct
	Observed		否	是	
Step 1	肺癌	否	148	152	49.3
		是	65	235	78.3
	Overall Percentage				63.8

a. The cut value is .500

图 13 – 4   模型预测准确率

结果显示，利用此回归模型预测的准确率可达到 63.8%。

（4）建立的回归模型的参数估计与假设检验结果见图 13 – 5。

Variables in the Equation

		B	S.E.	Wald	df	Sig.	Exp(B)	95% C.I.for EXP(B) Lower	95% C.I.for EXP(B) Upper
Step 1ª	X1	1.241	.184	45.472	1	.000	3.459	2.412	4.961
	X2	.103	.181	.324	1	.569	1.109	.777	1.581
	Constant	-.878	.178	24.282	1	.000	.416		

a. Variable(s) entered on step 1: X1, X2.

图 13 - 5　logistic 回归分析的参数估计与假设检验结果

所有纳入的自变量中最终有意义的自变量为 X_1，X_2，其建立起的 logistic 回归方程为：

$$logit(p) = -0.878 + 1.24X_1 + 0.103X_2$$

二、用 SPSS 实现 1∶1 配对设计 logistic 回归检验 ⒠微课2

以下数据来源于例 13.2 资料。

1. 建立数据文件　定义变量，因变量 case1 为胃癌患者，case2 为对照，自变量包括：是否吸烟（smoke = 1 是，smoke = 0 否），是否饮酒（drink = 1 是，drink = 0 否）以及是否喝茶（tea = 1 是，tea = 0 否），录入数据并建立数据文件"shuju13 - 2. sav"，见图 13 - 6。

ID	case1	smoke1	drink1	tea1	case2	smoke2	drink2	tea2
1	1	1	1	1	0	0	0	0
2	1	1	0	1	0	1	0	0
⋮	⋮	⋮	⋮	⋮	⋮	⋮	⋮	⋮
67	1	1	1	1	0	0	0	1
68	1	1	1	1	0	0	0	1

图 13 - 6　shuju13 - 2. sav

2. 分析步骤

（1）求各变量差值　以因变量 case1，case2 为例，Transform→Compute Variable→Target Variable 输入差值名称 case→Numeric Expression 为 case1 - case2→OK。其余自变量皆以此方式求出各自差值，最后将生成 4 个差值新变量 case、smoke、drink、tea，这 4 个新变量将引入后续配对 logistic 回归过程。

（2）logistic 回归步骤　Analyze →Regression →Multinomial logistic… →case →Dependent →smoke，drink，tea→Covariate（s）→Model→Custom/Stepwise→取消 Include intercept in model→smoke，drink，tea →Forced Entry Terms→Continue→OK。

3. 结果及解释

（1）对模型中所有系数进行似然比检验（图 13 - 7）。

Model Fitting Information

Model	Model Fitting Criteria -2 Log Likelihood	Likelihood Ratio Tests Chi-Square	Likelihood Ratio Tests df	Likelihood Ratio Tests Sig.
Null	94.268			
Final	46.100	48.168	3	.000

图 13 - 7　模型拟合信息

结果显示，最终模型假设检验的 $\chi^2 = 48.168$，$P < 0.001$。说明模型中并非所有自变量的回归系数都为 0，该模型有统计学意义。

（2）对模型的拟合效果评价见图 13 - 8。

Pseudo R-Square

Cox and Snell	.508
Nagelkerke	.677
McFadden	.511

图 13 – 8　模型的拟合效果评价

结果显示，本模型的伪决定系数比较大，模型拟合效果尚可。

（3）模型似然比检验见图 13 – 9。

Likelihood Ratio Tests

Effect	Model Fitting Criteria	Likelihood Ratio Tests		
	-2 Log Likelihood of Reduced Model	Chi-Square	df	Sig.
smoke	63.017	16.917	1	.000
drink	57.665	11.565	1	.001
tea	47.540	1.440	1	.230

The chi-square statistic is the difference in -2 log-likelihoods between the final model and a reduced model. The reduced model is formed by omitting an effect from the final model.
The null hypothesis is that all parameters of that effect are 0.

图 13 – 9　模型似然比检验

结果输出从当前模型中分别剔除每一个自变量后拟合新的条件 logistic 回归模型的 – 2 倍似然对数值，用于考察是否可以从当前模型中剔除该自变量。可以看出 tea 是否喝茶大于 0.05，提示可以进一步利用逐步回归的方式进行自变量筛选。

（4）模型的参数估计与假设检验见图 13 – 10。

参数估算值

case		B	Std. Error	Wald	df	Sig.	Exp(B)	95% Confidence Interval for Exp(B)	
								Lower Bound	Upper Bound
1	smoke	2.544	.811	9.829	1	.002	12.731	2.595	62.453
	drink	2.030	.722	7.912	1	.005	7.613	1.851	31.318
	tea	.712	.608	1.368	1	.242	2.037	.618	6.712

图 13 – 10　模型的参数估计与假设检验

所有纳入的自变量中最终有意义的自变量为 smoke（是否吸烟）的回归系数为 2.544，Wald χ^2 为 9.829，$P = 0.002$，有统计学意义，OR 值为 12.731，说明吸烟人群患胃癌的风险是不吸烟人群的 12.731 倍；drink（是否饮酒）的回归系数为 2.030，Wald χ^2 为 7.912，$P = 0.005$，有统计学意义，OR 值为 7.613，说明饮酒人群患胃癌的风险是不饮酒人群的 7.613 倍。

目标检测

答案解析

1. logistic 回归分析适用于因变量为（　　）

　　A. 二分类变量资料　　　　　　　　　　B. 连续型的计量资料

　　C. 正态分布资料　　　　　　　　　　　D. 偏态分布资料

　　E. poisson 分布资料

2. logistic 回归模型中自变量不可以直接使用的是（　　）

  A. 二分类变量资料   B. 连续型的计量资料

  C. 无序多分类资料   D. 等级资料

  E. 两端有不确定数值的变量

3. logistic 回归与多重线性回归比较，在变量要求上，正确的是（　　）

  A. logistic 回归分析的因变量为二分类变量

  B. 多重线性回归的因变量为二分类变量

  C. logistic 回归分析和多重线性回归的因变量都可为二分类变量

  D. logistic 回归分析的因变量必须是二分类变量

  E. 多重线性回归的因变量必须是二分类变量

4. logistic 回归属于（　　）

  A. 非概率性非线性回归   B. 概率性线性回归

  C. 概率性非线性回归   D. 非概率性线性回归

  E. 多元线性回归

5. logistic 回归中自变量如为多分类变量，宜将其按哑变量处理，与其他变量进行变量筛选时可用（　　）

  A. 软件自动筛选的前进法

  B. 软件自动筛选的后退法

  C. 软件自动筛选的逐步法

  D. 最大似然法

  E. 应将几个哑变量作为一个因素，整体进入回归方程

6. logistic 回归系数与优势比 OR 的关系是（　　）

  A. $\beta > 0$ 等价于 $OR > 1$ B. $\beta < 0$ 等价于 $OR < 1$

  C. $\beta = 0$ 等价于 $OR = 1$ D. $\beta > 0$ 等价于 $OR < 1$

  E. A、B、C 均正确

7. logistic 回归不适合应用的是（　　）

  A. 疾病预测   B. 多种药物的联合作用

  C. 药物的剂量反应关系   D. 危险因素分析

  E. 估计近似相对危险度

8. logistic 回归分析的应用条件是（　　）

  A. 方差分析   B. 因变量服从正态分布

  C. 满足方差分析和正态分布   D. 因变量必须是分类变量

  E. 大样本数据

9. 将两个自变量 X_1 和 X_2 的乘积项引入回归模型，结果显著，说明（　　）

  A. 两个变量高度相关   B. 两个变量不相关

  C. 两个变量具有协同作用   D. 两个变量具有拮抗作用

  E. X_1 的作用与 X_2 的取值有关

10. 下列资料适合用 logistic 回归分析的是（　　）

  A. 血糖与胰岛素的关系

  B. 体重和身高的关系

C. 糖尿病危险因素的筛选

D. 城市与农村肺癌发病率的比较

E. 不同剂量高血压药物的作用

书网融合……

本章小结

微课1

微课2

题库

第十四章 试验设计与调查设计

PPT

📖 学习目标

知识要求：

1. 掌握 试验设计的基本要素和基本原则；调查研究的设计要点与步骤；常用抽样方法。

2. 熟悉 常用的试验设计类型、优缺点及其统计分析方法；调查问卷设计的原则、类型与结构；调查问卷的评价方法。

3. 了解 不同设计方案、不同资料类型样本量估计的方法。

技能要求：

具备开展试验研究设计和调查研究设计的基本技能。

素质要求：

通过试验设计与调查设计相关知识的学习，培养学生严谨的科学实践精神、设计优先的统计思维能力及实事求是的批判思维。

研究设计（research design）是根据研究目的和统计学要求，对研究的全过程进行周密而合理的统筹安排，从而获得真实可靠的结论。其目的是为了提高研究效率，节省人力、物力和时间，最大限度地降低和控制研究误差。研究设计包括专业设计和统计设计两个部分，专业设计即指从专业知识角度来考虑整个研究过程如何合理安排和实施，而统计设计则着重于从统计学原理或要求方面来考虑整个研究如何安排和实施。一个缜密而完善的研究设计必须兼顾专业知识和统计学要求两个方面，才能确保研究结果具有科学性、准确性和可靠性。

根据是否对研究对象施加干预措施，可将医学研究分为试验研究和调查研究两大类。本章主要从统计学角度来介绍试验研究设计和调查研究设计。

⇒ 案例引导

案例：拟观察 *E1A* 基因对裸鼠移植肿瘤生长的抑制和化学治疗的增敏作用，研究者进行了裸鼠致瘤试验，将 4 周龄裸鼠采用 "手抓" 的方式分为 3 组，即先抓住的 5 只到 A 组，后抓到的依次到 B 组、C 组，每组 5 只。分别接受不同的处理。已知裸鼠的性别、体重等非试验因素对试验结果可造成不同的影响。

讨论：1. 该试验设计合理性如何？

2. 是否存在不足之处，改进措施有哪些？

第一节 试验设计

试验设计（experiment design）根据研究目的，结合统计学要求制定适当的研究方案、技术路线和评价标准，对研究过程的总体规划和合理安排。设计过程中要考虑的因素很多，其中受试对象、处理因素和试验效应的科学选择和合理安排是试验设计的关键。这三个要素贯穿于整个试验研究过程，共同决定着试验研究的结果。

一、基本要素

（一）受试对象

受试对象（subject）又称研究对象，即试验所用的动物、标本、患特定疾病的患者、健康志愿者等。受试对象的选择应根据研究目的与内容进行严格确定，如动物试验的受试对象为动物或者器官、细胞等生物材料，临床试验的受试对象为确诊为某病的患者，现场试验的受试对象通常为正常人群。

受试对象的选择对研究结果有极为重要的影响，为使研究结果具有普遍性和推广价值，应注意以下3点。

1. 根据试验目的与内容进行严格确定，并确保受试对象的同质性和代表性。

2. 受试对象的选择应有一定的标准，如受试对象为动物，应注意动物的种类、品系、年龄、性别、体重、窝别等；如受试对象为患者，应有诊断标准、纳入标准和排除标准，并注意其性别、年龄、病情、病程等。

3. 受试对象的选择应有一定的数量，最好根据特定的设计类型估算合适的样本含量，样本过大或过小都有弊端。

（二）处理因素

处理因素（treatment factor）又称试验因素或研究因素（study factor），是根据不同的研究目的欲施加给受试对象的某种或某些因素，是研究者希望通过试验研究能够科学地考察其作用大小的因素。处理因素可以是生物的、化学的、物理的，如药物、护理措施等；也可以是受试对象自身的某些特征，如年龄、性别等。

当处理因素为单个时，称为单因素；处理因素为多个时，称为多因素。每个因素在量或者强度上可有不同，这种量或强度的不同称为水平（level）。依据研究因素与水平的不同，可产生四类试验，即单因素单水平试验、单因素多水平试验、多因素单水平试验和多因素多水平试验。一次试验中的处理因素不宜过多，否则会使分组以及所需受试对象的数量增多，整个试验难以控制。

为了研究结果的准确、可靠，确定处理因素时应注意以下问题。

1. 确定研究中的主要处理因素　医学研究中，一般按研究假设和要求来确定处理因素，但我们不可能将所考虑到的一切因素都放到一个或少数几个试验中进行观察分析，而是必须要抓住对结果影响较大的主要因素进行研究。否则，处理因素过多，会使分组增多，受试对象的例数增多，试验误差将难以控制。但是，有时处理因素过少，又将会难以体现试验研究的广度和深度。因此，设计时应根据研究目的的需要与实施的可能来确定处理因素及其数目。

2. 区分处理因素和非处理因素　在试验研究过程中，除了处理因素外，还会存在一些对研究结果会产生影响的干扰因素，它的效应不是研究者想考察的，但它对评价处理因素效应却会产生一定的干扰作用，例如，研究某药治疗某病的疗效，患者的病情、病程、职业、性别等可能对研究结果产生干扰作用。这些干扰因素也称非处理因素或混杂因素（confounding factor）。研究时要正确区分处理因素和非处理因素，对非处理因素，应采取随机、配对、区组等措施，使其尽可能在所比较组间均衡分布，以控制其对研究结果的影响。

3. 处理因素需要标准化　处理因素在整个研究过程中要始终如一，保持不变，即标准化。一般要先通过查阅文献或开展预试验等，明确处理因素的强度、频率、持续时间与施加方法等，然后制定有关规定或制度，使其相对固定，研究中没有特殊情况不得随意改动。

（三）试验效应

试验效应（experimental effect）是处理因素作用于受试对象的客观反应和结局，往往通过观测指标来表达，故亦称为效应指标。如果指标选择不当，未能准确反映处理因素的作用，获得的研究结果就缺乏科学性。因此选择恰当的试验效应也是试验设计中要考虑的一个基本要素。

选择试验效应应注意以下几点要求。

1. 尽量选择客观的指标 客观的指标往往是通过精密设备或仪器来测定数据，可排除人为因素的干扰，真实显示试验效应的大小或性质，从而使得研究结果更准确、可靠。主观性指标来自观察者或受试对象的主观感受，易受心理状态与暗示作用的影响，误差较大，在科研中应尽量少用。若研究中一定要用主观指标（如中医的辨证），这时研究者应想办法采取措施尽量减少主观心理因素的影响。

2. 选择精确性高的指标 精确性具有精密度与准确度双重含义，精密度指测定值的可重复性，而准确度指测定值与真实值接近的程度。研究中最好能选择一个既准确又精密的指标来反映试验效应，如果找不到一个既准确又精密的指标，那些准确度高，而精密度不够理想的指标也可代替来反映试验效应。但是应注意，对于那些精密度虽高但准确度较低的指标，一般是不能用来反映试验效应的。

3. 选择灵敏度与特异度高的指标 灵敏度高的效应指标对处理因素反应灵敏，能将处理因素的效应更好地显示出来，减少受试对象出现假阴性的可能；而特异度高的效应指标，与所研究的问题具有本质性联系，特异性强，不易受非处理因素的影响，可减少受试对象出现假阳性的可能。因此，为了得到准确可靠的研究结果，医学研究中最好选择灵敏度和特异度均较高的指标来反映试验效应。

此外，指标的观察应避免带有偏性或者偏倚（bias），否则会影响结果的比较和分析，必要时可以采用盲法（blinding method）。

二、基本原则

在试验设计时，为更好地控制非处理因素对结果的影响，以较少的受试对象取得较为可靠的信息，达到科学、严谨、合理、高效的目的，必须遵循随机、对照、均衡、重复的原则。

（一）随机原则

随机（randomization）指在抽样或分组时，每一个研究对象都不受研究者或研究对象主观因素的影响，机会均等地被抽取或分配到某一组。主要包含随机抽样（random sampling）和随机分组（random classification）。随机抽样将在本章第二节予以介绍。

随机分组是避免试验偏性（偏倚）的重要方法，一般采用随机数字表和计算机（器）产生的伪随机数进行。随机数字表（random number table）是统计学家根据随机抽样的概率原理编制的用于随机抽样与分组的工具表（附表15）。使用时可任意从任何一行、列的数字开始，沿任意方向，按任意顺序依次录取任意位数的随机数字。但起始数字代表的位数（如个位、十位、百位）和录用顺序应预先有所规定，不能在同一次录用中随意变更。采用随机数字表法进行随机分配，不仅能做到真正随机，而且不受样本大小及分组多少的限制，是试验设计中广泛采用的随机分配方法。伪随机数是由计算机或计算器产生的介于0与1之间均匀分布的数字，若要得到0和100之间的随机数，将每个数乘以100，取整即可。同一软件用相同种子数所产生的伪随机数是一样的，称为伪随机数的可重复性。

例14.1 试将20例合格受试者随机分配至A、B两组。

1. 随机数字表法

（1）先将受试对象依次编为1~20号（此顺序即为以后进入研究的合格受试者的序号）。

（2）然后从随机数表（附表15）的第10行第1列开始向右读取20个一位数的随机数字，并依次标在受试对象编号下面。将所得之随机数字依次排列如下。

受试者编号:	1	2	3	4	5	6	7	8	9	10	11	12	13	14	15	16	17	18	19	20
随机数字:	5	8	7	1	9	6	3	0	2	4	1	8	4	6	2	3	3	4	2	7
分　组:	A	B	A	A	A	B	A	B	B	B	A	B	B	B	B	A	A	B	B	A

（3）令随机数字为单数者分入 A 组，为双数和零者分入 B 组。按此规则的分配结果（受试者编号）如下。

A 组：1、3、4、5、7、11、16、17、20
B 组：2、6、8、9、10、12、13、14、15、18、19

（4）平衡两组例数　上述 AB 两组的例数不等，A 组为 9 例，B 组为 11 例，若要使两组的例数相等，需从 B 组调出一例到 A 组，调哪一例也应随机。此时可在随机数字表中接着原顺序往下继续查一个两位数随机数字，为 85，依据 85 除以 11 所得的余数来确定 B 组中的哪个受试对象调整到 A 组。本例余数为 8，则将 B 组编号为 14 号的受试对象调入 A 组。最终的分配结果（受试者编号）如下。

A 组：1、3、4、5、7、11、16、17、20、14
B 组：2、6、8、9、10、12、13、15、18、19

2. 计算机随机化　先将受试对象依次编为 1~20 号。取种子数为 123，利用 SPSS 软件 Rv. Uniform (1，100) 函数，产生 20 个随机数字，然后对这 20 个随机数进行编秩，规定秩次为 1~10、11~20 对应的受试对象分别归于 A 组、B 组，结果见表 14-1。

表 14-1　应用 SPSS 软件 对 20 例受试对象随机化分组结果

受试对象编号	随机数	随机数的秩次	组别
1	75.29	14	B
2	32.77	7	A
3	18.66	3	A
4	90.70	19	B
5	36.35	8	A
6	22.89	5	A
7	78.86	16	B
8	40.41	9	A
9	13.34	1	A
10	19.58	4	A
11	77.84	15	B
12	44.17	10	A
13	96.78	20	B
14	27.11	6	A
15	71.68	13	B
16	55.93	12	B
17	53.59	11	B
18	86.27	18	B
19	15.07	2	A
20	86.18	17	B

这样编号为 2、3、5、6、8、9、10、12、14、19 的受试对象为 A 组；1、4、7、11、13、15、16、

17、18、20 的受试对象为 B 组。

（二）对照原则

对照（control）即在调查或试验过程中，确立可供相互比较的组别，其目的在于控制各种混杂因素、鉴别处理因素与非处理因素的差异，消除和减少试验误差，提高研究结果的真实性和可靠性。对照的种类有很多，可根据研究目的和内容加以选择。常用的有以下 7 种。

1. 空白对照　即对照组不施加任何处理因素。这种方法简单易行，多用于动物试验中，由于伦理道德的要求一般不宜用于临床疗效研究。见图 14 - 1。

处理组：　处理因素 T +　非处理因素 S ＝　处理效应 e +　非处理效应 s

　　　　　　　　　　　　　‖　　　　　　　　　　　‖

对照组：　　　　　　　　非处理因素 S ＝　　　　　非处理效应 s

图 14 - 1　空白对照示意图

2. 试验对照　指对照组不施加处理因素，但施加某种与处理因素相同的试验条件。凡试验因素夹杂重要的非处理因素，对试验效应产生影响时宜采用此法。见图 14 - 2。

处理组：　处理因素 T_1 +　非处理因素 S ＝　处理效应 e_1 +　非处理效应 s

　　　　　　　　　　　　　‖　　　　　　　　　　　‖

对照组：　处理因素 T_2 +　非处理因素 S ＝　处理效应 e_2 +　非处理效应 s

图 14 - 2　试验对照示意图

3. 安慰剂对照　安慰剂（placebo）是一种伪药物，其外观、剂型、大小、颜色、重量、气味和口味等都与研究药尽可能相同或相似，但不含有任何药理活性物质的制剂。设置安慰剂对照的目的在于最大限度地消除研究者、受试者和参与评价人员等由于心理因素等对药物疗效的影响，以及评价由于研究药物所引起的真正的不良反应。

4. 标准对照　即采用目前标准的、公认的、通用的方法作对照。在评价某新药的疗效时，为不延误患者的治疗，对于急性病、危重病和有特殊治疗办法的疾病，往往应用已知的被公认的、疗效比较好且比较稳定的同类药物作标准对照。

5. 历史对照　又称潜在对照，是以过去疗法为对照组，以现在的新疗法为试验组。历史对照比较方便，但偏倚较大，对比结果不能作为推理的依据。

6. 自身对照　是在同一受试对象的不同时间、对称部位、不同器官采取不同处理措施的对照，对其效果进行观测和对比分析。自身对照节省病例数，易控制试验条件，因此很适合不便于另设对照组的临床研究。一般用于慢性疾病。

7. 相互对照　是不专门设立对照组，各试验组间互为对照。如比较几种药物对某种疾病的疗效时，若研究目的是比较其疗效差别，可不必另设对照组，各试验组可以互为对照。

（三）均衡原则

均衡（balance）是指除处理因素不同之外，其他对试验结果可能有影响的非处理因素在各对比组之间应分布均衡，保持基本一致。试验对象的特征基本一致，如年龄、性别、病情轻重、社会地位、文化水平、经济状况等。试验条件保持一致，如试验过程、药品性状、仪器、护理、辅助治疗等。测定结果和疗效评定确保一致，如调查的地点、询问的方式、疗效的评判标准、指标的测量过程等。

均衡的目的是使试验因素在各个对比组中的受试对象受到的非试验因素的影响完全平衡，确保试验因素不受其他试验因素或重要的非试验因素的不平衡的干扰和影响，以便使所考察的试验因素对观测结果的影响真实地显露出来。

（四）重复原则

重复（replication）是指研究的试验组和对照组应有一定数量的重复观测，即试验单位要达到一定的数量。重复的意义在于：①避免把个别情况误认为普遍情况、把偶然现象当成必然规律，以致将试验结果错误地推广到群体；②只有在同一试验条件下对同一观测指标进行多次重复观测，才能估计出随机误差的大小，描述观测结果的统计分布规律。因此，重复在统计学上的主要作用是在于控制和估计试验中的随机误差。

研究样本中包含的试验单位数称为样本含量（sample size）。重复原则的具体应用就是样本含量的估计。

三、常用试验设计类型

在医学研究中，统计设计类型的选择是至关重要的，研究者应根据研究目的和研究条件的不同，选择不同的统计设计方案。

（一）完全随机设计

1. 概念 完全随机设计（completely randomized design）是根据研究的分组数将同质的全部试验对象按完全随机化的原则分配至若干组，然后再按组别实施不同处理的设计。完全随机设计仅涉及一个因素即处理因素（可以有 2 个或多个水平），又称单因素设计、成组设计。

2. 特点 优点是设计和实施比较简单，出现缺失值时仍可进行统计分析。缺点是只能安排一个因素，其检验效率低于配对设计和随机区组设计。

3. 统计分析方法选择 对于正态分布且方差齐的计量资料，常采用成组资料的 t 检验、单因素方差分析；对于非正态分布或方差不齐的资料，可进行数据变换，或采用两个独立样本比较的 Wilcoxon 秩和检验、多个独立样本比较的 Kruskal Wallis H 检验；对于计数资料，可采用 χ^2 检验等。

（二）配对设计

1. 概念 配对设计（paired design）是将试验对象按某些特征或条件配成对子（非随机），再将每对中的两个试验对象随机分配到两个处理组中，给予不同的处理。配对的因素一般是影响研究结果的主要非处理因素。配对设计主要有自身配对和异体配对。①自身配对：同一试验对象分别接受两种处理。如试验前后比较；左右侧比较；同一试验标本一分为二，分别接受不同处理。②异体配对：将两个性质相近、同质性好的试验对象配成一对进行处理或观察。在动物试验中，常以性别相同，年龄、体重相近的两只动物配成对子；临床试验常将病种、病型、性别、年龄等相似的患者配成对子。

2. 特点 与完全随机设计相比，配对设计具有同质均衡可比、样本含量较小、检验效能高等优点。缺点是如果配对失败或欠佳，检验效能反而会降低。

3. 统计分析方法选择 对于差值服从正态分布的计量资料，采用配对 t 检验；若差值不服从正态分布，可采用 Wilcoxon 符号秩和检验。对于计数资料，可采用配对 χ^2 检验。

（三）随机区组设计

1. 概念 随机区组设计（randomized block design）又称配伍组设计，是配对设计的扩展，将几个受试对象按窝别、性别、体重等条件配成区组，再将每一区组的受试对象随机分配到各个处理组中。同一区组内要求各试验对象尽可能一致，不同区组间的试验对象允许存在差异，每一区组内试验对象的随机分组要独立进行，每种处理在一个区组内只能出现一次。尽量选择对试验结果影响较大的非处理因素形成区组，遵循"区组间差别越大越好，区组内差别越小越好"的原则。

2. 特点　优点是组间同质性较好，检验效能较高。缺点是若有数据缺失，对资料分析的影响较大，故尽可能使观察值不缺失，达到平衡完全区组设计。

3. 统计分析方法选择　如果各组数据服从正态分布且方差齐，采用随机区组设计方差分析；若各组数据不服从正态分布，则采用随机区组设计多个样本的秩和检验（Friedman test）。

（四）拉丁方设计

1. 概念　拉丁方设计（Latin square design）是按拉丁字母组成的方阵安排试验的三因素（一般是一个处理因素、两个配伍因素）等水平设计。最常用的有 3×3，4×4，5×5 等阶拉丁方（图 14-3）。行、列代表控制因素的水平，方阵中的字母代表处理因素的水平。拉丁方设计要求：①三个因素无交互作用；②三个因素水平数相等；③方差齐。

```
                                           5×5
                                    A  B  C  D  E
                      4×4           B  C  D  E  A
   3×3            A  B  C  D         C  D  E  A  B
A  B  C           B  C  D  A         D  E  A  B  C
B  C  A           C  D  A  B         E  A  B  C  D
C  A  B           D  A  B  C         E  A  B  C  D
```

图 14-3　几种基本型拉丁方设计

2. 特点　该设计是在随机区组设计的基础上，多安排了一个对试验结果有影响的非处理因素，即行和列两个方向皆成区组，增加了均衡性，减小了误差。因此，拉丁方设计较完全随机设计和随机区组设计检验效能更高，且节约样本含量。缺点在于要求三因素无交互作用且水平数相等，使其实际应用具有一定的局限性。

3. 统计分析方法选择　采用三因素无重复试验的方差分析。

（五）交叉设计

1. 概念　交叉设计（cross-over design）是在自身配对设计基础上发展的双因素设计。将整个设计分为两个或多个阶段，各阶段分别给予不同的干预措施，然后比较各阶段效应间的差异有无统计学意义（图 14-4）。主要用于评价慢性易复发疾病。常用的有 2×2（二处理二阶段）和 2×3（二处理三阶段）交叉设计，处理组分别按 AB 与 BA、ABA 与 BAB 的顺序进行试验。见表 14-2 和 14-3。

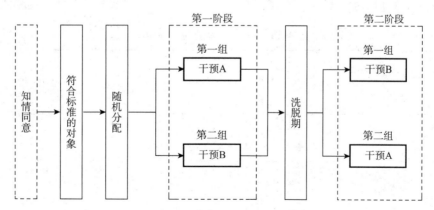

图 14-4　2×2 交叉试验设计模式示意

群别	时期	
	Ⅰ	Ⅱ
1	处理	对照
2	对照	处理

表 14 – 2　2 × 2 交叉设计

群别	时期		
	Ⅰ	Ⅱ	Ⅲ
1	处理	对照	处理
2	对照	处理	对照

表 14 – 3　2 × 3 交叉设计

2. 特点　优点：①能控制时间因素对试验效应的影响，故优于自身对照设计；②消除个体间及试验时期间的差异对试验效应的影响，进一步突出处理效应，提高了试验的精确性；③各试验对象皆接受了研究因素和对照，均等地考虑了每一个患者的利益，符合伦理要求；④可在每个研究对象身上观察多个时期的两种处理的效应；⑤节省样本含量。缺点：①适用于病程较长的慢性疾病（如高血压、哮喘等），不适于病程较短的急性病、病情不稳定或有自愈倾向的慢性疾病治疗效果的研究；②如有患者退出试验，不仅造成数据的缺失，还增加了统计分析的困难。

3. 统计分析方法选择　资料满足正态性、方差齐性时，采用交叉设计方差分析。

（六）析因设计

1. 概念　析因设计（factorial experimental design）是一种将两个或多个因素的各水平进行全面交叉组合的试验设计，主要评价各因素的主效应、单独效应和交互作用（interaction）。在医学研究中，常要评价联合用药效应，尤其是处理因素的个数 $k \geq 2$，各因素在试验中所处的地位基本平等，而且因素之间存在一级（即 2 因素之间）、二级（即 3 因素之间）乃至更复杂的交互作用时，析因设计是一种非常理想的试验设计。

析因设计是对各因素不同水平进行全部组合的试验设计，总的试验组数是各因素水平数的乘积。设有 m 个因素，每个因素有 L_1，L_2，…，L_k 个水平，那么共有 $G = L_1 \times L_2 \times \cdots \times L_k$ 个处理组。例如 4 个因素同时进行试验，每个因素取 2 个水平，试验的总组合数有 $2^4 = 16$ 个，如果每个因素取 3 个水平，则总组合数有 $3^4 = 81$ 个，即这 81 种组合都要进行试验。因此，析因设计分析的因素数和水平数不宜过多，一般因素数不超过 4 个，每个因素水平数不超过 3 个。

常用的设计模型有 2 × 2 析因设计和 2 × 2 × 2 析因设计。2 × 2（或 2^2）析因设计属于两因素两水平析因设计，即试验中有 A、B 两个因素，每个因素各有两个水平，共有 4 种组合（表 14 – 4）。2 × 2 × 2（或 2^3）析因设计属于三因素两水平析因设计，即试验中有 A、B、C 三个因素，每个因素各有两个水平，共有 8 种组合（表 14 – 5）。

表 14 – 4　2 × 2 析因设计模型

A	B_1	B_2
A_1	A_1B_1	A_1B_2
A_2	A_2B_1	A_2B_2

表 14 – 5　2 × 2 × 2 析因设计模型

A	B_1		B_2	
	C_1	C_2	C_1	C_2
A_1	$A_1B_1C_1$	$A_1B_1C_2$	$A_1B_2C_1$	$A_1B_2C_2$
A_2	$A_2B_1C_1$	$A_2B_1C_2$	$A_2B_2C_1$	$A_2B_2C_2$

2. 特点　优点：①析因设计属于全面试验的设计，是一种高效的试验设计方法，不仅能获取各因素内部不同水平间有无差别，还能分析因素间的交互效应；②节约样本量。缺点：①当因素增加时，试

验组数呈几何倍数增加,试验量大,可能负担不起;②部分交互效应,特别是高阶交互效应专业上不好解释。

3. 统计分析方法选择 采用析因设计方差分析。

(七) 正交设计

1. 概念 正交设计(orthogonal design)是按照正交表和相应的交互作用表进行的多因素、多水平的试验设计方法。正交设计亦称部分析因设计,是根据正交性从全面试验组合中挑选出部分有代表性的点进行试验,既保留了析因设计整体考虑、综合比较的优点,又避免了析因设计的全面试验、工作量大的弊病。若以 n 代表试验方案数,k 代表水平数,m 代表因素数,析因设计 $n = k^m$。而水平数相等的绝大多数正交设计 $n = (k-1) m + 1$。例如,7个因素2个水平的试验,若按析因设计需 $n = 2^7 = 128$ 种搭配,而正交设计只需进行 $n = (2-1) 7 + 1 = 8$ 种搭配,按 $L_8 (2^7)$ 正交表只有8种方案,按 $L_{16} (2^{15})$ 正交表只需16种方案,这就使工作量减少至原来的 1/16 或 1/8。

正交设计搭配均衡、整齐可比,试验次数较少,且试验结果便于分析,是较理想的试验设计方法。常用于分析多个因素不同水平及个别因素间交互作用对某观察指标的影响,以寻求诸因素各水平最优搭配方案。如寻找疗效好的药物配方、医疗仪器多个参数的优化组合、生物体的培养条件等。

2. 特点 优点:①与析因设计相比,可成倍地减少试验次数;②能在很多试验方案中挑选出代表性强的少数几个试验方案,并且通过这少数试验方案的结果分析,推断出最优方案;③作进一步的分析,得到比试验结果本身给出的还要多的有关各因素的信息。缺点:①以牺牲分析各因素的交互作用为代价;②无空白列正交设计的误差只有通过重复试验来求得。

3. 统计分析方法选择 采用正交设计资料的方差分析。

四、样本含量估计的常用方法

样本含量(sample size)即试验研究或调查研究中受试对象的数量。正确确定样本含量是试验设计的一个重要组成部分。样本含量过小,所得指标不稳定,检验功效较低,难以获得正确的研究结果;样本含量过大,则会使研究条件难以控制,影响数据的质量,并造成人力、物力、经费和时间上的浪费。因此,在医学研究设计中,必须根据研究目的、设计类型和结果变量的性质,借助适当的公式估算受试样本含量。

(一) 样本量估计的影响因素

1. 检验水准 α α 越小,所需样本例数越多。一般取 $\alpha = 0.05$,还应注意结合专业要求判断是单侧检验还是双侧检验。在 α 同样大小的条件下,双侧检验要比单侧检验需要更大的样本量。

2. 检验效能 $1 - \beta$ 又称把握度,即在特定的 α 水准下,H_1 为真时检验能正确发现的能力。$1 - \beta$ 越大,所需样本例数越多。通常取 $1 - \beta > 0.80$。

3. 允许误差 δ 是希望发现或需控制的样本和总体间或两个样本间某统计量的差别大小。如 $\delta = \mu_1 - \mu_2$,或 $\delta = \pi_1 - \pi_2$。δ 越小,所需样本量越多。通常根据预试验、查阅文献和专业知识估计有意义的差值。

4. 总体变异度 σ σ 越大,所需样本量越多。通常根据预试验、查阅文献和专业知识判断 σ 值。

(二) 样本与总体比较的样本量估计

1. 样本均数与总体均数比较的样本量估计 确定 α 和 β 后,令 $\delta = \mu - \mu_0$,σ 为试验结果的总体标准差,样本量的计算公式为:

$$n = \left[\frac{(z_\alpha + z_\beta) \times \sigma}{\delta} \right]^2 \qquad (14-1)$$

式中：α 有单双侧之分，β 只取单侧，z_α 和 z_β 为相应的正态分位数。

例 14.2 某研究者报道，高血压患者舒张压的均数和标准差分别为 98.58mmHg 和 13.45mmHg。现某医师采用中西医结合治疗，期望疗效结果至少使舒张压平均下降 5mmHg，问至少需要观察多少病例？

本例：$\alpha = 0.05$，$\beta = 0.1$，$\sigma = 13.45$，$\delta = 5$。由标准正态分布表（附表 1）查出双侧界值 $z_{0.05/2} = 1.96$，单侧 $z_{0.10} = 1.282$，代入公式（14 - 1）得：

$$n = \left[\frac{(1.96 + 1.282) \times 13.45}{5} \right]^2 = 76.06 \approx 77$$

因此，至少需要观察 77 例患者。

2. 样本率与总体率比较的样本量估计 确定 α 和 β 后，π_0 为历史对照的总体率，π 为试验结果的总体率，$\pi_0 \neq \pi$，令 $\delta = \pi - \pi_0$，σ 为试验结果的总体标准差，样本量的计算公式为：

$$n = \pi_0 (1 - \pi_0) \left(\frac{z_\alpha + z_\beta}{\delta} \right)^2 \tag{14 - 2}$$

式中：α 有单双侧之分，β 只取单侧，z_α 和 z_β 为相应的正态分位数。

例 14.3 已知某中药治疗皮肤病的显效率为 70%，现试验一种特色中药治疗法，预计有效率为 85%，规定 $\alpha = 0.05$（单侧检验），$\beta = 0.10$，求所需例数。

本例：$\pi_0 = 0.70$，$\pi = 0.85$，$\delta = 0.85 - 0.70 = 0.15$

单侧界值 $u_{0.05} = 1.645$，单侧 $u_{0.10} = 1.282$，代入公式 14 - 2，得

$$n = 0.70(1 - 0.70) \left(\frac{1.645 + 1.282}{0.15} \right)^2 = 79.96 \approx 80$$

因此，至少需要观察 80 例患者。

（三）完全随机设计两样本比较的样本量估计

1. 完全随机设计两样本均数比较的样本量估计 当两样本例数要求相等时，先要求出两个总体参数间的差值，即 $\delta = \mu_1 - \mu_2$。若 μ_1 及 μ_2 未知时，可分别以 $\overline{X}_1$ 及 $\overline{X}_{估}$ 计之；σ 未知时，可以合并标准差 s 估计；α、β 分别是对应于 α 和 β 的 z 值，α 常取 0.05，β 常取 0.20 或 0.10。可按下列公式估算每组需观察的例数 n：

$$n = 2 \times \left[\frac{(z_\alpha + z_\beta) \times \sigma}{\delta} \right]^2 \tag{14 - 3}$$

式中：δ 为两均数之差，σ 为总体标准差或其估计值。

例 14.4 某医院欲研究中药治疗某病的临床疗效，以红细胞沉降率（简称血沉）作为疗效指标，临床前应用该中药可使者血沉平均下降 3.4mm/h，标准差为 1.2mm/h，西药可使患者血沉平均下降 4.8mm/h，标准差为 2.5mm/h，为了进一步观察该中药的疗效，问：需要观察多少病例数？

本例：取 $\alpha = 0.05$，$\beta = 0.1$，$1 - \beta = 1 - 0.1 = 0.90$，双侧界值 $z_{0.05/2} = 1.96$，单侧 $z_{0.10} = 1.282$，$\delta = 4.8 - 3.4 = 1.4$，$\sigma = 2.5$，代入公式 14 - 3，得

$$n = 2 \times \left[\frac{(1.96 + 1.282) \times 2.5}{1.4} \right]^2 = 67.03 \approx 68$$

每组所需观察病例数 68，两组至少需要观察 136 例患者。

2. 完全随机设计两样本率比较的样本量估计 令 n 为每组所需例数，p_1、p_2 为已知的两个率（用小数表示），p 为合并的率，当设两组例数相等时，即 $p = (p_1 + p_2)/2$。$q = 1 - p$，则计算公式为：

$$n = \frac{8pq}{(p_1 - p_2)^2} \tag{14 - 4}$$

例 14.5 某医院用中医治疗、中西医结合治疗两种方法治疗慢性气管炎患者，经初步观察，用中医

治疗组的近控率甲药为35%，中西医结合治疗为45%。现拟进一步试验，问每组需观察多少例，才可能在 $\alpha = 0.05$ 的水准上发现两种疗法近控率有相差？

本例：$p_1 = 0.35$，$p_2 = 0.45$，$p = (0.35 + 0.45) \div 2 = 0.40$，$q = 1 - 0.40 = 0.60$，代入公式（14 – 4）得：

$$n = \frac{8pq}{(p_1 - p_2)^2} = \frac{8(0.40)(0.60)}{(0.35 - 0.45)^2} = 192$$

每组需观察192人，两组共观察384人。

（四）完全随机设计多个样本比较的样本量估计

1. 完全随机设计多个样本均数比较的样本量估计

$$n = \varphi^2 \left(\sum_{i=1}^{k} \sigma_i^2 / k \right) / \left(\sum_{i=1}^{k} (\mu_i - \mu)^2 / (k - 1) \right) \tag{14 – 5}$$

式中：n 为各组样本所需的例数，σ_i 为各总体的标准差，μ_i 为各总体均数，$\mu = \sum \mu_i / k$，k 为所比较的样本组数，φ 值是由 α、β、$\nu_1 = k - 1$、$\nu_2 = \infty$ 查表得。

例14.6 某中医院呼吸内科医生应用中西医结合治疗肺气虚、脾气虚、肾气虚 COPD 患者，并与单纯西药为对照组，观察中西医结合治疗 COPD 患者不同中医证型的肺功能改善效果，根据查阅相关资料，肺气虚的 FVC（L）为 2.44 ± 0.32；脾气虚为 2.40 ± 0.36；肾气虚为 2.31 ± 0.29；对照组为 2.51 ± 0.32。问该项临床研究估计需要观察多少病例数？

本例：取 $\alpha = 0.05$，$\beta = 0.1$，将各组的 μ_i 估计值：2.44、2.40、2.31、2.51，及 σ_i：0.32、0.36、0.29、0.32 代入公式（14 – 5），计算 $\mu = \sum \mu_i / k = (2.44 + 2.40 + 2.31 + 2.51) / 4 = 2.415$，查表 $\alpha = 0.05$，$\beta = 0.1$，$\nu_1 = 4 - 1 = 3$，$\nu_2 = \infty$，查附表16，得 $\varphi = 2.17$，代入公式（14 – 5）得：

$$n = \varphi^2 \left(\sum_{i=1}^{k} \sigma_i^2 / k \right) / \left(\sum_{i=1}^{k} (\mu_i - \mu)^2 / (k - 1) \right)$$

$$= 2.17^2 \times \left[\frac{\dfrac{(0.32^2 + 0.36^2 + 0.29^2 + 0.32^2)}{4}}{((2.44 - 2.415)^2 + (2.40 - 2.415)^2 + (2.31 - 2.415)^2 + (2.51 - 2.415)^2) / 3} \right]$$

$$= 70.72 \approx 71$$

每组样本含量至少为71例，按失访率为10%计算，三组共需235例。

2. 完全随机设计多个率样本比较的样本量估计 有三角函数的弧度和角度两种方法计算，常采用三角函数的角度计算，其公式为：

$$n = \frac{1641.6\lambda}{\sin^{-1}\sqrt{p_{\max}} - \sin^{-1}\sqrt{p_{\min}}} \tag{14 – 6}$$

例14.7 某医院观察三种中药复方甲、乙和丙治疗某病的效果，初步观察结果显示有效率为甲复方75.5%，乙复方65.5%，丙复方55.5%，问正式试验需要观察多少例患者？

本例：$P_{\max} = 0.755$，$P_{\min} = 0.555$，$\alpha = 0.05$，$\beta = 0.10$，$\nu = k - 1 = 3 - 1$，查附表17，$\lambda = 12.56$，代入公式14 – 6，得

$$n = 1641.6 \frac{12.65}{(\sin^{-1}\sqrt{0.755} - \sin^{-1}\sqrt{0.555})^2} = 113.5 \approx 114$$

按失访率10%计算，正式试验时每组需要观察125例患者，三组共需375例。

（五）配对设计资料的样本量估计

1. 配对设计和交叉设计数值变量资料的样本量估计 配对设计包括异体配对、自身配对、自身前

后配对及交叉设计的自身对照，均可按下列公式进行样本量估计。

$$n = \left[\frac{(z_\alpha + z_\beta) \times \sigma_d}{\delta} \right]^2 \qquad (14-7)$$

式中：δ、α、β 的含义同前，σ_d 为每对差值的总体标准差。

例 14.8　某研究者欲了解中西医结合治疗的降血糖效果，以年龄、性别、病情和病程作为配对条件，随机将患者分配到中西医结合治疗组和常规治疗组，各对子的空腹血糖平均差值为 1.39mmol/L，标准差为 2.0mmol/L，为了进一步观察中西医结合治疗的疗效，问每组需要观察多少对病例数？

本例：取 $\alpha = 0.05$，$\beta = 0.1$，$1 - \beta = 1 - 0.1 = 0.90$，双侧界值 $z_{0.05/2} = 1.96$，单侧 $z_{0.10} = 1.282$，$\delta = 1.39$，$\sigma = 2.0$，代入公式 14-7，得：

$$n = \left[\frac{(1.96 + 1.282) \times 2}{1.39} \right]^2 = 21.76 \approx 22$$

按失访率 10% 计算，正式试验时需要观察 25 对患者。

2. 配对设计计数资料的样本量估计　配对计数资料的整理格式如表 14-6。若采用配对 χ^2 检验进行分析，其样本量的估计采用公式 14-8。

A 法	B 法		合计
	+	−	
+	a	b	$a+b$
−	c	d	$c+d$
合计	$a+c$	$b+d$	$a+b+c+d$

$$n = \left[\frac{u_\alpha \sqrt{2\pi_c} + u_\beta \sqrt{\dfrac{2\pi_{-+}\pi_{+-}}{\pi_c}}}{\pi_{-+} - \pi_{+-}} \right]^2 \qquad (14-8)$$

式中：$\pi_{+-} = b/(a+b)$，$\pi_{-+} = c/(a+c)$，$\pi_c = (\pi_{+-} + \pi_{-+})/2$，$\alpha$ 有单双侧之分，β 只取单侧，u_α 和 u_β 为相应的正态分位数。

例 14.9　已知金黄色葡萄球菌接种于甲、乙两种培养基的结果如下：甲培养基阳性、乙培养基阴性的 $\pi_{+-} = 0.05$，甲培养基阴性、乙培养基阳性的 $\pi_{-+} = 0.25$，$\alpha = 0.05$（双侧检验），$\beta = 0.10$，现准备研究一种新的与该菌种相似的菌种，问需观察多少样本对子数？

本例 $\pi_{+-} = 0.05$，$\pi_{-+} = 0.25$，$\pi_c = \dfrac{0.05 + 0.25}{2} = 0.15$，双侧界值 $u_{0.05} = 1.96$，单侧 $u_{0.10} = 1.282$，代入公式（14-8）得：

$$n = \left[\frac{1.96 \sqrt{2 \times 0.15} + 1.282 \sqrt{\dfrac{2 \times 0.25 \times 0.05}{0.15}}}{0.25 - 0.05} \right]^2 = 63.75 \approx 64$$

因此，该试验至少应取 64 对样品。

（六）随机区组设计的样本量估计

$$n = 2 \times (MSe/d^2) \times (Q + u_\beta)^2 \qquad (14-9)$$

式中：MS_e 为误差的均方，d 为总组间差值，一般取 $\alpha = 0.05$，Q 值查表 14-7。

表 14-7　随机区组设计样本量估计的 Q 值表

组数	3	4	5	6	7	8	9	10
Q 值	3.4	3.8	4.0	4.2	4.4	4.5	4.6	4.7

例14.10　欲比较4种中药方降低血清谷丙转氨酶（ALT）的效果。由预试得$MS_e = 30\mu/L$，预计$d = 8\mu/L$，采用随机区组设计，问每组需要观察多少病例？

本例：已知$MS_e = 30\mu/L$，$d = 8\mu/L$，取$\alpha = 0.05$，$\beta = 0.10$代入公式14-9，得：

$$n = 2 \times (30/8^2) \times (3.8 + 1.282)^2 = 24.21 \approx 25 \text{（例）}$$

故每组至少需要25例病例。

（七）直线相关分析样本量估计

当分析变量之间的相关关系，则需要用如下公式估算用于相关分析的样本量。

$$n = 4\left[(\mu_\alpha + \mu_\beta)/\ln\left(\frac{1+\rho}{1-\rho}\right) \right]^2 + 3 \tag{14-10}$$

式中：n为相关分析的样本例数，ρ为估计的总体相关系数，z_α和z_β为相应的正态分位数。

例14.11　为研究蛋白尿患儿24h尿蛋白与晨尿的尿蛋白肌酐比值的相关关系，根据参考文献报道，总体相关系数$\rho = 0.712$，问需随机抽取多少名患儿做相关分析？

本例：已知$\rho = 0.712$，$\alpha = 0.05$（双侧检验），$\beta = 0.10$，代入公式（14-10）得：

$$n = 4\left[(1.96 + 2.58)/\ln\left(\frac{1+0.712}{1-0.712}\right) \right]^2 + 3 = 16.23 \approx 17$$

故需随机抽取17名患儿做相关分析。

第二节　调查设计

调查研究（survey research）是应用科学的方法和客观的态度有目的、有计划、有系统地搜集特定范围特定人群特定事件或者某种社会特征的资料，通过统计分析，发现存在问题、探索一定规律而采用的一种研究方法。与试验研究相比，调查研究具有不能施加干预措施、不能进行随机化分组的特点，多采用问卷作为调查工具，客观地观察记录某些现象的现状及其特征，通过分析搜集的数据资料，揭示这些现象发生的规律和影响因素。

调查研究按照调查涉及的时间划分，可分为回顾性调查、横断面调查和前瞻性调查；根据调查对象的范围，可分为普查、抽样调查和典型调查。本节主要以医学研究与实践中常用的抽样调查为主介绍调查研究相关内容。

一、调查研究的设计要点与步骤

（一）调查研究设计的基本要点

调查研究设计是统计研究设计的一个重要部分，是对调查研究工作全过程的总设想和安排，是调查研究工作的先导和依据，也是调查研究结果准确可靠的保证。调查研究设计的基本程序就是根据研究目的，确定调查对象和观察单位，确定调查方法和样本含量；根据调查目的确定具体的观察指标以及调查的项目，进而设计成调查表或问卷，然后确定资料收集方法和资料整理、分析计划，最后制定调查组织计划及调查质量控制措施。因此，调查研究设计的基本要点包括：调查目的、调查对象、观察单位、调查范围、调查方法、调查内容、收集资料的方法、调查表或问卷、调查的组织安排计划以及调查研究的质量控制措施。

（二）调查研究设计的基本步骤

1. 确定调查目的和指标　明确需要通过调查研究解决的主要问题，从而确定收集资料、调查项目和计算指标。调查目的最终体现在调查指标上，是选择调查指标的依据，调查指标是调查目的的具体体现。

2. 确定调查对象和观察单位　根据调查目的确定调查对象，即明确调查总体的同质范围。组成调查对象的每个"个体"即是观察单位，观察单位可以是一个人、一个家庭或一个单位。观察单位的确定非常重要，它决定了调查表的制定。

3. 估算样本含量　样本含量的估计就是在保证一定推断精度和检验效能的前提下，确定最少的观察单位数。在调查研究设计中，样本含量的估计是一个十分重要的问题。样本含量过少，所得指标不稳定，推断总体精度差，检验效能低；样本含量过多，不仅增加调查成本，而且可能增大各种非抽样误差，也给调查的质量控制带来很多的困难。

4. 确定调查方法　调查方法需要根据调查目的、调查对象范围以及具备的条件来确定。如果调查的目的主要是为了了解总体参数的特征，开展实施某项措施后效果评价，常采用现况调查或横断面调查的方法；如果调查目的主要是研究事物之间的相互关系，则可采用病例对照研究或是队列研究的方法。根据调查对象范围，以确定采用普查、典型调查或抽样调查。

5. 确定调查方式　调查方式是指收集资料的方法，主要有直接观察法、直接访问法、间接访问法等。直接观察法是调查员对调查对象进行直接检查、测量或计数来取得资料，结果真实可靠，但需要花费较多的人力和财力。直接访问法是指调查员口头询问调查对象并填写问卷的方法，此法应答率高，较少出现漏项或空缺，但需要对调查员进行统一的培训。间接访问法是通过电话、信件或网络等方式对调查对象进行间接调查，这种调查方式应答率较低，调查质量较差。

6. 确定调查项目和制定调查表　调查表（questionnaire）是由各个调查项目组成的调查研究的基本工具，调查项目是围绕调查目的和分析指标所设置的。调本表设计是调查设计中的主要内容，调查表设计的好坏直接影响到调查是否成功。

7. 调查的组织和实施　主要包括组织领导、宣传、时间进度、调查员培训、经费预算、准备调查表等工作。同时还需要制定严密的质量控制措施，以保证调查工作质量。

8. 资料的整理分析计划　包括资料的核查、补缺、数据的录入、资料的分组、指标的计算和统计分析等。

二、常用抽样方法

随机抽样是保证所抽取的样本对总体有代表性的重要原则，抽样过程是否使用了随机化技术则会产生不同的抽样方法。若抽样过程保证总体中的每个观察单位都有同等的概率被抽到样本中，称为概率抽样，否则称为非概率抽样。常用的概率抽样方法有简单随机抽样、系统抽样、分层抽样及整群抽样；常用的非概率抽样方法有方便抽样、判断抽样、配额抽样及雪球抽样等。本章仅介绍概率抽样方法。

1. 简单随机抽样（simple random sampling）　又称单纯随机抽样，是最基本的概率抽样方法。将总体中的观测单位进行编号，再用随机数表和（或）计算机随机程序等方法随机抽取部分观测单位组成样本。其优点是比较简单，但当总体较大、抽样数目比较多时费时、费力，实际工作困难较大。

2. 系统抽样（systematic sampling）　又称机械抽样或等距抽样，是把总体观测单位按一定顺序分为 n 个部分，从第一个部分随机抽取第 k 位次的观测单位，再从每一部分中抽取相同位次的观测单位，由这些观测单位组成样本。优点是简单易行，抽样误差小于单纯随机抽样；缺点是当观察单位间存在某种趋势（如周期性变化）时，可能会产生偏倚。

3. 分层抽样（stratified sampling）　按总体人口学特征或影响观测值变异较大的某种特征（如年龄、病情和病程等）分成若干层，再从各层随机抽取一定数量的观测单位组成样本。不同层可以采用不同的抽样方法、独立进行分析。分层抽样能消除分层属性造成的抽样误差、样本对总体的代表性较好、抽样方法的选择更加灵活、能了解到每一层的数据特征，适用于总体较大、调查指标在总体内部分布差异较大的情况。缺点是分层较多时，调查和分析较繁琐。

4. 整群抽样（cluster sampling）　是将总体中各单位归并成若干个互不交叉、互不重复的集合，称之为群；然后以群为抽样单位随机抽取样本，抽取到的群内的所有个体都进行调查的一种抽样方式。在整群抽样中，抽样的基本单位不再是个体，而是由部分个体组成的群。优点是便于组织，节省经费，容易控制调查质量。缺点是抽样误差较大。

各种抽样方法的抽样误差规律是：整群抽样≥单纯随机抽样≥系统抽样≥分层抽样。

5. 多阶段抽样（multistage sampling）　上述四种方法可单独使用，也可分阶段联合使用。实际工作中，如果总体庞大、情况复杂、分布面广，很难通过一次抽样产生完整的样本，常常将整个抽样过程分为若干阶段进行。不同阶段可以采用相同或不同的抽样方法，可把两种或几种抽样方法结合起来使用，如多阶段分层整群随机抽样。

三、调查问卷设计的原则、类型与结构

（一）调查问卷设计的原则

1. 目的性原则　问卷必须围绕调查目的和研究假设设计问题，目的决定问卷的内容和形式。

2. 反向性原则　即问卷的设计与研究步骤恰好相反，问卷中的问题是在考虑了最终想要得到的结果的基础上反推出来的。反向原则能够保证问卷中的每一个问题都不偏离研究者的目的，而且在问题提出时已充分考虑了问题的统计分析方法。

3. 简明性原则　被调查者尽可能在较短的时间内了解问卷所提出的问题、较容易地作出回答。

4. 实用性原则　用词必须得当，容易被理解。要求所用词句应简单清楚，具体而不抽象，尽量避免使用专业术语。

（二）调查问卷的主要类型

在调查研究中，根据研究目的、内容、对象和实施条件的不同，研究者可以采用不同类型的问卷进行调查研究。常见的问卷分类有以下两种方式。

1. 根据填写问卷的主体分类　填写问卷的主体主要有被调查者和调查人员两种，根据主体的不同可将问卷分为自填式问卷和访谈式问卷。

（1）自填式问卷　是将问卷交给被调查者自行填写，然后再返回给调查者的一种调查方式。一般要求有详细的填表说明，问题不宜太复杂。自填式问卷的主要优点是省时、省力、省钱，不受地域的限制；缺点是对被调查者的素质要求较高，不应答率较高，难以控制填写问卷的环境和真实性。

（2）访谈式问卷　直接面向调查者，由调查者将问题读给被调查者听，再由调查者根据被调查者的回答进行填写。填表说明可不列入调查表，由调查者掌握，调查的问题也可以较复杂。优点是便于控制访谈过程，应答率高、有效率高；缺点是比较费时、费力、费钱，对调查员的素质要求较高。

2. 根据问卷中问题的类型分类　根据问卷中问题的类型，可将问卷分成结构式、非结构式和半结构式问卷三类。

（1）结构式问卷　又称封闭式问卷，由封闭式问题组成，答案预先设置，被调查者只需要在其中选择符合自己实际情况的一个或多个选项即可。这类调查问卷比较常见，填写简单，适用于各阶层的调查对象。由于答案是固定的，收集到的数据也便于进行统计处理。但如果问题答案的设置不完整，这类问卷就无法收集到相关信息，可能会损失一定的信息。

（2）非结构式问卷　是指由开放式问题组成，不预先设定问题的答案，由被调查者根据自己的情

况和想法自由发挥的一类问卷。这类问卷的优点是能收集到被调查者的各种真实的想法和信息；缺点是被调查者没有耐心填写此类问卷，问卷回收率和有效率低，且问卷收集到的信息五花八门、没有固定的格式，进行统计处理也非常困难。

（3）半结构式问卷　即结构式问卷与非结构式问卷的结合。在半结构式问卷中既有封闭式问题，也有开放式问题和混合式问题。这类调查问卷集合了结构式问卷与非结构式问卷的优点，使用范围较广。

（三）调查问卷的基本结构

调查问卷作为调查研究的一种测量工具，须具备统一性、稳定性和实用性的特点。调查问卷的基本结构一般包括封面信、指导语、问题、选项和编码等部分。

1. 封面信　也叫卷首语，是一封致被调查者的短信，一般应放在问卷的第一页或者第一页上部。通常封面信中需要说明的内容包括：①我是谁（who）；②要调查什么（what）；③为什么要调查（why）；④这次调查有什么用（role）；⑤调查的匿名和保密原则；致谢等。

2. 指导语　也叫填表说明，内容主要包括如何填写问卷、如何回答问题、填写的要求、方法、注意事项等。对于自填式问卷，指导语要比较详细、通俗，易于被调查者理解。

3. 问题及选项　是问卷的主体，包括分析项目和备查项目。分析项目是调查问卷的核心内容，问题条目要精心筛选。问卷中的问题及选项在形式上可分为开放式、封闭式和混合式三类。备查项目以备调查项目不全时核对和补缺，如调查对象的基本情况、联系方式等。

4. 编码　是对问题及选项赋予一个数字或字母代码，以方便输入计算机进行处理和分析。编码工作既可以在设计问卷时进行，也可以在调查之后回收问卷时进行。在实际调查中，编码一般放在问卷每一页的最右边。

5. 其他资料　主要包括问卷编号、调查开始时间、调查结束时间以及调查员、审核员、录入员姓名等内容。这些资料是质控和分析问卷的重要依据。

（四）编制调查问卷的注意事项

1. 封面信　要简单明了，能吸引调查对象。能否让被调查者参与你的调查、能否顺利回收问卷等，很大程度上都取决于封面信。

2. 问题设计中需要注意的问题　①避免一题多问；②避免问题含糊不清；③抽样概念的提问要明确；④避免诱导性提问；⑤注意敏感性问题的提问方式，例如可采用释疑法、主题模糊性处理、假定法、随机化回答技术及随机化回答模型等方法。

3. 问题的排列顺序　应注意问题的逻辑顺序排列：①时间顺序问题，应按由近到远顺序排列；②应遵循由浅到深、由易到难的顺序排列；③应注意问题逻辑顺序；④先提问具体的问题，再提问抽象性的问题；⑤开放性问题应放在问卷后面。

4. 在答案设计中应注意的问题　①避免问卷设计者与调查者对概念的理解不一致；②答案设计要符合实际情况；③选项之间不能相互重叠或相互包容；④选项要求准确，如年龄，有虚岁、周岁等。

四、调查问卷的评价

调查问卷制定后，需要对其进行评价，以了解调查问卷是否能准确可靠地获得调查所需要的信息。通常从调查问卷的效度、信度和可接受性等方面进行评价。

（一）效度评价

效度（validity）主要评价调查问卷的有效性和正确性，即测量指标或观察结果反映所测对象信息客观真实性的程度。效度越高，说明调查结果越能显示其所测对象的真正特征。常用的效度评价指标主要有以下四种。

1. 表面效度（face validity）　从表面上看，问卷的条目是否都是与研究者想要了解的问题有关。通常是由专家进行主观评价。

2. 内容效度（content validity）　评价问卷所涉及的内容能在多大程度上覆盖研究目的要求达到的各个方面和领域。内容效度与表面效度一样，通常也是由专家进行主观评价，判断问卷表达内容的完整性。

3. 结构效度（construct validity）　也称构思效度或特征效度（trait validity），说明调查表的结构是否符合理论构想和框架，即调查表是否真正测量了所提出的理论构思。一般可用相关分析、因子分析等方法评价结构效度。

4. 准则效度（criterion validity）　也称标准关联效度（criterion – related validity），用来评价问卷测量结果与标准测量即准则间的接近程度。常用测量数据与效标之间的相关系数表示，相关系数被称为效度系数。

（二）信度评价

信度（reliability）主要评价问卷的精确性、稳定性和一致性，反映所得结果的可靠程度，通常用信度系数来评价。常用的信度评价指标有以下四种。

1. 内部一致性信度（internal consistency）　评价多个调查项目的和谐水平，即各变量间的平均相关性，最常用的指标为克朗巴赫 α 系数（Cronbach's alpha）。克朗巴赫 α 系数的值为 $0 \sim 1$，一般认为 α 系数 ≥ 0.7 时，问卷的内部一致性信度较好。

2. 分半信度（split – half reliability）　将同一问卷的调查项目分成两半，如分前后两个部分、按问题编号的奇数和偶数分两个部分，评价两个部分得分的相关情况，常用的指标为 Spearman – Brown 系数。

3. 重测信度（test – retest reliability）　相同问卷前后两次测量同一批被访者的问卷得分的简单相关系数 r，一般要求达到 0.7 以上。

4. 调查员信度（inter – rater reliability）　两个或多个调查员采用相同的问题或问卷对调查对象进行测量，得分的相关情况，常用的评价指标为组内相关系数（interclass correlation coefficient）。

在对一份问卷进行评价时，上述四种信度评估方法不一定要同时用到，即使同时采用，他们的结果也未必完全一致。

（三）可接受性评价

可接受性（acceptability）是指被调查者对调查表的接受程度，对调查的顺利开展和结果的真实性有重要影响。通常可通过调查问卷回收率、调查问卷合格率和填表所需平均时间等来评价。

五、调查研究的样本含量估计

在进行抽样调查研究设计时，一项重要的内容就是要明确需要多大的样本量才能保证调查结果的真实性和可靠性。在估计样本含量时，除了要考虑调查目的、研究设计类型、核心指标类型等因素外，还要考虑患病率的高低、容许误差（即对调查研究要求的精确性）、控制容许误差的概率（即显著性水准 α，一般取 $\alpha = 0.05$）等相关指标的取值。然后根据已知条件或确定的条件代入样本含量估计公式计算而确定。由于抽样方法不同，则计算样本含量的方法亦不同。以下介绍抽样调查估计总体均数和总体率的样本量估计方法。

1. 估计总体均数的样本量估计　确定 α 后，令 δ 为期望估计误差的最小值，σ 为总体标准差，其样本量的计算公式为：

$$n = (z_\alpha \sigma / \delta)^2 \tag{14-11}$$

例 14.12　某医生拟用整群抽样方法了解本地区成年女性血红蛋白的平均水平，希望误差不超过 3g/L，根据文献，血红蛋白的标准差约为 25g/L，如 $\alpha = 0.05$（双侧），问至少需要调查多少人？

本例：$z_{0.05/2} = 1.96$，$\delta = 3$，$\sigma = 25$，代入公式 14-11 得

$$n = (1.96 \times 25/3)^2 = 266.7 \approx 267$$

因此，至少需要调查 267 人。

2. 估计总体率的样本量估计　确定 α 后，令 δ 为期望估计误差的最小值，π 为总体率，其样本量计算公式为：

$$n = z_\alpha^2 \pi (1 - \pi) / \delta^2 \tag{14-12}$$

例 14.13　根据我国 18 岁及以上成人高血压患病率为 18.8%，某医生欲了解本地 18 岁及以上人口的高血压患病率，希望误差不超过 2%，问至少需要调查多少人？

本例：$\alpha = 0.05$（双侧），$z_{0.05/2} = 1.96$，$\delta = 0.02$，$\pi = 0.188$，代入公式 14-12 得

$$n = 1.96^2 \times 0.188 \times (1 - 0.188) / 0.02^2 = 1466.1 \approx 1467$$

因此，至少需要调查 1467 人。

第三节　SPSS 软件操作与结果分析

一、用 SPSS 软件产生随机数字并进行完全随机分组 ⓔ 微课1

试验 14-1　试将 20 例合格受试者随机分为两组，每组 10 例。

1. 建立数据文件　建立一个变量（NO），输入受试对象的编号 1~20。见图 14-5。

2. 设定随机种子　Transform→Random Number Generators…→Random Number Generators，√Set Starting Point，⊙ Fixed Value，Value：123，→OK。

3. 产生随机数　Transform→Computer Variable…→Computer Variable，Target Variable（目标变量名）：Random，Function group：Random Numbers，Functions and Special：Rv. Uniform，点击向上箭头 Numeric Expression：Rv. Uniform（?,?）→Rv. Uniform（1，100）→OK。

NO	
1	1
2	2
3	3
⋮	⋮
19	19
20	20

图 14-5　试验 14-1 数据

4. 对随机数编秩　Transform→Rank case…→Rank case，Random →Variable（s）框中；此时，数据窗口又产生一个秩次变量 RRandom。

5. 分组　按照变量 RRandom 的取值进行分组，规定秩次 1~10 归入第一组，11~20 归入第二组。

Transform →Recode into Different Variables…→Recode into Different Variables；

RRandom →Numeric Variable - > Output；Output Variable，Name：group →Change；Old and New Values…→Recode into Different Variables：Old and New Values；⊙Range：上框输入 1，下框输入 10；⊙Value：1；Add，Old -→New：1 thru 10 →1；⊙Range：上框输入 11，下框输入 20；⊙Value：2，Add；Old -→New：11 thru 20 →2；Continue→OK。

此时数据窗口又产生一个分组变量 group，其取值为 1 和 2，分别代表第一组和第二组。分组结果见表 14-1。

二、用 SPSS 软件产生随机数字并进行配对（或配伍）设计随机分组 🅔 微课 2

试验 14 - 2 将 40 例受试对象按照一定条件配成 20 对，随机分入甲、乙两个处理组。

1. 建立 SPSS 数据文件 建立 2 个变量：①NO，输入受试对象的编号 1 ~ 40；②Block：输入对子号 1 ~ 20。见图 14 - 6。

2. 设定随机种子 Transform→Random Number Generators⋯→Random Number Generators；√Set Starting Point；⊙ Fixed Value；Value：20220101；→OK。

此时，在结果窗口出现"SET SEED = 20220101."。

3. 产生随机数 Transform →Computer Variable⋯→Computer Variable；Target Variable（目标变量名）：Random；Function group：Random Numbers；Functions and Special ：Rv. Uniform；点击向上箭头 → Numeric Expression：Rv. Uniform（?,?）→Rv. Uniform（1，100）；OK。

此时，数据窗口产生一个变量 Random。

	NO
1	1
2	2
3	3
⋮	⋮
19	19
20	20

图 14 - 6 试验 14 - 2 数据

4. 对随机数编秩（按照 Block 编秩） Transform→Rank case⋯→Rank case；Random→Variable（s）框中；By：Block；→OK。此时，数据窗口又产生一个变量 RRandom。

5. 分组 按变量 RRandom 的取值进行分组，"1"为甲处理组，"2"为乙处理组。见图 14 - 7。

	NO	Block	random	Rrandom
1	1	1	84.46	2
2	2	1	81.13	1
3	3	2	85.29	2
4	4	2	81.07	1
⋮	⋮	⋮	⋮	⋮
39	39	20	26.83	1
40	40	20	43.96	2

图 14 - 7 配对设计分组结果

三、用 SPSS 实现效度与信度分析的方法 🅔 微课 3

试验 14 - 3 某研究者设计了一份有关肺癌患者术后生活质量的调查问卷，问卷初步设计完成后进行了 30 人的预调查，且以 SF - 36 生活质量量表作为标准，研究对象同时进行生活质量问卷与 SF - 36 生活质量量表的填写，调查结果中 Q1 ~ Q10 为调查问卷 10 个问题的得分，T1 为调查问卷的总分，T2 为 SF - 36 生活质量量表的总分。试用此资料分析该问卷的信度和效度。

1. 建立数据文件 建立"Q1 ~ Q10""T1""T2"十二个变量，录入全部数据，建立数据文件，见图 14 - 8。

	Q1	Q2	Q3	Q4	Q5	Q6	Q7	Q8	Q9	Q10	T1	T2
1	3	4	1	3	4	3	3	3	3	2	29	108
2	2	3	4	3	3	1	1	4	4	4	29	89
3	3	3	1	2	2	2	2	4	2	2	22	60
⋮	⋮	⋮	⋮	⋮	⋮	⋮	⋮	⋮	⋮	⋮	⋮	⋮
28	4	4	4	4	4	3	4	2	1	1	31	112
29	3	3	3	4	5	3	4	3	2	2	32	115
30	4	4	4	4	4	4	2	1	4	3	34	118

图 14 - 8 试验 14 - 3 数据

2. 信度分析 本例仅呈现内部一致性信度分析，分半信度、重测信度，可以自我练习。

（1）单击主菜单 Analyze→Scale→Reliability analysis…并单击之，打开 Reliability analysis 对话框。

（2）将变量 Q1 ~ Q10 调入对话框右侧的"Items"框。单击对话框右上侧的"Statistics"按钮，勾选相应选项，点击"Continue"按钮，回到主对话框。

Reliability Statistics

Cronbach's Alpha	Cronbach's Alpha Based on Standardized Items	N of Items
.680	.669	10

图 14 – 9　信度分析结果

（3）在"Model"下拉列表里有五种信度系数可选择。①Alpha：即为最常用的克朗巴赫 α 系数。②Split – half：分半信度。③Guttman：计算真实信度的 Guttman's 下界，结果包含 6 个系数，分别记为 Lambda1 – Lambda6，其中 Lambda3 实际上就是克朗巴赫 α 系数，Lambda4 为 Guttman 分半信度系数。④Parallel：平行。⑤Strict parallel：严格平行。本例选择"Alpha"进行分析。

（4）单击主对话框中的"OK"按钮，即可输出结果。本例克朗巴赫 α 系数为 0.680，内部一致性一般，问题条目还需进一步调整。见图 14 – 9。

3. 效度分析 本例仅呈现准则效度分析，结构效度可通过因子分析实现。

（1）单击主菜单 Analyze→Correlate →Bivariate…并单击之，打开 Bivariate Correlations 对话框。

（2）将变量 T1、T2 调入对话框右侧的"Variables"框。在"Correlation Coefficients"中勾选"Pearson"选项，点击"OK"按钮，即可输出结果。

Correlations

		T1	T2
T1	Pearson Correlation	1	.820**
	Sig. (2-tailed)		.000
	N	30	30
T2	Pearson Correlation	.820**	1
	Sig. (2-tailed)	.000	
	N	30	30

**. Correlation is significant at the 0.01 level (2-tailed).

图 14 – 10　效度分析结果

本例调查问卷的准则效度为 0.820，$P < 0.05$，说明该问卷具有较好的标准效度。见图 14 – 10。

目标检测

答案解析

1. 试验设计的三个基本要素是（　　）

　　A. 随机、对照、盲法　　　　　　　　　B. 随机、对照、重复

　　C. 处理因素、受试对象、试验效应　　　D. 处理因素、均衡可比、综合指标

　　E. 受试对象、处理因素、复合指标

2. 试验设计的基本原则是（　　）

　　A. 随机、对照、均衡、重复　　　　　　B. 随机、对照、盲法、重复

　　C. 随机、配对、盲法、均衡　　　　　　D. 随机、配伍、对照、重复

　　E. 随机、盲法、对照、实用

3. 试验设计的目的是（　　）

　　A. 减少随机误差和非随机误差　　　　　B. 排除不可控制因素的干扰

　　C. 减少非处理因素的影响　　　　　　　D. 减少非处理因素的效应

　　E. 保证专业设计的合理性和科研结果的可信性

4. 试验设计中影响样本含量大小的因素为（　　）

　　A. α　　　　　　　　　　　　　　　B. β

　　C. 参数的允许误差 δ　　　　　　　　D. 总体标准差 σ

　　E. 以上都是

5. 试验设计中的试验效应的选择应注意 （　　）

A. 特异性　　　B. 灵敏性　　　C. 客观性　　　D. 精确性　　　E. 以上都是

6. 已知 A、B、C 都是三水平因素，预试验得出三个因素各级间存在交互作用，需要进一步考察。本试验操作简单、所需费用和时间也较少。最好选用 （　　）

A. 配对设计　　　　　　　　　　　　　B. 随机区组设计

C. 交叉设计　　　　　　　　　　　　　D. 析因设计

E. 单因素三水平设计

7. 某临床试验欲研究卡维地洛对冠心病左心室功能不全引起慢性心力衰竭的治疗作用，试验组口服卡维地洛，对照组用无药理作用的糖丸，这属于 （　　）

A. 标准对照　　　　　　　　　　　　　B. 空白对照

C. 试验对照　　　　　　　　　　　　　D. 安慰剂对照

E. 潜在对照

8. 在下面的试验设计中，在相同条件下最节约样本含量的是 （　　）

A. 完全随机设计　　　　　　　　　　　B. 配对设计

C. 配伍组设计　　　　　　　　　　　　D. 交叉设计

E. 析因设计

9. 在常用的调查研究抽样中，抽样误差大小顺序为 （　　）

A. 整群抽样≥单纯随机抽样≥分层抽样≥系统抽样

B. 分层抽样≥系统抽样≥单纯随机抽样≥整群抽样

C. 单纯随机抽样≥整群抽样≥系统抽样≥分层抽样

D. 整群抽样≥单纯随机抽样≥系统抽样≥分层抽样

E. 整群抽样≥分层抽样≥系统抽样≥单纯随机抽样

10. 试验设计和调查设计的根本区别是 （　　）

A. 试验设计是以动物为研究对象

B. 调查设计是以人为研究对象

C. 试验设计可以随机分组

D. 调查设计不可以随机分组

E. 试验设计可以人为设置处理因素

书网融合……

本章小结　　　　　　微课1　　　　　　微课2　　　　　　微课3　　　　　　题库

附录 统计用表

附表1 标准正态分布曲线下左侧面积 φ（$-Z$）值

z	0.00	0.01	0.02	0.03	0.04	0.05	0.06	0.07	0.08	0.09
−3.0	0.0013	0.0013	0.0013	0.0012	0.0012	0.0011	0.0011	0.0011	0.0010	0.0010
−2.9	0.0019	0.0018	0.0018	0.0017	0.0016	0.0016	0.0015	0.0015	0.0014	0.0014
−2.8	0.0026	0.0025	0.0024	0.0023	0.0023	0.0022	0.0021	0.0021	0.0020	0.0019
−2.7	0.0035	0.0034	0.0033	0.0032	0.0031	0.0030	0.0029	0.0028	0.0027	0.0026
−2.6	0.0047	0.0045	0.0044	0.0043	0.0041	0.0040	0.0039	0.0038	0.0037	0.0036
−2.5	0.0062	0.0060	0.0059	0.0057	0.0055	0.0054	0.0052	0.0051	0.0049	0.0048
−2.4	0.0082	0.0080	0.0078	0.0075	0.0073	0.0071	0.0069	0.0068	0.0066	0.0064
−2.3	0.0107	0.0104	0.0102	0.0099	0.0096	0.0094	0.0091	0.0089	0.0087	0.0084
−2.2	0.0139	0.0136	0.0132	0.0129	0.0125	0.0122	0.0119	0.0116	0.0113	0.0110
−2.1	0.0179	0.0174	0.0170	0.0166	0.0162	0.0158	0.0154	0.0150	0.0146	0.0143
−2.0	0.0228	0.0222	0.0217	0.0212	0.0207	0.0202	0.0197	0.0192	0.0188	0.0183
−1.9	0.0287	0.0281	0.0274	0.0268	0.0262	0.0256	0.0250	0.0244	0.0239	0.0233
−1.8	0.0968	0.0351	0.0344	0.0336	0.0329	0.0322	0.0314	0.0307	0.0301	0.0294
−1.7	0.1151	0.0436	0.0427	0.0418	0.0409	0.0401	0.0392	0.0384	0.0375	0.0367
−1.6	0.1357	0.0537	0.0526	0.0516	0.0505	0.0495	0.0485	0.0475	0.0465	0.0455
−1.5	0.1587	0.0655	0.0643	0.0630	0.0618	0.0606	0.0594	0.0582	0.0571	0.0559
−1.4	0.0808	0.0793	0.0778	0.0764	0.0749	0.0735	0.0721	0.0708	0.0694	0.0681
−1.3	0.0968	0.0951	0.0934	0.0918	0.0901	0.0885	0.0869	0.0853	0.0838	0.0823
−1.2	0.1151	0.1131	0.1112	0.1093	0.1075	0.1056	0.1038	0.1020	0.1003	0.0985
−1.1	0.1357	0.1335	0.1314	0.1292	0.1271	0.1251	0.1230	0.1210	0.1190	0.1170
−1.0	0.1587	0.1562	0.1539	0.1515	0.1492	0.1469	0.1446	0.1423	0.1401	0.1379
−0.9	0.1841	0.1814	0.1788	0.1762	0.1736	0.1711	0.1685	0.1660	0.1635	0.1611
−0.8	0.2119	0.2090	0.2061	0.2033	0.2005	0.1977	0.1949	0.1922	0.1894	0.1867
−0.7	0.2420	0.2389	0.2358	0.2327	0.2296	0.2266	0.2236	0.2206	0.2177	0.2148
−0.6	0.2743	0.2709	0.2676	0.2643	0.2611	0.2578	0.2546	0.2514	0.2483	0.2451
−0.5	0.3085	0.3050	0.3015	0.2981	0.2946	0.2912	0.2877	0.2843	0.2810	0.2776
−0.4	0.3446	0.3409	0.3372	0.3336	0.3300	0.3264	0.3228	0.3192	0.3156	0.3121
−0.3	0.3821	0.3783	0.3745	0.3707	0.3669	0.3632	0.3594	0.3557	0.3520	0.3483
−0.2	0.4207	0.4168	0.4129	0.4090	0.4052	0.4013	0.3974	0.3936	0.3807	0.3859
−0.1	0.4602	0.4562	0.4522	0.4483	0.4443	0.4404	0.4364	0.4325	0.4286	0.4247
−0.0	0.5000	0.4960	0.4920	0.4880	0.4840	0.4801	0.4761	0.4721	0.4681	0.4641

注：φ（Z）$= 1 - \varphi$（$-Z$）。

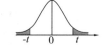

附表 2　t 分布界值表

v	概率，P									
	单侧: 0.25	0.20	0.10	0.05	0.025	0.01	0.005	0.0025	0.001	0.0005
	双侧: 0.50	0.40	0.20	0.10	0.05	0.02	0.010	0.0050	0.002	0.001
1	1.000	1.376	3.078	6.314	12.706	31.821	63.657	127.321	318.309	636.619
2	0.816	1.061	1.886	2.920	4.303	6.965	9.925	14.089	22.327	31.599
3	0.765	0.978	1.638	2.353	3.182	4.540	5.841	7.453	10.215	12.924
4	0.741	0.941	1.533	2.132	2.776	3.747	4.604	5.597	7.173	8.610
5	0.727	0.920	1.476	2.015	2.570	3.365	4.032	4.773	5.893	6.868
6	0.718	0.906	1.440	1.943	2.447	3.143	3.707	4.317	5.208	5.959
7	0.711	0.896	1.415	1.895	2.365	2.998	3.499	4.029	4.785	5.408
8	0.706	0.889	1.397	1.859	2.306	2.896	3.355	3.833	4.501	5.041
9	0.703	0.883	1.383	1.833	2.262	2.821	3.250	3.690	4.297	4.781
10	0.700	0.879	1.372	1.812	2.228	2.764	3.169	3.581	4.144	4.587
11	0.697	0.876	1.363	1.796	2.201	2.718	3.106	3.496	4.025	4.437
12	0.695	0.873	1.356	1.782	2.179	2.681	3.055	3.428	3.930	4.318
13	0.694	0.870	1.350	1.771	2.160	2.650	3.012	3.372	3.852	4.221
14	0.692	0.868	1.345	1.761	2.145	2.624	2.977	3.326	3.787	4.140
15	0.691	0.866	1.341	1.753	2.131	2.602	2.947	3.286	3.733	4.073
16	0.690	0.865	1.337	1.746	2.120	2.583	2.921	3.252	3.686	4.015
17	0.689	0.863	1.333	1.740	2.110	2.567	2.898	3.222	3.646	3.965
18	0.688	0.862	1.330	1.734	2.101	2.552	2.878	3.197	3.610	3.922
19	0.688	0.861	1.328	1.729	2.093	2.539	2.861	3.174	3.579	3.883
20	0.687	0.860	1.325	1.725	2.086	2.528	2.845	3.153	3.552	3.849
21	0.686	0.859	1.323	1.721	2.080	2.518	2.831	3.135	3.527	3.819
22	0.686	0.858	1.321	1.717	2.074	2.508	2.819	3.119	3.505	3.792
23	0.685	0.858	1.319	1.714	2.069	2.500	2.807	3.104	3.485	3.768
24	0.685	0.857	1.318	1.711	2.064	2.492	2.797	3.091	3.467	3.745
25	0.684	0.856	1.316	1.708	2.060	2.485	2.787	3.078	3.450	3.725
26	0.684	0.856	1.315	1.706	2.056	2.479	2.779	3.067	3.435	3.707
27	0.684	0.855	1.314	1.703	2.052	2.473	2.771	3.056	3.421	3.690
28	0.683	0.855	1.313	1.701	2.048	2.467	2.763	3.047	3.408	3.674
29	0.683	0.854	1.311	1.699	2.045	2.462	2.756	3.038	3.396	3.659
30	0.683	0.854	1.310	1.697	2.042	2.457	2.750	3.030	3.385	3.646
31	0.683	0.853	1.309	1.696	2.040	2.453	2.744	3.022	3.375	3.633
32	0.682	0.853	1.309	1.694	2.037	2.449	2.738	3.015	3.365	3.622
33	0.682	0.853	1.308	1.692	2.035	2.445	2.733	3.008	3.356	3.611
34	0.682	0.852	1.307	1.691	2.032	2.441	2.728	3.002	3.348	3.601
35	0.682	0.852	1.306	1.690	2.030	2.438	2.724	2.996	3.340	3.591
36	0.681	0.852	1.306	1.688	2.028	2.434	2.719	2.990	3.332	3.582
37	0.681	0.851	1.305	1.687	2.026	2.431	2.715	2.985	3.325	3.574
38	0.681	0.851	1.304	1.686	2.024	2.429	2.712	2.980	3.319	3.565
39	0.681	0.851	1.304	1.685	2.023	2.426	2.708	2.976	3.313	3.558
40	0.681	0.851	1.303	1.684	2.021	2.423	2.704	2.971	3.307	3.551
50	0.679	0.849	1.299	1.676	2.009	2.403	2.678	2.937	3.261	3.496
60	0.679	0.848	1.296	1.671	2.000	2.390	2.660	2.915	3.232	3.460
70	0.678	0.847	1.294	1.667	1.994	2.381	2.648	2.899	3.211	3.435
80	0.678	0.846	1.292	1.664	1.990	2.374	2.639	2.887	3.195	3.416
90	0.677	0.846	1.291	1.662	1.987	2.368	2.632	2.878	3.183	3.402
100	0.677	0.845	1.290	1.660	1.984	2.364	2.626	2.871	3.174	3.390
200	0.676	0.843	1.286	1.653	1.972	2.345	2.601	2.839	3.131	3.340
∞	0.674	0.842	1.282	1.645	1.960	2.326	2.576	2.807	3.090	3.290

附表3　百分率的可信区间

上行：95%可信区间　　　　　　　　下行：99%可信区间

n	0	1	2	3	4	5	6	7	8	9	10	11	12	13
1	0~98													
	0~100													
2	0~84	1~99												
	0~93	0~100												
3	0~71	1~91	9~99											
	0~83	0~96	4~100											
4	0~60	1~81	7~93											
	0~73	0~89	3~97											
5	0~52	1~72	5~85	15~95										
	0~65	0~81	2~92	8~98										
6	0~46	0~64	4~78	12~88										
	0~59	0~75	2~86	7~93										
7	0~41	0~58	4~71	10~82	18~90									
	0~53	0~68	2~80	6~88	12~94									
8	0~37	0~53	3~65	9~76	16~84									
	0~48	0~63	1~74	5~83	10~90									
9	0~34	0~48	3~60	7~70	14~79	21~86								
	0~45	0~59	1~69	4~78	9~85	15~91								
10	0~31	0~45	3~56	7~65	12~74	19~81								
	0~41	0~54	1~65	4~74	8~81	13~87								
11	0~28	0~41	2~52	6~61	11~69	17~77	23~83							
	0~38	0~51	1~61	3~69	7~77	11~83	17~89							
12	0~26	0~38	2~48	5~57	10~65	15~72	21~79							
	0~36	0~48	1~57	3~66	6~73	10~79	15~85							
13	0~25	0~36	2~45	5~54	9~61	14~68	19~75	25~81						
	0~34	0~45	1~54	3~62	6~69	9~76	14~81	19~86						
14	0~23	0~34	2~43	5~51	8~58	13~65	18~71	23~77						
	0~32	0~42	1~51	3~59	5~66	9~72	13~78	17~83						
15	0~22	0~32	2~41	4~48	8~55	12~62	16~68	21~73	27~79					
	0~30	0~40	1~49	2~56	5~63	8~69	12~74	16~79	21~84					
16	0~21	0~30	2~38	4~46	7~52	11~59	15~65	20~70	25~75					
	0~28	0~38	1~46	2~53	5~60	8~66	11~71	15~76	19~81					
17	0~20	0~29	2~36	4~43	7~50	10~56	14~62	18~67	23~72	28~77				
	0~27	0~36	1~44	2~51	4~57	7~63	10~69	14~74	18~78	22~82				
18	0~19	0~27	1~35	4~41	6~48	10~54	13~59	17~64	22~69	26~74				
	0~26	0~35	1~42	2~49	4~55	7~61	10~66	13~71	17~75	21~79				
19	0~18	0~26	1~33	3~40	6~46	9~51	13~57	16~62	20~67	24~71	29~76			
	0~24	0~33	1~40	2~47	4~53	6~58	9~63	12~68	16~73	19~77	23~81			
20	0~17	0~25	1~32	3~38	6~44	9~49	12~54	15~59	19~64	23~69	27~73			
	0~23	0~32	1~39	2~45	4~51	6~56	9~61	11~66	15~70	18~74	22~78			
21	0~16	0~24	1~30	3~36	5~42	8~47	11~52	15~57	18~62	22~66	26~70	30~74		
	0~22	0~30	1~37	2~43	3~49	6~54	8~59	11~63	14~68	17~71	21~76	24~80		
22	0~15	0~23	1~29	3~35	5~40	8~45	11~50	14~55	17~59	21~64	24~68	28~72		

n	X													
	0	1	2	3	4	5	6	7	8	9	10	11	12	13
	0~21	0~29	1~36	2~42	3~47	5~52	8~57	10~61	13~66	16~70	20~73	23~77		
23	0~15	0~22	1~28	3~34	5~39	8~44	10~48	13~53	16~57	20~62	23~66	27~69	31~73	
	0~21	0~28	1~35	2~40	3~45	5~50	7~55	10~59	13~63	15~67	19~71	22~75	25~78	
24	0~14	0~21	1~27	3~32	5~37	7~42	10~47	13~51	16~55	19~59	22~63	26~67	29~71	
	0~20	0~27	0~33	2~39	3~44	5~49	7~53	9~57	12~61	15~65	18~69	21~73	24~76	
25	0~14	0~20	1~26	3~31	5~36	7~41	9~45	12~49	15~54	18~58	21~61	24~65	28~69	31~72
	0~19	0~26	0~32	1~37	3~42	5~47	7~51	9~56	11~60	14~63	17~67	20~71	23~74	26~77
26	0~13	0~20	1~25	2~30	4~35	7~39	9~44	12~48	14~52	17~56	20~60	23~63	27~67	30~70
	0~18	0~25	0~31	1~36	3~41	4~46	6~5	9~54	11~58	13~62	16~65	19~69	22~72	25~75
27	0~13	0~19	1~24	2~29	4~34	6~38	9~42	11~46	14~50	17~54	19~58	22~61	26~65	29~68
	0~18	0~25	0~30	1~35	3~40	4~44	6~48	8~52	10~56	13~60	15~63	18~67	21~70	24~73
28	0~12	0~18	1~24	2~28	4~33	6~37	8~41	11~45	13~49	16~52	19~56	22~59	25~63	28~66
	0~17	0~24	0~29	1~34	3~39	4~43	6~47	8~51	10~55	12~58	15~62	17~65	20~68	23~71
29	0~12	0~18	1~23	2~27	4~32	6~36	8~40	10~44	13~47	15~51	18~54	21~58	24~61	26~64
	0~17	0~23	0~28	1~33	2~37	4~42	6~46	8~49	10~53	12~57	14~60	17~63	19~66	22~70
30	0~12	0~17	1~22	2~27	4~31	6~35	8~39	10~24	12~46	15~49	17~53	20~56	23~59	26~63
	0~16	0~22	0~27	1~32	2~36	4~40	5~44	7~48	9~52	11~55	14~58	16~62	19~65	21~68
31	0~11	0~17	1~22	2~26	4~30	6~34	8~38	10~41	12~45	14~48	17~51	19~55	22~58	25~61
	0~16	0~22	0~27	1~31	2~35	4~39	5~43	7~47	9~50	11~54	13~57	16~60	18~63	20~66
32	0~11	0~16	1~21	2~25	4~29	5~33	7~36	9~40	12~43	14~47	16~50	19~53	21~56	24~59
	0~15	0~21	0~26	1~30	2~34	4~38	5~42	7~46	9~49	11~52	13~56	15~59	17~62	20~65
33	0~11	0~15	1~20	2~24	3~28	5~32	7~36	9~39	11~42	13~46	16~49	18~52	20~55	23~58
	0~15	0~20	0~25	1~30	2~34	3~37	5~41	7~44	8~48	10~51	12~54	14~57	17~60	19~63
34	0~10	0~15	1~19	2~23	3~28	5~31	7~35	9~38	11~41	13~44	15~48	17~51	20~54	22~56
	0~14	0~20	0~25	1~29	2~33	3~36	5~40	6~43	8~47	10~50	12~53	14~56	16~59	18~62
35	0~10	0~15	1~19	2~23	3~27	5~30	7~34	8~37	10~40	13~43	15~46	17~49	19~52	22~55
	0~14	0~20	0~24	1~28	2~32	3~35	5~39	6~42	8~45	10~49	12~52	14~55	16~57	18~60
36	0~10	0~15	1~18	2~22	3~26	5~29	6~33	8~36	10~39	12~42	14~45	16~48	19~51	21~54
	0~14	0~19	0~23	1~27	2~31	3~35	5~38	6~41	8~44	9~47	11~50	13~53	15~56	17~59
37	0~10	0~14	1~18	2~22	3~25	5~28	6~32	8~35	10~38	12~41	14~44	16~47	18~50	20~53
	0~13	0~18	0~23	1~27	2~30	3~34	4~37	6~40	7~43	9~46	11~49	13~52	15~55	17~58
38	0~10	0~14	1~18	2~21	3~25	5~28	6~32	8~34	10~37	11~40	13~43	15~46	18~49	20~51
	0~13	0~18	0~22	1~26	2~30	3~33	4~36	6~39	7~42	9~45	11~48	12~51	14~54	16~56
39	0~9	0~14	1~17	2~21	3~24	4~27	6~31	8~33	9~36	11~39	13~42	15~45	17~48	19~50
	0~13	0~18	0~21	1~25	2~29	3~32	4~35	6~38	7~41	9~44	10~47	12~50	14~53	16~55
40	0~9	0~13	1~17	2~21	3~24	4~27	6~30	8~33	9~35	11~38	13~41	15~44	17~47	19~49
	0~12	0~17	0~21	1~25	2~28	3~32	4~35	5~38	7~40	9~43	10~46	12~49	13~52	15~54
41	0~9	0~13	1~17	2~20	3~23	4~26	6~29	7~32	9~35	11~37	12~40	14~43	16~46	18~48
	0~12	0~17	0~21	1~24	2~28	3~31	4~34	5~37	7~40	8~42	10~45	11~48	13~50	15~53
42	0~9	0~13	1~16	2~20	3~23	4~26	6~28	7~31	9~34	10~37	12~39	14~42	16~45	18~47
	0~12	0~17	0~20	1~24	2~27	3~30	4~33	5~36	7~39	8~42	9~44	11~47	13~49	15~52
43	0~9	0~12	1~16	2~19	3~23	4~25	5~28	7~31	8~33	10~36	12~39	14~41	15~44	17~46
	0~12	0~16	0~20	1~23	2~26	3~30	4~33	5~35	6~38	8~41	9~43	11~46	13~49	14~51
44	0~9	0~12	1~15	2~19	3~22	4~25	5~28	7~30	8~33	10~35	11~38	13~40	15~43	17~45

续表

n	0	1	2	3	4	5	6	7	8	9	10	11	12	13
	0~11	0~16	0~19	1~23	2~26	3~29	4~32	5~35	6~37	8~40	9~42	11~45	12~47	14~50
45	0~8	0~12	1~15	2~18	3~21	4~24	5~27	7~30	8~32	9~34	11~37	13~39	15~42	16~44
	0~11	0~15	0~19	1~22	2~25	3~28	4~31	5~34	6~37	8~39	9~42	10~44	12~47	14~49
46	0~8	0~12	1~15	2~18	3~21	4~24	5~26	7~29	8~31	9~34	11~36	13~39	14~41	16~43
	0~11	0~15	0~19	1~22	2~25	3~28	4~31	5~33	6~36	7~39	9~41	10~43	12~46	13~48
47	0~8	0~12	1~15	2~17	3~20	4~23	5~26	6~28	8~31	9~34	11~36	12~38	14~40	16~43
	0~11	0~15	0~18	1~21	2~24	2~27	3~30	5~33	6~35	7~38	9~40	10~42	11~45	13~47
48	0~8	0~11	1~14	2~17	3~20	4~22	5~25	6~28	8~30	9~33	11~35	12~37	14~39	15~42
	0~10	0~14	0~18	1~21	2~24	2~27	3~29	5~32	6~35	7~37	8~40	10~42	11~44	13~47
49	0~18	0~11	1~14	2~17	2~20	4~22	5~25	6~27	7~30	9~32	10~35	12~37	13~39	15~41
	0~10	0~14	0~17	1~20	1~24	2~26	3~29	4~32	6~34	7~36	8~39	9~41	11~44	12~46
50	0~7	0~11	1~14	2~17	2~19	3~22	5~24	6~26	7~29	9~31	10~34	11~36	13~38	15~41
	0~10	0~14	0~17	1~20	1~23	2~26	3~28	4~31	5~33	7~36	8~38	9~40	11~43	12~45
27	32~71													
	27~76													
28	31~69													
	26~74													
29	30~68	33~71												
	25~72	28~75												
30	28~66	31~69												
	24~71	27~74												
31	27~64	30~67	33~70											
	23~69	26~72	28~75											
32	26~62	29~65	32~68											
	22~67	25~70	27~73											
33	26~61	28~64	31~67	34~69										
	21~66	24~69	26~71	29~74										
34	25~59	27~62	30~65	32~68										
	21~64	23~67	25~70	28~72										
35	24~58	26~61	29~63	31~66	34~69									
	20~63	22~66	24~68	27~71	29~73									
36	23~57	26~59	28~62	30~65	33~67									
	19~62	22~64	23~67	26~69	28~72									
37	23~55	25~58	27~61	30~63	32~66	34~68								
	19~60	21~63	23~65	25~68	28~70	30~73								
38	22~54	24~57	26~-59	29~62	31~64	33~67								
	18~59	20~61	22~64	25~66	27~69	29~71								
39	21~53	23~55	26~58	28~60	30~63	32~65	35~68							
	18~58	20~60	22~63	24~65	26~68	28~70	30~72							
40	21~52	23~54	25~57	27~59	29~62	32~64	34~66							
	17~57	19~59	21~61	23~64	25~66	27~68	30~71							
41	20~51	22~53	24~56	26~58	29~60	31~63	33~65	35~67						
	17~55	19~58	21~60	23~63	25~65	27~67	29~69	31~71						
42	20~50	22~52	24~54	26~57	28~59	30~61	32~64	34~66						

续表

n	X													
	0	1	2	3	4	5	6	7	8	9	10	11	12	13
	16~54	18~57	20~59	22~61	24~64	26~66	28~67	30~70						
43	19~49	21~51	23~53	25~56	27~58	29~60	31~62	33~65	36~67					
	16~53	18~56	19~58	21~60	23~62	25~65	27~66	29~69	31~71					
44	19~48	21~50	22~52	24~55	26~57	28~59	30~61	33~63	35~65					
	15~52	17~55	19~57	21~59	23~61	25~63	26~65	28~68	30~70					
45	18~47	20~49	22~51	21~54	26~56	28~58	30~60	32~62	34~64	36~66				
	15~51	17~54	19~56	20~58	22~60	24~62	26~64	28~66	30~68	32~70				
46	18~46	20~48	21~60	23~53	25~55	27~57	29~59	31~61	33~63	35~65				
	15~50	16~53	18~55	20~57	22~59	23~61	25~63	27~65	29~67	31~69				
47	18~45	19~47	21~49	23~52	25~54	26~56	28~58	30~60	32~62	34~64	36~66			
	14~19	16~52	18~54	19~56	21~58	23~60	25~62	26~64	28~66	30~68	32~70			
48	17~44	19~46	21~48	22~51	24~53	26~55	28~57	30~59	31~61	33~63	35~65			
	14~49	16~51	17~53	19~55	21~57	22~59	21~61	26~63	28~65	29~67	31~69			
49	17~43	18~45	20~47	22~50	24~52	25~54	27~56	29~58	31~60	33~62	34~64	36~66		
	14~48	15~50	17~52	19~54	20~56	22~58	23~60	25~62	27~64	29~66	31~68	32~70		
50	16~43	18~45	20~47	21~49	23~51	25~53	26~55	28~57	30~59	32~61	34~63	36~65		
	14~47	15~49	17~51	18~53	20~55	21~57	23~59	25~61	26~63	28~65	30~67	32~68		

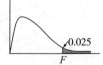

附表4　F 界值表（方差齐性检验用，双侧界值）

v_2	v_1															
	1	2	3	4	5	6	7	8	9	10	12	15	20	30	60	∞
1	648	800	864	900	922	937	948	957	963	969	977	985	993	1001	1010	1018
2	38.51	39.00	39.17	39.25	39.30	39.33	39.36	39.37	39.39	39.40	39.41	39.43	39.45	39.46	39.48	39.50
3	17.44	16.04	15.44	15.10	14.88	14.73	14.62	14.54	14.47	14.42	14.34	14.25	14.17	14.08	13.99	13.90
4	12.22	10.65	9.98	9.60	9.36	9.20	9.07	8.98	8.90	8.84	8.75	8.66	8.56	8.46	8.36	8.26
5	10.01	8.43	7.76	7.39	7.15	6.98	6.85	6.76	6.68	6.62	6.52	6.43	6.33	6.23	6.12	6.02
6	8.81	7.26	6.60	6.23	5.99	5.82	5.70	5.60	5.52	5.46	5.37	5.27	5.17	5.07	4.96	4.85
7	8.07	6.54	5.89	5.52	5.29	5.12	4.99	4.90	4.82	4.76	4.67	4.57	4.47	4.36	4.25	4.14
8	7.57	6.06	5.42	5.05	4.82	4.65	4.53	4.43	4.36	4.30	4.20	4.10	4.00	3.89	3.78	3.67
9	7.21	5.71	5.08	4.72	4.48	4.32	4.20	4.10	4.03	3.96	3.87	3.77	3.67	3.56	3.45	3.33
10	6.94	5.46	4.83	4.47	4.24	4.07	3.95	3.85	3.78	3.72	3.62	3.52	3.42	3.31	3.20	3.08
11	6.72	5.26	4.63	4.28	4.04	3.88	3.76	3.66	3.59	3.53	3.43	3.33	3.23	3.12	3.00	2.88
12	6.55	5.10	4.47	4.12	3.89	3.73	3.61	3.51	3.44	3.37	3.28	3.1S	3.07	2.96	2.85	2.73
13	6.41	4.97	4.35	4.00	3.77	3.60	3.48	3.39	3.31	3.25	3.15	3.05	2.95	2.84	2.72	2.60
14	6.30	4.86	4.24	3.89	3.66	3.50	3.38	3.29	3.21	3.15	3.05	2.95	2.84	2.73	2.61	2.49
15	6.20	4.77	4.15	3.80	3.58	3.41	3.29	3.20	3.12	3.06	2.96	2.86	2.76	2.64	2.52	2.40
16	6.12	4.69	4.08	3.73	3.50	3.34	3.22	3.12	3.05	2.99	2.89	2.79	2.68	2.57	2.45	2.32
17	6.04	4.62	4.01	3.66	3.44	3.28	3.16	3.06	2.98	2.92	2.82	2.72	2.62	2.50	2.38	2.25
18	5.98	4.56	3.95	3.61	3.38	3.22	3.10	3.01	2.93	2.87	2.77	2.67	2.56	2.44	2.32	2.19
19	5.92	4.51	3.90	3.56	3.33	3.17	3.05	2.96	2.88	2.82	2.72	2.62	2.51	2.39	2.27	2.13
20	5.87	4.46	3.86	3.51	3.29	3.13	3.01	2.91	2.84	2.77	2.68	2.57	2.46	2.35	2.22	2.09
21	5.83	4.42	3.82	3.48	3.25	3.09	2.97	2.87	2.80	2.73	2.64	2.53	2.42	2.31	2.18	2.04
22	5.79	4.38	3.78	3.44	3.22	3.05	2.93	2.84	2.76	2.70	2.60	2.50	2.39	2.27	2.14	2.00
23	5.75	4.35	3.75	3.41	3.18	3.02	2.90	2.81	2.73	2.67	2.57	2.47	2.36	2.24	2.11	1.97
24	5.72	4.32	3.72	3.38	3.15	2.99	2.87	2.78	2.70	2.64	2.54	2.44	2.33	2.21	2.08	1.94
25	5.69	4.29	3.69	3.35	3.13	2.97	2.85	2.75	2.68	2.61	2.51	2.41	2.30	2.18	2.05	1.91
26	5.66	4.27	3.67	3.33	3.10	2.94	2.82	2.73	2.65	2.59	2.49	2.39	2.28	2.16	2.03	1.88
27	5.63	4.24	3.65	3.31	3.08	2.92	2.80	2.71	2.63	2.57	2.47	2.36	2.25	2.13	2.00	1.85
28	5.61	4.22	3.63	3.29	3.06	2.90	2.78	2.69	2.61	2.55	2.45	2.34	2.23	2.11	1.98	1.83
29	5.59	4.20	3.61	3.27	3.04	2.88	2.76	2.67	2.59	2.53	2.43	2.32	2.21	2.09	1.96	1.81
30	5.57	4.18	3.59	3.25	3.03	2.87	2.75	2.65	2.57	2.51	2.41	2.31	2.20	2.07	1.94	1.79
40	5.42	4.05	3.46	3.13	2.90	2.74	2.62	2.53	2.45	2.39	2.29	2.18	2.07	1.94	1.80	1.64
60	5.29	3.93	3.34	3.01	2.79	2.63	2.51	2.41	2.33	2.27	2.17	2.06	1.94	1.82	1.67	1.48
120	5.15	3.80	3.23	2.89	2.67	2.52	2.39	2.30	2.22	2.16	2.05	1.94	1.82	1.69	1.53	1.31
∞	5.02	3.69	3.12	2.79	2.57	2.41	2.29	2.19	2.11	2.05	1.94	1.83	1.71	1.57	1.39	1.00

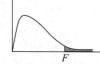

附表5 F界值表（方差分析用）

上行：$P = 0.05$ 下行：$P = 0.01$

分母的自由度，ν_2	分子的自由度，ν_1											
	1	2	3	4	5	6	7	8	9	10	11	12
1	161.45	199.50	215.71	224.58	230.16	233.99	236.77	238.88	240.54	241.88	242.98	243.91
	4052.18	4999.50	5403.35	5624.58	5763.65	5858.99	5928.36	5981.07	6022.47	6055.85	6083.32	6106.32
2	18.51	19.00	19.16	19.25	19.30	19.33	19.35	19.37	19.38	19.40	19.40	19.41
	98.50	99.00	99.17	99.25	99.30	99.33	99.36	99.37	99.39	99.40	99.41	99.42
3	10.13	9.55	9.28	9.12	9.01	8.94	8.89	8.85	8.81	8.79	8.76	8.74
	34.12	30.82	29.46	28.71	28.24	27.91	27.67	27.49	27.35	27.23	27.13	27.05
4	7.71	6.94	6.59	6.39	6.26	6.16	6.09	6.04	6.00	5.96	5.94	5.91
	21.20	18.00	16.69	15.98	15.52	15.21	14.98	14.80	14.66	14.55	14.45	14.37
5	6.61	5.79	5.41	5.19	5.05	4.95	4.88	4.82	4.77	4.74	4.70	4.68
	16.26	13.27	12.06	11.39	10.97	10.67	10.46	10.29	10.16	10.05	9.96	9.89
6	5.99	5.14	4.76	4.53	4.39	4.28	4.21	4.15	4.10	4.06	4.03	4.00
	13.75	10.92	9.78	9.15	8.75	8.47	8.26	8.10	7.98	7.87	7.79	7.72
7	5.59	4.74	4.35	4.12	3.97	3.87	3.79	3.73	3.68	3.64	3.60	3.57
	12.25	9.55	8.45	7.85	7.46	7.19	6.99	6.84	6.72	6.62	6.54	6.47
8	5.32	4.46	4.07	3.84	3.69	3.58	3.50	3.44	3.39	3.35	3.31	3.28
	11.26	8.65	7.59	7.01	6.63	6.37	6.18	6.03	5.91	5.81	5.73	5.67
9	5.12	4.26	3.86	3.63	3.48	3.37	3.29	3.23	3.18	3.14	3.10	3.07
	10.56	8.02	6.99	6.42	6.06	5.80	5.61	5.47	5.35	5.26	5.18	5.11
10	4.96	4.10	3.71	3.48	3.33	3.22	3.14	3.07	3.02	2.98	2.94	2.91
	10.04	7.56	6.55	5.99	5.64	5.39	5.20	5.06	4.94	4.85	4.77	4.71
11	4.84	3.98	3.59	3.36	3.20	3.09	3.01	2.95	2.90	2.85	2.82	2.79
	9.65	7.21	6.22	5.67	5.32	5.07	4.89	4.74	4.63	4.54	4.46	4.40
12	4.75	3.89	3.49	3.26	3.11	3.00	2.91	2.85	2.80	2.75	2.72	2.69
	9.33	6.93	5.95	5.41	5.06	4.82	4.64	4.50	4.39	4.30	4.22	4.16
13	4.67	3.81	3.41	3.18	3.03	2.92	2.83	2.77	2.71	2.67	2.63	2.60
	9.07	6.70	5.74	5.21	4.86	4.62	4.44	4.30	4.19	4.10	4.02	3.96
14	4.60	3.74	3.34	3.11	2.96	2.85	2.76	2.70	2.65	2.60	2.57	2.53
	8.86	6.51	5.56	5.04	4.69	4.46	4.28	4.14	4.03	3.94	3.86	3.80
15	4.54	3.68	3.29	3.06	2.90	2.79	2.71	2.64	2.59	2.54	2.51	2.48
	8.68	6.36	5.42	4.89	4.56	4.32	4.14	4.00	3.89	3.80	3.73	3.67
16	4.49	3.63	3.24	3.01	2.85	2.74	2.66	2.59	2.54	2.49	2.46	2.42
	8.53	6.23	5.29	4.77	4.44	4.20	4.03	3.89	3.78	3.69	3.62	3.55
17	4.45	3.59	3.20	2.96	2.81	2.70	2.61	2.55	2.49	2.45	2.41	2.38
	8.40	6.11	5.18	4.67	4.34	4.10	3.93	3.79	3.68	3.59	3.52	3.46
18	4.41	3.55	3.16	2.93	2.77	2.66	2.58	2.51	2.46	2.41	2.37	2.34
	8.29	6.01	5.09	4.58	4.25	4.01	3.84	3.71	3.60	3.51	3.43	3.37
19	4.38	3.52	3.13	2.90	2.74	2.63	2.54	2.48	2.42	2.38	2.34	2.31
	8.18	5.93	5.01	4.50	4.17	3.94	3.77	3.63	3.52	3.43	3.36	3.30
20	4.35	3.49	3.10	2.87	2.71	2.60	2.51	2.45	2.39	2.35	2.31	2.28
	8.10	5.85	4.94	4.43	4.10	3.87	3.70	3.56	3.46	3.37	3.29	3.23

分母的自由度, ν_2	分子的自由度, ν_1											
	1	2	3	4	5	6	7	8	9	10	11	12
21	4.32	3.47	3.07	2.84	2.68	2.57	2.49	2.42	2.37	2.32	2.28	2.25
	8.02	5.78	4.87	4.37	4.04	3.81	3.64	3.51	3.40	3.31	3.24	3.17
22	4.30	3.44	3.05	2.82	2.66	2.55	2.46	2.40	2.34	2.30	2.26	2.23
	7.95	5.72	4.82	4.31	3.99	3.76	3.59	3.45	3.35	3.26	3.18	3.12
23	4.28	3.42	3.03	2.80	2.64	2.53	2.44	2.37	2.32	2.27	2.24	2.20
	7.88	5.66	4.76	4.26	3.94	3.71	3.54	3.41	3.30	3.21	3.14	3.07
24	4.26	3.40	3.01	2.78	2.62	2.51	2.42	2.36	2.30	2.25	2.22	2.18
	7.82	5.61	4.72	4.22	3.90	3.67	3.50	3.36	3.26	3.17	3.09	3.03
25	4.24	3.39	2.99	2.76	2.60	2.49	2.40	2.34	2.28	2.24	2.20	2.16
	7.77	5.57	4.68	4.18	3.85	3.63	3.46	3.32	3.22	3.13	3.06	2.99
1	245.36	246.46	248.01	249.05	250.10	251.14	251.77	252.62	253.04	253.68	254.06	254.31
	6142.67	6170.10	6208.73	6234.63	6260.65	6286.78	6302.52	6323.56	6334.11	6349.97	6359.50	6365.83
2	19.42	19.43	19.45	19.45	19.46	19.47	19.48	19.48	19.49	19.49	19.49	19.50
	99.43	99.44	99.45	99.46	99.47	99.47	99.48	99.49	99.49	99.49	99.50	99.50
3	8.71	8.69	8.66	8.64	8.62	8.59	8.58	8.56	8.55	8.54	8.53	8.53
	26.92	26.83	26.69	26.60	26.50	26.41	26.35	26.28	26.24	26.18	26.15	26.13
4	5.87	5.84	5.80	5.77	5.75	5.72	5.70	5.68	5.66	5.65	5.64	5.63
	14.25	14.15	14.02	13.93	13.84	13.75	13.69	13.61	13.58	13.52	13.49	13.46
5	4.64	4.60	4.56	4.53	4.50	4.46	4.44	4.42	4.41	4.39	4.37	4.37
	9.77	9.68	9.55	9.47	9.38	9.29	9.24	9.17	9.13	9.08	9.04	9.02
6	3.96	3.92	3.87	3.84	3.81	3.77	3.75	3.73	3.71	3.69	3.68	3.67
	7.60	7.52	7.40	7.31	7.23	7.14	7.09	7.02	6.99	6.93	6.90	6.88
7	3.53	3.49	3.44	3.41	3.38	3.34	3.32	3.29	3.27	3.25	3.24	3.23
	6.36	6.28	6.16	6.07	5.99	5.91	5.86	5.79	5.75	5.70	5.67	5.65
8	3.24	3.20	3.15	3.12	3.08	3.04	3.02	2.99	2.97	2.95	2.94	2.93
	5.56	5.48	5.36	5.28	5.20	5.12	5.07	5.00	4.96	4.91	4.88	4.86
9	3.03	2.99	2.94	2.90	2.86	2.83	2.80	2.77	2.76	2.73	2.72	2.71
	5.01	4.92	4.81	4.73	4.65	4.57	4.52	4.45	4.41	4.36	4.33	4.31
10	2.86	2.83	2.77	2.74	2.70	2.66	2.64	2.60	2.59	2.56	2.55	2.54
	4.60	4.52	4.41	4.33	4.25	4.17	4.12	4.05	4.01	3.96	3.93	3.91
11	2.74	2.70	2.65	2.61	2.57	2.53	2.51	2.47	2.46	2.43	2.42	2.40
	4.29	4.21	4.10	4.02	3.94	3.86	3.81	3.74	3.71	3.66	3.62	3.60
12	2.64	2.60	2.54	2.51	2.47	2.43	2.40	2.37	2.35	2.32	2.31	2.30
	4.05	3.97	3.86	3.78	3.70	3.62	3.57	3.50	3.47	3.41	3.38	3.36
13	2.55	2.51	2.46	2.42	2.38	2.34	2.31	2.28	2.26	2.23	2.22	2.21
	3.86	3.78	3.66	3.59	3.51	3.43	3.38	3.31	3.27	3.22	3.19	3.17
14	2.48	2.44	2.39	2.35	2.31	2.27	2.24	2.21	2.19	2.16	2.14	2.13
	3.70	3.62	3.51	3.43	3.35	3.27	3.22	3.15	3.11	3.06	3.03	3.00
15	2.42	2.38	2.33	2.29	2.25	2.20	2.18	2.14	2.12	2.10	2.08	2.07
	3.56	3.49	3.37	3.29	3.21	3.13	3.08	3.01	2.98	2.92	2.89	2.87
16	2.37	2.33	2.28	2.24	2.19	2.15	2.12	2.09	2.07	2.04	2.02	2.01

续表

分母的自由度，ν_2	\multicolumn{12}{c}{分子的自由度，ν_1}											
	14	16	20	24	30	40	50	75	100	200	500	∞
17	3.45	3.37	3.26	3.18	3.10	3.02	2.97	2.90	2.86	2.81	2.78	2.75
	2.33	2.29	2.23	2.19	2.15	2.10	2.08	2.04	2.02	1.99	1.97	1.96
18	3.35	3.27	3.16	3.08	3.00	2.92	2.87	2.80	2.76	2.71	2.68	2.65
	2.29	2.25	2.19	2.15	2.11	2.06	2.04	2.00	1.98	1.95	1.93	1.92
19	3.27	3.19	3.08	3.00	2.92	2.84	2.78	2.71	2.68	2.62	2.59	2.57
	2.26	2.21	2.16	2.11	2.07	2.03	2.00	1.96	1.94	1.91	1.89	1.88
20	3.19	3.12	3.00	2.92	2.84	2.76	2.71	2.64	2.60	2.55	2.51	2.49
	2.22	2.18	2.12	2.08	2.04	1.99	1.97	1.93	1.91	1.88	1.86	1.84
21	3.13	3.05	2.94	2.86	2.78	2.69	2.64	2.57	2.54	2.48	2.44	2.42
	2.20	2.16	2.10	2.05	2.01	1.96	1.94	1.90	1.88	1.84	1.83	1.81
22	3.07	2.99	2.88	2.80	2.72	2.64	2.58	2.51	2.48	2.42	2.38	2.36
	2.17	2.13	2.07	2.03	1.98	1.94	1.91	1.87	1.85	1.82	1.80	1.78
23	3.02	2.94	2.83	2.75	2.67	2.58	2.53	2.46	2.42	2.36	2.33	2.31
	2.15	2.11	2.05	2.01	1.96	1.91	1.88	1.84	1.82	1.79	1.77	1.76
24	2.97	2.89	2.78	2.70	2.62	2.54	2.48	2.41	2.37	2.32	2.28	2.26
	2.13	2.09	2.03	1.98	1.94	1.89	1.86	1.82	1.80	1.77	1.75	1.73
25	2.93	2.85	2.74	2.66	2.58	2.49	2.44	2.37	2.33	2.27	2.24	2.21
	2.11	2.07	2.01	1.96	1.92	1.87	1.84	1.80	1.78	1.75	1.73	1.71
26	2.89	2.81	2.70	2.62	2.54	2.45	2.40	2.33	2.29	2.23	2.19	2.17
	4.23	3.37	2.98	2.74	2.59	2.47	2.39	2.32	2.27	2.22	2.18	2.15
27	7.72	5.53	4.64	4.14	3.82	3.59	3.42	3.29	3.18	3.09	3.02	2.96
	4.21	3.35	2.96	2.73	2.57	2.46	2.37	2.31	2.25	2.20	2.17	2.13
28	7.68	5.49	4.60	4.11	3.78	3.56	3.39	3.26	3.15	3.06	2.99	2.93
	4.20	3.34	2.95	2.71	2.56	2.45	2.36	2.29	2.24	2.19	2.15	2.12
29	7.64	5.45	4.57	4.07	3.75	3.53	3.36	3.23	3.12	3.03	2.96	2.90
	4.18	3.33	2.93	2.70	2.55	2.43	2.35	2.28	2.22	2.18	2.14	2.10
30	7.60	5.42	4.54	4.04	3.73	3.50	3.33	3.20	3.09	3.00	2.93	2.87
	4.17	3.32	2.92	2.69	2.53	2.42	2.33	2.27	2.21	2.16	2.13	2.09
32	7.56	5.39	4.51	4.02	3.70	3.47	3.30	3.17	3.07	2.98	2.91	2.84
	4.15	3.29	2.90	2.67	2.51	2.40	2.31	2.24	2.19	2.14	2.10	2.07
34	7.50	5.34	4.46	3.97	3.65	3.43	3.26	3.13	3.02	2.93	2.86	2.80
	4.13	3.28	2.88	2.65	2.49	2.38	2.29	2.23	2.17	2.12	2.08	2.05
36	7.44	5.29	4.42	3.93	3.61	3.39	3.22	3.09	2.98	2.89	2.82	2.76
	4.11	3.26	2.87	2.63	2.48	2.36	2.28	2.21	2.15	2.11	2.07	2.03
38	7.40	5.25	4.38	3.89	3.57	3.35	3.18	3.05	2.95	2.86	2.79	2.72
	4.10	3.24	2.85	2.62	2.46	2.35	2.26	2.19	2.14	2.09	2.05	2.02
40	7.35	5.21	4.34	3.86	3.54	3.32	3.15	3.02	2.92	2.83	2.75	2.69
	4.08	3.23	2.84	2.61	2.45	2.34	2.25	2.18	2.12	2.08	2.04	2.00
42	7.31	5.18	4.31	3.83	3.51	3.29	3.12	2.99	2.89	2.80	2.73	2.66
	4.07	3.22	2.83	2.59	2.44	2.32	2.24	2.17	2.11	2.06	2.03	1.99
44	7.28	5.15	4.29	3.80	3.49	3.27	3.10	2.97	2.86	2.78	2.70	2.64
	4.06	3.21	2.82	2.58	2.43	2.31	2.23	2.16	2.10	2.05	2.01	1.98
	7.25	5.12	4.26	3.78	3.47	3.24	3.08	2.95	2.84	2.75	2.68	2.62

分母的自由度，ν_2	分子的自由度，ν_1											
	14	16	20	24	30	40	50	75	100	200	500	∞
46	4.05	3.20	2.81	2.57	2.42	2.30	2.22	2.15	2.09	2.04	2.00	1.97
	7.22	5.10	4.24	3.76	3.44	3.22	3.06	2.93	2.82	2.73	2.66	2.60
48	4.04	3.19	2.80	2.57	2.41	2.29	2.21	2.14	2.08	2.03	1.99	1.96
	7.19	5.08	4.22	3.74	3.43	3.20	3.04	2.91	2.80	2.71	2.64	2.58
50	4.03	3.18	2.79	2.56	2.40	2.29	2.20	2.13	2.07	2.03	1.99	1.95
	7.17	5.06	4.20	3.72	3.41	3.19	3.02	2.89	2.78	2.70	2.63	2.56
60	4.00	3.15	2.76	2.53	2.37	2.25	2.17	2.10	2.04	1.99	1.95	1.92
	7.08	4.98	4.13	3.65	3.34	3.12	2.95	2.82	2.72	2.63	2.56	2.50
70	3.98	3.13	2.74	2.50	2.35	2.23	2.14	2.07	2.02	1.97	1.93	1.89
	7.01	4.92	4.07	3.60	3.29	3.07	2.91	2.78	2.67	2.59	2.51	2.45
80	3.96	3.11	2.72	2.49	2.33	2.21	2.13	2.06	2.00	1.95	1.91	1.88
	6.96	4.88	4.04	3.56	3.26	3.04	2.87	2.74	2.64	2.55	2.48	2.42
100	3.94	3.09	2.70	2.46	2.31	2.19	2.10	2.03	1.97	1.93	1.89	1.85
	6.90	4.82	3.98	3.51	3.21	2.99	2.82	2.69	2.59	2.50	2.43	2.37
125	3.92	3.07	2.68	2.44	2.29	2.17	2.08	2.01	1.96	1.91	1.87	1.83
	6.84	4.78	3.94	3.47	3.17	2.95	2.79	2.66	2.55	2.47	2.39	2.33
150	3.90	3.06	2.66	2.43	2.27	2.16	2.07	2.00	1.94	1.89	1.85	1.82
	6.81	4.75	3.91	3.45	3.14	2.92	2.76	2.63	2.53	2.44	2.37	2.31
200	3.89	3.04	2.65	2.42	2.26	2.14	2.06	1.98	1.93	1.88	1.84	1.80
	6.76	4.71	3.88	3.41	3.11	2.89	2.73	2.60	2.50	2.41	2.34	2.27
400	3.86	3.02	2.63	2.39	2.24	2.12	2.03	1.96	1.90	1.85	1.81	1.78
	6.70	4.66	3.83	3.37	3.06	2.85	2.68	2.56	2.45	2.37	2.29	2.23
1000	3.85	3.00	2.61	2.38	2.22	2.11	2.02	1.95	1.89	1.84	1.80	1.76
	6.66	4.63	3.80	3.34	3.04	2.82	2.66	2.53	2.43	2.34	2.27	2.20
∞	3.84	3.00	2.61	2.37	2.21	2.10	2.01	1.94	1.88	1.83	1.79	1.75
	6.64	4.61	3.78	3.32	3.02	2.80	2.64	2.51	2.41	2.32	2.25	2.19
26	2.09	2.05	1.99	1.95	1.90	1.85	1.82	1.78	1.76	1.73	1.71	1.69
	2.86	2.78	2.66	2.58	2.50	2.42	2.36	2.29	2.25	2.19	2.16	2.13
27	2.08	2.04	1.97	1.93	1.88	1.84	1.81	1.76	1.74	1.71	1.69	1.67
	2.82	2.75	2.63	2.55	2.47	2.38	2.33	2.26	2.22	2.16	2.12	2.10
28	2.06	2.02	1.96	1.91	1.87	1.82	1.79	1.75	1.73	1.69	1.67	1.65
	2.79	2.72	2.60	2.52	2.44	2.35	2.30	2.23	2.19	2.13	2.09	2.06
29	2.05	2.01	1.94	1.90	1.85	1.81	1.77	1.73	1.71	1.67	1.65	1.64
	2.77	2.69	2.57	2.49	2.41	2.33	2.27	2.20	2.16	2.10	2.06	2.03
30	2.04	1.99	1.93	1.89	1.84	1.79	1.76	1.72	1.70	1.66	1.64	1.62
	2.74	2.66	2.55	2.47	2.39	2.30	2.25	2.17	2.13	2.07	2.03	2.01
31	2.03	1.98	1.92	1.88	1.83	1.78	1.75	1.70	1.68	1.65	1.62	1.61
	2.72	2.64	2.52	2.45	2.36	2.27	2.22	2.14	2.11	2.04	2.01	1.98
32	2.01	1.97	1.91	1.86	1.82	1.77	1.74	1.69	1.67	1.63	1.61	1.59
	2.70	2.62	2.50	2.42	2.34	2.25	2.20	2.12	2.08	2.02	1.98	1.96
33	2.00	1.96	1.90	1.85	1.81	1.76	1.72	1.68	1.66	1.62	1.60	1.58
	2.68	2.60	2.48	2.40	2.32	2.23	2.18	2.10	2.06	2.00	1.96	1.93
34	1.99	1.95	1.89	1.84	1.80	1.75	1.71	1.67	1.65	1.61	1.59	1.57

续表

分母的自由度, ν_2	分子的自由度, ν_1											
	14	16	20	24	30	40	50	75	100	200	500	∞
	2.66	2.58	2.46	2.38	2.30	2.21	2.16	2.08	2.04	1.98	1.94	1.91
35	1.99	1.94	1.88	1.83	1.79	1.74	1.70	1.66	1.63	1.60	1.57	1.56
	2.64	2.56	2.44	2.36	2.28	2.19	2.14	2.06	2.02	1.96	1.92	1.89
36	1.98	1.93	1.87	1.82	1.78	1.73	1.69	1.65	1.62	1.59	1.56	1.55
	2.62	2.54	2.43	2.35	2.26	2.18	2.12	2.04	2.00	1.94	1.90	1.87
37	1.97	1.93	1.86	1.82	1.77	1.72	1.68	1.64	1.62	1.58	1.55	1.54
	2.61	2.53	2.41	2.33	2.25	2.16	2.10	2.03	1.98	1.92	1.88	1.85
38	1.96	1.92	1.85	1.81	1.76	1.71	1.68	1.63	1.61	1.57	1.54	1.53
	2.59	2.51	2.40	2.32	2.23	2.14	2.09	2.01	1.97	1.90	1.86	1.84
39	1.95	1.91	1.85	1.80	1.75	1.70	1.67	1.62	1.60	1.56	1.53	1.52
	2.58	2.50	2.38	2.30	2.22	2.13	2.07	1.99	1.95	1.89	1.85	1.82
40	1.95	1.90	1.84	1.79	1.74	1.69	1.66	1.61	1.59	1.55	1.53	1.51
	2.56	2.48	2.37	2.29	2.20	2.11	2.06	1.98	1.94	1.87	1.83	1.80
41	1.94	1.90	1.83	1.79	1.74	1.69	1.65	1.61	1.58	1.54	1.52	1.50
	2.55	2.47	2.36	2.28	2.19	2.10	2.04	1.97	1.92	1.86	1.82	1.79
42	1.94	1.89	1.83	1.78	1.73	1.68	1.65	1.60	1.57	1.53	1.51	1.49
	2.54	2.46	2.34	2.26	2.18	2.09	2.03	1.95	1.91	1.85	1.80	1.78
43	1.93	1.89	1.82	1.77	1.72	1.67	1.64	1.59	1.57	1.53	1.50	1.48
	2.53	2.45	2.33	2.25	2.17	2.08	2.02	1.94	1.90	1.83	1.79	1.76
44	1.92	1.88	1.81	1.77	1.72	1.67	1.63	1.59	1.56	1.52	1.49	1.48
	2.52	2.44	2.32	2.24	2.15	2.07	2.01	1.93	1.89	1.82	1.78	1.75
45	1.92	1.87	1.81	1.76	1.71	1.66	1.63	1.58	1.55	1.51	1.49	1.47
	2.51	2.43	2.31	2.23	2.14	2.05	2.00	1.92	1.88	1.81	1.77	1.74
46	1.91	1.87	1.80	1.76	1.71	1.65	1.62	1.57	1.55	1.51	1.48	1.46
	2.50	2.42	2.30	2.22	2.13	2.04	1.99	1.91	1.86	1.80	1.76	1.73
48	1.90	1.86	1.79	1.75	1.70	1.64	1.61	1.56	1.54	1.49	1.47	1.45
	2.48	2.40	2.28	2.20	2.12	2.02	1.97	1.89	1.84	1.78	1.73	1.70
50	1.89	1.85	1.78	1.74	1.69	1.63	1.60	1.55	1.52	1.48	1.46	1.44
	2.46	2.38	2.27	2.18	2.10	2.01	1.95	1.87	1.82	1.76	1.71	1.68
60	1.86	1.82	1.75	1.70	1.65	1.59	1.56	1.51	1.48	1.44	1.41	1.39
	2.39	2.31	2.20	2.12	2.03	1.94	1.88	1.79	1.75	1.68	1.63	1.60
70	1.84	1.79	1.72	1.67	1.62	1.57	1.53	1.48	1.45	1.40	1.37	1.35
	2.35	2.27	2.15	2.07	1.98	1.89	1.83	1.74	1.70	1.62	1.57	1.54
80	1.82	1.77	1.70	1.65	1.60	1.54	1.51	1.45	1.43	1.38	1.35	1.32
	2.31	2.23	2.12	2.03	1.94	1.85	1.79	1.70	1.65	1.58	1.53	1.49
100	1.79	1.75	1.68	1.63	1.57	1.52	1.48	1.42	1.39	1.34	1.31	1.28
	2.27	2.19	2.07	1.98	1.89	1.80	1.74	1.65	1.60	1.52	1.47	1.43
125	1.77	1.73	1.66	1.60	1.55	1.49	1.45	1.40	1.36	1.31	1.27	1.25
	2.23	2.15	2.03	1.94	1.85	1.76	1.69	1.60	1.55	1.47	1.41	1.37
150	1.76	1.71	1.64	1.59	1.54	1.48	1.44	1.38	1.34	1.29	1.25	1.22
	2.20	2.12	2.00	1.92	1.83	1.73	1.66	1.57	1.52	1.43	1.38	1.33
200	1.74	1.69	1.62	1.57	1.52	1.46	1.41	1.35	1.32	1.26	1.22	1.19
	2.17	2.09	1.97	1.89	1.79	1.69	1.63	1.53	1.48	1.39	1.33	1.28

续表

分母的自由度, ν_2	分子的自由度, ν_1											
	14	16	20	24	30	40	50	75	100	200	500	∞
400	1.72	1.67	1.60	1.54	1.49	1.42	1.38	1.32	1.28	1.22	1.17	1.13
	2.13	2.05	1.92	1.84	1.75	1.64	1.58	1.48	1.42	1.32	1.25	1.19
1000	1.70	1.65	1.58	1.53	1.47	1.41	1.36	1.30	1.26	1.19	1.13	1.08
	2.10	2.02	1.90	1.81	1.72	1.61	1.54	1.44	1.38	1.28	1.19	1.11
∞	1.69	1.64	1.57	1.52	1.46	1.40	1.35	1.28	1.25	1.17	1.11	1.02
	2.08	2.00	1.88	1.79	1.70	1.59	1.53	1.42	1.36	1.25	1.16	1.04

附表 6 **Dunnett $-t$ 检验临界值表（双侧）**

（表中横行数字，上行：$P=0.05$　下行：$P=0.01$）

误差的自由度（v）	处理组数（不包括对照组）T								
	1	2	3	4	5	6	7	8	9
5	2.57	3.03	3.39	3.66	3.88	4.06	4.22	4.36	4.49
	4.03	4.63	5.09	5.44	5.73	5.97	6.18	6.36	6.53
6	2.45	2.86	3.18	3.41	3.60	3.75	3.88	4.00	4.11
	3.71	4.22	4.60	4.88	5.11	5.30	5.47	5.61	5.74
7	2.36	2.75	3.04	3.24	3.41	3.54	3.66	3.76	3.86
	3.50	3.95	4.28	4.52	4.71	4.87	5.01	5.13	5.24
8	2.31	2.67	2.94	3.13	3.28	3.40	3.51	3.60	3.68
	3.36	3.77	4.06	4.27	4.44	4.58	4.70	4.81	4.90
9	2.26	2.61	2.86	3.04	3.18	3.29	3.39	3.48	3.55
	3.25	3.63	3.90	4.09	4.24	4.37	4.48	4.57	4.65
10	2.23	2.57	2.81	2.97	3.11	3.21	3.31	3.39	3.46
	3.17	3.53	2.78	3.95	4.10	4.21	4.31	4.40	4.47
11	2.20	2.53	2.76	2.92	3.05	3.15	3.24	3.31	3.38
	3.11	3.45	3.68	3.85	3.98	4.09	4.18	4.26	4.33
12	2.18	2.50	2.72	2.88	3.00	3.10	3.18	3.25	3.32
	3.05	3.39	3.61	3.76	3.89	3.99	4.08	4.15	4.22
13	2.16	2.48	2.69	2.84	2.96	3.06	3.14	3.21	3.27
	3.01	3.33	3.54	3.69	3.81	3.91	3.99	4.06	4.13
14	2.14	2.46	2.67	2.81	2.93	3.02	3.10	3.17	3.23
	2.98	3.29	3.49	3.64	3.75	3.84	3.92	3.99	4.05
15	2.19	2.44	2.64	2.79	2.90	2.99	3.07	3.13	3.19
	2.95	3.25	3.45	3.59	3.70	3.79	3.86	3.93	3.99
16	2.12	2.42	2.63	2.77	2.88	2.96	3.04	3.10	3.16
	2.92	3.22	3.41	3.55	3.65	3.74	3.82	3.88	3.93
17	2.11	2.41	2.61	2.75	2.85	2.94	3.01	3.08	3.13
	2.90	3.19	3.38	3.51	3.62	3.70	3.77	3.83	3.89
18	2.10	2.40	2.59	2.73	2.84	2.92	2.99	3.05	3.11
	2.88	3.17	3.35	3.48	3.58	3.67	3.74	3.80	3.85
19	2.09	2.39	2.58	2.72	2.82	2.90	2.97	3.04	3.69
	2.86	3.15	3.33	3.46	3.55	3.64	3.70	3.76	3.81
20	2.09	2.38	2.57	2.70	2.81	2.89	2.96	3.02	3.07
	2.85	3.13	3.31	3.43	3.53	3.61	3.67	3.73	3.78
24	2.06	2.35	2.53	2.66	2.76	2.84	2.91	2.96	3.01
	2.80	3.07	3.24	3.36	3.45	3.52	3.58	3.64	3.69
30	2.04	2.32	2.50	2.62	2.72	2.79	2.86	3.91	2.96
	2.75	3.01	3.17	3.28	3.37	3.44	3.50	3.55	3.59
40	2.02	2.29	2.47	2.58	2.67	2.75	2.81	2.86	2.90
	2.70	2.95	3.10	3.21	3.29	3.36	3.41	3.46	3.50
60	2.00	2.27	2.43	2.55	2.63	2.70	2.76	2.81	2.85
	2.66	2.90	3.04	3.14	3.22	3.28	3.33	3.38	3.42
120	1.98	2.24	2.40	2.51	2.59	2.66	2.71	2.76	2.80
	2.62	2.84	2.98	3.08	3.15	3.21	3.25	3.30	3.33
∞	1.96	2.21	2.37	2.47	2.55	2.62	2.67	2.71	2.75
	2.58	2.79	2.92	3.01	3.08	3.14	3.18	3.22	3.25

附表7　χ^2分布界值表

v	\multicolumn{13}{c}{α（右侧尾部面积）}
	0.995	0.990	0.975	0.950	0.900	0.750	0.500	0.250	0.100	0.050	0.025	0.010	0.005
1	—	—	—	—	0.02	0.10	0.45	1.32	2.71	3.84	5.02	6.63	7.88
2	0.01	0.02	0.05	0.10	0.21	0.58	1.39	2.77	4.61	5.99	7.38	9.21	10.60
3	0.07	0.11	0.22	0.35	0.58	1.21	2.37	4.11	6.25	7.81	9.35	11.34	12.84
4	0.21	0.30	0.48	0.71	1.06	1.92	3.36	5.39	7.78	9.49	11.14	13.28	14.86
5	0.41	0.55	0.83	1.15	1.61	2.67	4.35	6.63	9.24	11.07	12.83	15.09	16.75
6	0.68	0.87	1.24	1.64	2.20	3.45	5.35	7.84	10.64	12.59	14.45	16.81	18.55
7	0.99	1.24	1.69	2.17	2.83	4.25	6.35	9.04	12.02	14.07	16.01	18.48	20.28
8	1.34	1.65	2.18	2.73	3.49	5.07	7.34	10.22	13.36	15.51	17.53	20.09	21.95
9	1.73	2.09	2.70	3.33	4.17	5.90	8.34	11.39	14.68	16.92	19.02	21.67	23.59
10	2.16	2.56	3.25	3.94	4.87	6.74	9.34	12.55	15.99	18.31	20.48	23.21	25.19
11	2.60	3.05	3.82	4.57	5.58	7.58	10.34	13.70	17.28	19.68	21.92	24.72	26.76
12	3.07	3.57	4.40	5.23	6.30	8.44	11.34	14.85	18.55	21.03	23.34	26.22	28.30
13	3.57	4.11	5.01	5.89	7.04	9.30	12.34	15.98	19.81	22.36	24.74	27.69	29.82
14	4.07	4.66	5.63	6.57	7.79	10.17	13.34	17.12	21.06	23.68	26.12	29.14	31.32
15	4.60	5.23	6.26	7.26	8.55	11.04	14.34	18.25	22.31	25.00	27.49	30.58	32.80
16	5.14	5.81	6.91	7.96	9.31	11.91	15.34	19.37	23.54	26.30	28.85	32.00	34.27
17	5.70	6.41	7.56	8.67	10.09	12.79	16.34	20.49	24.77	27.59	30.19	33.41	35.72
18	6.26	7.01	8.23	9.39	10.86	13.68	17.34	21.60	25.99	28.87	31.53	34.81	37.16
19	6.84	7.63	8.91	10.12	11.65	14.56	18.34	22.72	27.20	30.14	32.85	36.19	38.58
20	7.43	8.26	9.59	10.85	12.44	15.45	19.34	23.83	28.41	31.41	34.17	37.57	40.00
21	8.03	8.90	10.28	11.59	13.24	16.34	20.34	24.93	29.62	32.67	35.48	38.93	41.40
22	8.64	9.54	10.98	12.34	14.04	17.24	21.34	26.04	30.81	33.92	36.78	40.29	42.80
23	9.26	10.20	11.69	13.09	14.85	18.14	22.34	27.14	32.01	35.17	38.08	41.64	44.18
24	9.89	10.86	12.40	13.85	15.66	19.04	23.34	28.24	33.20	36.42	39.36	42.98	45.56
25	10.52	11.52	13.12	14.61	16.47	19.94	24.34	29.34	34.38	37.65	40.65	44.31	46.93
26	11.16	12.20	13.84	15.38	17.29	20.84	25.34	30.43	35.56	38.89	41.92	45.64	48.29
27	11.81	12.88	14.57	16.15	18.11	21.75	26.34	31.53	36.74	40.11	43.19	46.96	49.64
28	12.46	13.56	15.31	16.93	18.94	22.66	27.34	32.62	37.92	41.34	44.46	48.28	50.99
29	13.12	14.26	16.05	17.71	19.77	23.57	28.34	33.71	39.09	42.56	45.72	49.59	52.34
30	13.79	14.95	16.79	18.49	20.60	24.48	29.34	34.80	40.26	43.77	46.98	50.89	53.67
40	20.71	22.16	24.43	26.51	29.05	33.66	39.34	45.62	51.81	55.76	59.34	63.69	66.77
50	27.99	29.71	32.36	34.76	37.69	42.94	49.33	56.33	63.17	67.50	71.42	76.15	79.49
60	35.53	37.48	40.48	43.19	46.46	52.29	59.33	66.98	74.40	79.08	83.30	88.38	91.95
70	43.28	45.44	48.76	51.74	55.33	61.70	69.33	77.58	85.53	90.53	95.02	100.43	104.21
80	51.17	53.54	57.15	60.39	64.28	71.14	79.33	88.13	96.58	101.88	106.63	112.33	116.32
90	59.20	61.75	65.65	69.13	73.29	80.62	89.33	98.65	107.57	113.15	118.14	124.12	128.30
100	67.33	70.06	74.22	77.93	82.36	90.13	99.33	109.14	118.50	124.34	129.56	135.81	140.17

附表8 *T* 界值表（配对比较的符号秩和检验用）

n	单侧：0.05 双侧：0.10	0.025 0.05	0.01 0.02	0.005 0.010
5	0 ~ 15	——	——	——
6	2 ~ 19	0 ~ 21	——	——
7	3 ~ 25	2 ~ 26	0 ~ 28	——
8	5 ~ 31	3 ~ 33	1 ~ 35	0 ~ 36
9	8 ~ 37	5 ~ 40	3 ~ 42	1 ~ 44
10	10 ~ 45	8 ~ 47	5 ~ 50	3 ~ 52
11	13 ~ 53	10 ~ 56	7 ~ 59	5 ~ 61
12	17 ~ 61	13 ~ 65	9 ~ 69	7 ~ 71
13	21 ~ 70	17 ~ 74	12 ~ 79	9 ~ 82
14	25 ~ 80	21 ~ 84	15 ~ 90	12 ~ 93
15	30 ~ 90	25 ~ 95	19 ~ 101	15 ~ 105
16	35 ~ 101	29 ~ 107	23 ~ 113	19 ~ 117
17	41 ~ 112	34 ~ 119	27 ~ 126	23 ~ 130
18	47 ~ 124	40 ~ 131	32 ~ 139	27 ~ 144
19	53 ~ 137	46 ~ 144	37 ~ 153	32 ~ 158
20	60 ~ 150	52 ~ 158	43 ~ 167	37 ~ 173
21	67 ~ 164	58 ~ 173	49 ~ 182	42 ~ 189
22	75 ~ 178	65 ~ 188	55 ~ 198	48 ~ 205
23	83 ~ 193	73 ~ 203	62 ~ 214	54 ~ 222
24	91 ~ 209	81 ~ 219	69 ~ 231	61 ~ 239
25	100 ~ 225	89 ~ 236	76 ~ 249	68 ~ 257
26	110 ~ 241	98 ~ 253	84 ~ 267	75 ~ 276
27	119 ~ 259	107 ~ 271	92 ~ 286	83 ~ 295
28	130 ~ 276	116 ~ 290	101 ~ 305	91 ~ 315
29	140 ~ 295	126 ~ 309	110 ~ 325	100 ~ 335
30	151 ~ 314	137 ~ 328	120 ~ 345	109 ~ 356
31	163 ~ 333	147 ~ 349	130 ~ 366	118 ~ 378
32	175 ~ 353	159 ~ 369	140 ~ 388	128 ~ 400
33	187 ~ 374	170 ~ 391	151 – –410	138 ~ 423
34	200 ~ 395	182 ~ 413	162 – –433	148 ~ 447
35	213 ~ 417	195 ~ 435	173 ~ 457	159 ~ 471
36	227 ~ 439	208 ~ 458	185 ~ 481	171 ~ 495
37	241 ~ 462	221 ~ 482	198 ~ 505	182 ~ 521
38	256 ~ 485	235 ~ 506	211 ~ 530	194 ~ 547
39	271 ~ 509	249 ~ 531	224 ~ 556	207 ~ 573
40	286 ~ 534	264 ~ 556	238 ~ 582	220 ~ 600
41	302 ~ 559	279 ~ 582	252 ~ 609	233 ~ 628
42	319 ~ 584	294 ~ 60Q	266 ~ 637	247 ~ 656
43	336 ~ 610	310 ~ 636	281 ~ 665	261 ~ 685
44	353 ~ 637	327 ~ 663	296 ~ 694	276 ~ 714
45	371 ~ 664	343 ~ 692	312 ~ 723	291 ~ 744
46	389 ~ 692	361 ~ 720	328 ~ 753	307 ~ 774
47	407 ~ 721	378 ~ 750	345 ~ 783	322 ~ 806
48	426 ~ 750	396 ~ 780	362 ~ 814	339 ~ 837
49	446 ~ 779	415 ~ 810	379 ~ 846	355 ~ 870
50	466 ~ 809	434 ~ 841	397 ~ 878	373 ~ 902

附表9　T界值表（两样本比较的秩和检验用）

行	单侧	双侧
1	0.050	0.10
2	0.025	0.05
3	0.010	0.02
4	0.005	0.01

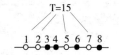

T=15

n_1（较小 n）	$n_1 \sim n_2$ 0	1	2	3	4	5	6	7	8	9	10
2				3~13	3~15	3~17	4~18 3~19	4~20 3~21	4~22 3~23	4~24 3~25	5~25 4~26
3	6~15	6~18	7~20 6~21	8~22 7~23	8~25 7~26 6~27	9~27 8~28 6~30 6~33	10~29 8~31 7~32 6~36	10~32 9~33 7~35 6~39	11~34 9~36 7~38 7~41	11~37 10~38 8~40 7~44	12~39 10~41 8~43
4	11~25 10~26	12~28 11~29 10~30	13~31 12~32 11~33 10~34	14~34 13~35 11~37 10~38	15~37 14~38 12~40 11~41	16~40 14~42 13~43 11~45	17~43 15~45 13~47 11~45	18~46 16~48 14~50 12~52	19~49 17~51 15~53 13~55	20~52 18~54 15~57 13~59	21~55 19~57 16~60 14~62
5	19~36 47~38 16~39 15~40	20~40 18~42 17~43 16~44	21~44 20~45 18~47 16~49	23~47 21~49 19~51 17~53	24~51 22~53 20~55 18~57	26~54 23~57 21~59 19~61	27~58 24~61 22~63 20~65	28~62 26~64 23~67 21~69	30~65 27~68 24~71 22~73	31~69 28~72 25~75 22~78	33~72 29~76 26~79 23~82
6	28~50 26~52 24~54 23~55	29~55 27~57 25~59 24~60	31~59 29~61 27~63 25~65	33~63 31~65 28~68 26~70	35~67 32~70 29~73 27~75	37~71 34~74 30~78 28~80	38~76 35~79 32~82 30~84	40~80 37~83 33~87 31~89	42~84 38~88 34~92 32~94	44~88 40~92 36~96 33~99	46~92 42~96 37~101 34~104
7	39~66 36~69 34~71 32~73	41~71 38~74 35~77 34~78	43~76 40~79 37~82 35~84	45~81 42~84 39~87 37~89	47~86 44~89 40~93 38~95	49~91 46~94 42~98 40~100	52~95 48~99 44~103 41~106	54~100 50~104 45~109 43~111	56~105 52~109 47~114 44~117	58~110 54~114 49~119 45~122	61~114 56~119 51~124 47~128
8	51~58 49~87 45~91 43~93	54~90 51~93 47~97 45~99	56~96 53~99 49~103 47~105	59~101 55~105 51~109 49~111	62~106 58~110 53~115 51~117	64~110 60~116 56~120 53~123	67~117 62~122 58~126 54~130	69~123 65~127 60~132 56~136	72~128 67~133 62~138 58~142	75~133 70~138 64~144 60~148	77~139 72~144 66~150 62~154
9	66~105 62~109 59~112 56~115	69~111 65~115 61~119 58~122	72~117 68~121 63~126 61~128	75~123 71~127 66~132 63~135	78~129 73~134 68~139 65~142	81~135 76~140 71~145 67~149	84~141 79~146 73~152 69~156	87~147 82~152 76~158 72~162	90~152 84~159 78~165 74~169	93~159 87~165 81~171 76~176	96~165 90~171 83~178 78~183
10	82~128 78~132 74~136 71~139	86~134 81~139 77~143 73~147	89~141 84~146 79~151 76~154	92~148 88~152 82~158 79~161	96~154 91~159 85~165 81~169	99~161 94~166 88~172 84~176	103~167 97~173 91~179 86~184	106~174 100~180 93~187 89~191	110~180 103~187 96~194 92~198	113~187 107~193 99~201 94~206	117~193 110~200 102~208 97~213
11	100~153 96~157 91~162 87~166	104~160 99~165 94~170 90~174	108~167 103~172 97~178 93~182	112~174 106~180 100~186 96~190	116~181 110~187 103~194 99~198	120~188 113~195 107~201 102~206	123~196 117~202 110~209 105~214	127~203 121~209 113~217 108~222	131~210 124~217 116~225 111~230	135~217 128~224 119~233 114~138	139~224 132~231 123~240 116~247
12	120~180 115~185 109~191 105~195	125~178 119~193 113~199 109~203	129~195 123~201 116~208 112~212	133~203 127~209 120~216 115~221	138~210 131~217 124~224 119~229	142~218 135~225 127~233 122~238	146~226 139~233 131~241 125~247	150~234 143~241 134~250 129~255	155~241 147~249 138~258 132~264	159~249 151~257 142~266 135~273	163~257 155~265 145~275 158~282
13	142~209 136~215 130~221 125~226	147~217 141~223 134~230 129~235	152~225 145~232 138~239 133~244	156~234 150~240 142~248 136~254	161~242 154~249 146~257 140~263	166~250 158~258 150~266 144~272	171~258 163~266 154~275 148~281	175~267 167~275 158~284 151~291	180~275 172~283 162~293 154~301	185~283 176~292 166~302 158~310	189~292 181~300 170~311 162~319

n_1 （较小 n）	$n_1 \sim n_2$										
	0	1	2	3	4	5	6	7	8	9	10
14	166~240	171~249	176~258	182~266	187~275	192~284	197~293	202~302	207~311	212~320	218~328
	160~246	164~256	169~265	174~274	179~283	183~293	188~302	193~311	198~320	203~329	208~338
	152~254	156~264	161~273	165~283	170~292	174~302	178~312	183~321	187~331	192~340	196~350
	147~259	151~269	155~279	159~289	163~299	168~308	172~318	175~329	179~339	183~349	187~359
15	192~273	197~283	203~292	208~302	214~311	220~320	225~330	231~339	236~349	242~358	248~367
	184~281	190~290	195~300	200~310	205~320	210~330	216~339	221~349	226~359	232~368	237~378
	176~289	181~299	186~309	190~320	195~330	200~340	205~350	210~360	214~371	219~381	224~391
	171~294	175~305	180~315	184~326	189~336	193~347	197~358	201~369	206~379	210~390	215~400

附表 10　H 界值表（三样本比较的秩和检验用）

n	n_1	n_2	n_3	P	
				0.05	0.01
7	3	2	2	4.71	—
	3	3	1	5.14	—
8	3	3	2	5.36	—
	4	2	2	5.33	—
	4	3	1	5.20	—
	5	2	1	5.00	—
9	3	3	3	5.60	7.20
	4	3	2	5.44	6.30
	4	4	1	4.97	6.67
	5	2	2	5.16	6.53
	5	3	1	4.96	—
10	4	3	3	5.72	6.75
	4	4	2	5.45	7.04
	5	3	2	5.25	6.82
	5	4	1	4.99	6.95
11	4	4	3	5.60	7.14
	5	3	3	5.65	7.08
	5	4	2	5.27	7.12
	5	5	1	5.13	7.31
12	4	4	4	5.69	7.65
	5	4	3	5.63	7.44
	5	5	2	5.34	7.27
13	5	4	4	5.62	7.76
	5	5	3	5.71	7.54
14	5	5	4	5.64	7.79
15	5	5	5	5.78	7.98

附表 11　M 界值表（随机区组比较的秩和检验用）

($P=0.05$)

区组数 (b)	处理组数 (k)													
	2	3	4	5	6	7	8	9	10	11	12	13	14	15
2	—	—	20	38	64	96	138	192	258	336	429	538	664	808
3	—	18	37	64	104	158	225	311	416	542	691	865	1063	1292
4	—	26	52	89	144	217	311	429	574	747	950	1189	1460	1770
5	—	32	65	113	183	277	396	547	731	950	1210	1512	1859	2254
6	18	42	76	137	222	336	482	664	887	1155	1469	1831	2253	2738
7	24.5	50	92	167	272	412	591	815	1086	1410	1791	2233	2740	3316
8	32	50	105	190	310	471	676	931	1241	1612	2047	2552	3131	3790
9	24.5	56	118	214	349	529	760	1047	1396	1813	2302	2871	3523	4264
10	32	62	131	238	388	588	845	1164	1551	2014	2558	3189	3914	4737
11	40.5	66	144	261	427	647	929	1280	1706	2216	2814	3508	4305	5211
12	32	72	157	285	465	706	1013	1396	1862	2417	3070	3827	4697	5685
13	40.5	78	170	309	504	764	1098	1512	2017	2618	3326	4146	5088	6159
14	50	84	183	333	543	823	1182	1629	2172	2820	3581	4465	5479	6632
15	40.5	90	196	356	582	882	1267	1745	2327	3021	3837	4784	5871	7106

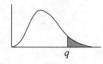

附表 12 *q* 界值表

上行：$P = 0.05$ 下行：$P = 0.01$

v	组数，k								
	2	3	4	5	6	7	8	9	10
5	3.64	4.60	5.22	5.67	6.03	6.33	6.58	6.80	6.99
	5.70	6.98	7.80	8.42	8.91	9.32	9.67	9.97	10.24
6	3.46	4.34	4.90	5.30	5.63	5.90	6.12	6.32	6.49
	5.24	6.33	7.03	5.56	7.97	8.32	8.61	8.87	9.10
7	3.34	4.16	4.68	5.06	5.36	5.61	5.82	6.00	6.16
	4.95	5.92	6.54	7.01	7.37	7.68	7.94	8.17	8.37
8	3.26	4.04	4.53	4.89	5.17	5.40	5.60	5.77	5.92
	4.75	5.64	6.20	6.62	6.96	7.24	7.47	7.68	7.86
9	3.20	3.95	4.41	4.76	5.02	5.24	5.43	5.59	5.74
	4.60	5.43	5.96	6.35	6.66	6.91	7.13	7.33	7.49
10	3.15	3.88	4.33	4.65	4.91	5.12	5.30	5.46	5.60
	4.48	5.27	5.77	6.14	6.43	6.67	6.87	7.05	7.21
12	3.08	3.77	4.20	4.51	4.75	4.95	5.12	5.27	5.39
	4.32	5.05	5.50	5.84	6.10	6.32	6.51	6.67	6.81
14	3.03	3.70	4.11	4.41	4.64	4.83	4.99	5.13	5.25
	4.21	4.89	5.32	5.63	5.88	6.08	6.26	6.41	6.54
16	3.00	3.65	4.05	4.33	4.56	4.74	4.90	5.03	5.15
	4.13	4.79	5.19	5.49	5.72	5.92	6.08	6.22	6.35
18	2.97	3.61	4.00	4.28	4.49	4.67	4.82	4.96	5.07
	4.07	4.70	5.09	5.38	5.60	5.79	5.94	6.08	6.20
20	2.95	3.58	3.96	4.23	4.45	4.62	4.77	4.90	5.01
	4.02	4.64	5.02	5.29	5.51	5.69	5.84	5.97	6.09
30	2.89	3.49	3.85	4.10	4.30	4.46	4.60	4.72	4.82
	3.89	4.45	4.80	5.05	5.24	5.40	5.54	5.65	5.76
40	2.86	3.44	3.79	4.04	4.23	4.39	4.52	4.63	4.73
	3.82	4.37	4.70	4.93	5.11	5.26	5.39	5.50	5.60
60	2.83	3.40	3.74	3.98	4.16	4.31	4.44	4.55	4.65
	3.76	4.28	4.59	4.82	4.99	5.13	5.25	5.36	5.45
120	2.80	3.36	3.68	3.92	4.10	4.24	4.36	4.47	4.56
	3.70	4.20	4.50	4.71	4.87	5.01	5.12	5.21	5.30
∞	2.77	3.31	3.63	3.86	4.03	4.17	4.29	4.39	4.47
	3.64	4.12	4.40	4.60	4.76	4.88	4.99	5.08	5.16

附表 13 r 界值表

v	单侧： 双侧：	0.25 0.50	0.10 0.20	0.05 0.10	0.025 0.05	0.01 0.02	0.005 0.01	0.0025 0.005	0.001 0.002	0.000 0.001
1		0.707	0.951	0.988	0.997	1.000	1.000	1.000	1.000	1.000
2		0.500	0.800	0.900	0.950	0.980	0.990	0.995	0.998	0.999
3		0.404	0.687	0.805	0.878	0.934	0.959	0.974	0.986	0.991
4		0.347	0.608	0.729	0.811	0.882	0.917	0.942	0.963	0.974
5		0.309	0.551	0.669	0.755	0.833	0.875	0.906	0.935	0.951
6		0.281	0.507	0.621	0.707	0.789	0.834	0.870	0.905	0.925
7		0.260	0.472	0.582	0.666	0.750	0.798	0.836	0.875	0.898
8		0.242	0.443	0.549	0.632	0.715	0.765	0.805	0.847	0.872
9		0.228	0.419	0.521	0.602	0.685	0.735	0.776	0.820	0.847
10		0.216	0.398	0.497	0.576	0.658	0.708	0.750	0.795	0.823
11		0.206	0.380	0.476	0.553	0.634	0.684	0.726	0.772	0.801
12		0.197	0.365	0.457	0.532	0.612	0.661	0.703	0.750	0.780
13		0.189	0.351	0.441	0.514	0.592	0.641	0.683	0.730	0.760
14		0.182	0.338	0.426	0.497	0.574	0.623	0.664	0.711	0.742
15		0.176	0.327	0.412	0.482	0.558	0.606	0.647	0.694	0.725
16		0.170	0.317	0.400	0.468	0.542	0.590	0.631	0.678	0.708
17		0.165	0.308	0.389	0.456	0.529	0.575	0.616	0.662	0.693
18		0.160	0.299	0.378	0.444	0.515	0.561	0.602	0.648	0.679
19		0.156	0.291	0.369	0.433	0.503	0.549	0.589	0.635	0.665
20		0.152	0.284	0.360	0.423	0.492	0.537	0.576	0.622	0.652
21		0.148	0.277	0.352	0.413	0.482	0.526	0.565	0.610	0.640
22		0.145	0.271	0.344	0.404	0.472	0.515	0.554	0.599	0.629
23		0.141	0.265	0.337	0.396	0.462	0.505	0.543	0.588	0.618
24		0.138	0.260	0.330	0.388	0.453	0.496	0.534	0.578	0.607
25		0.136	0.255	0.323	0.381	0.445	0.487	0.524	0.568	0.597
26		0.133	0.250	0.317	0.374	0.437	0.479	0.515	0.559	0.588
27		0.131	0.245	0.311	0.367	0.430	0.471	0.507	0.550	0.579
28		0.128	0.241	0.306	0.361	0.423	0.463	0.499	0.541	0.570
29		0.126	0.237	0.301	0.355	0.416	0.456	0.491	0.533	0.562
30		0.124	0.233	0.296	0.349	0.409	0.449	0.484	0.526	0.554
31		0.122	0.229	0.291	0.344	0.403	0.442	0.477	0.518	0.546
32		0.120	0.225	0.287	0.339	0.397	0.436	0.470	0.511	0.539
33		0.118	0.222	0.283	0.334	0.392	0.430	0.464	0.504	0.532
34		0.116	0.219	0.279	0.329	0.386	0.424	0.458	0.498	0.525
35		0.115	0.216	0.275	0.325	0.381	0.418	0.452	0.492	0.519
36		0.113	0.213	0.271	0.320	0.376	0.413	0.446	0.486	0.513

续表

| v | 单侧：| 0.25 | 0.10 | 0.05 | 0.025 | 0.01 | 0.005 | 0.0025 | 0.001 | 0.000 |
	双侧：	0.50	0.20	0.10	0.05	0.02	0.01	0.005	0.002	0.001
37		0.111	0.210	0.267	0.316	0.371	0.408	0.441	0.480	0.507
38		0.110	0.207	0.264	0.312	0.367	0.403	0.435	0.474	0.501
39		0.108	0.204	0.261	0.308	0.362	0.398	0.430	0.469	0.495
40		0.107	0.202	0.257	0.304	0.358	0.393	0.425	0.463	0.490
41		0.106	0.199	0.254	0.301	0.354	0.389	0.420	0.458	0.484
42		0.104	0.197	0.251	0.297	0.250	0.384	0.416	0.453	0.479
43		0.103	0.195	0.248	0.294	0.346	0.380	0.411	0.449	0.474
44		0.102	0.192	0.246	0.291	0.342	0.376	0.407	0.444	0.469
45		0.101	0.190	0.243	0.288	0.338	0.372	0.403	0.439	0.465
46		0.100	0.188	0.240	0.285	0.335	0.368	0.399	0.435	0.460
47		0.099	0.186	0.238	0.282	0.331	0.365	0.395	0.421	0.456
48		0.098	0.184	0.235	0.279	0.328	0.361	0.391	0.427	0.451
49		0.097	0.182	0.233	0.276	0.325	0.358	0.387	0.423	0.447
50		0.096	0.181	0.231	0.273	0.322	0.354	0.384	0.419	0.443

概率，P

附表 14 r_s 界值表

n	单侧:	0.25	0.10	0.05	0.025	0.01	0.005	0.0025	0.001	0.0005
	双侧:	0.50	0.20	0.10	0.05	0.02	0.01	0.005	0.002	0.001
4		0.600	1.000	1.000						
5		0.500	0.800	0.900	1.000	1.000				
6		0.371	0.657	0.829	0.886	0.943	1.000	1.000		
7		0.321	0.571	0.714	0.786	0.893	0.929	0.964	1.000	1.000
8		0.310	0.524	0.643	0.738	0.833	0.881	0.905	0.952	0.976
9		0.267	0.483	0.600	0.700	0.783	0.833	0.867	0.917	0.933
10		0.248	0.455	0.564	0.648	0.745	0.794	0.830	0.879	0.903
11		0.236	0.427	0.536	0.618	0.709	0.755	0.800	0.845	0.873
12		0.217	0.406	0.503	0.587	0.678	0.727	0.769	0.818	0.846
13		0.209	0.385	0.484	0.560	0.648	0.703	0.747	0.791	0.824
14		0.200	0.367	0.464	0.538	0.626	0.679	0.723	0.771	0.802
15		0.189	0.354	0.446	0.521	0.604	0.654	0.700	0.750	0.779
16		0.182	0.341	0.429	0.503	0.582	0.635	0.679	0.729	0.762
17		0.176	0.328	0.414	0.485	0.566	0.615	0.662	0.713	0.748
18		0.170	0.317	0.401	0.472	0.550	0.600	0.643	0.695	0.728
19		0.165	0.309	0.391	0.460	0.535	0.584	0.628	0.677	0.712
20		0.161	0.299	0.380	0.447	0.520	0.570	0.612	0.662	0.696
21		0.156	0.292	0.370	0.435	0.508	0.556	0.599	0.648	0.681
22		0.152	0.284	0.361	0.425	0.496	0.544	0.586	0.634	0.667
23		0.148	0.278	0.353	0.415	0.486	0.532	0.573	0.622	0.654
24		0.144	0.271	0.344	0.406	0.476	0.521	0.562	0.610	0.642
25		0.142	0.265	0.337	0.398	0.466	0.511	0.551	0.598	0.630
26		0.138	0.259	0.331	0.390	0.457	0.501	0.541	0.587	0.619
27		0.136	0.255	0.324	0.382	0.448	0.491	0.531	0.577	0.608
28		0.133	0.250	0.317	0.375	0.440	0.483	0.522	0.567	0.598
29		0.130	0.245	0.312	0.368	0.433	0.475	0.513	0.558	0.589
30		0.128	0.240	0.306	0.362	0.425	0.467	0.504	0.549	0.580
31		0.126	0.236	0.301	0.356	0.418	0.459	0.496	0.541	0.571
32		0.124	0.232	0.296	0.350	0.412	0.452	0.489	0.533	0.563
33		0.121	0.229	0.291	0.345	0.405	0.446	0.482	0.525	0.554
34		0.120	0.225	0.287	0.340	0.399	0.439	0.475	0.517	0.547
35		0.118	0.222	0.283	0.335	0.394	0.433	0.468	0.510	0.539
36		0.116	0.219	0.279	0.330	0.388	0.427	0.462	0.504	0.533
37		0.114	0.216	0.275	0.325	0.382	0.421	0.456	0.497	0.526
38		0.113	0.212	0.271	0.321	0.378	0.415	0.450	0.491	0.519
39		0.111	0.210	0.267	0.317	0.373	0.410	0.444	0.485	0.513
40		0.110	0.207	0.264	0.313	0.368	0.405	0.439	0.479	0.507

续表

n	单侧： 双侧：	0.25 0.50	0.10 0.20	0.05 0.10	0.025 0.05	0.01 0.02	0.005 0.01	0.0025 0.005	0.001 0.002	0.0005 0.001
41		0.108	0.204	0.261	0.309	0.364	0.400	0.433	0.473	0.501
42		0.107	0.202	0.257	0.305	0.359	0.395	0.428	0.468	0.495
43		0.105	0.199	0.254	0.301	0.355	0.391	0.426	0.463	0.490
44		0.104	0.197	0.251	0.298	0.351	0.386	0.409	0.458	0.484
45		0.103	0.194	0.248	0.294	0.347	0.382	0.414	0.453	0.479
46		0.102	0.192	0.246	0.291	0.343	0.378	0.410	0.448	0.474
47		0.101	0.190	0.243	0.288	0.340	0.374	0.405	0.443	0.469
48		0.100	0.188	0.240	0.285	0.336	0.370	0.401	0.439	0.465
49		0.098	0.186	0.238	0.282	0.333	0.366	0.397	0.434	0.460
50		0.097	0.184	0.235	0.279	0.329	0.363	0.393	0.430	0.456

概率，P

附表 15 随机数字表

	1~10					11~20					21~30					31~40					41~50				
1	22	17	68	65	81	68	95	23	92	35	87	02	22	57	51	61	09	43	95	06	58	24	82	03	47
2	19	36	27	59	46	13	79	93	37	55	39	77	32	77	09	85	52	05	30	62	47	83	51	62	74
3	16	77	23	02	77	09	61	87	25	21	28	06	24	25	93	16	71	13	59	78	23	05	47	47	25
4	78	43	76	71	61	20	44	90	32	64	97	67	63	99	61	46	38	03	93	22	69	81	21	99	21
5	03	28	28	26	08	73	37	32	04	05	69	30	16	09	05	88	69	58	28	99	35	07	44	75	47
6	93	22	53	64	39	07	10	63	76	35	87	03	04	79	88	08	13	13	85	51	55	34	57	72	69
7	78	76	58	54	74	92	38	70	96	92	52	06	79	79	45	82	63	18	27	44	69	66	92	19	09
8	23	68	35	26	00	99	53	93	61	28	52	70	05	48	34	56	65	05	61	86	90	92	10	70	80
9	15	39	25	70	99	93	86	52	77	65	15	33	59	05	28	22	87	26	07	47	86	96	98	29	06
10	58	71	96	30	24	18	46	23	34	27	85	13	99	24	44	49	18	09	79	49	74	16	32	23	02
11	57	35	27	33	72	24	53	63	94	09	41	10	76	47	91	44	04	95	49	66	39	60	04	59	81
12	48	50	86	54	48	22	06	34	72	52	82	21	15	65	20	33	29	94	71	11	15	91	29	12	03
13	61	96	48	95	03	07	16	39	33	66	98	56	10	56	79	77	21	30	27	12	90	49	22	23	62
14	36	93	89	41	26	29	70	83	63	51	99	74	20	52	36	87	09	41	15	09	98	60	16	03	03
15	18	87	00	42	31	57	90	12	02	07	23	47	37	17	31	54	08	01	88	63	39	41	88	92	10
16	88	56	53	27	59	33	35	72	67	47	77	34	55	45	70	08	18	27	38	90	16	95	86	70	75
17	09	72	95	84	29	49	41	31	06	70	42	38	06	45	18	64	84	73	31	65	52	53	37	97	15
18	12	96	88	17	31	65	19	69	02	83	60	75	86	90	68	24	64	19	35	51	56	61	87	39	12
19	85	94	57	24	16	92	09	84	38	76	22	00	27	69	85	29	81	94	78	70	21	94	47	90	12
20	38	64	43	59	98	98	77	87	68	07	91	51	67	62	44	40	98	05	93	78	23	32	65	41	18
21	53	44	09	42	72	00	41	86	79	79	68	47	22	00	20	35	55	31	51	51	00	83	63	22	55
22	40	76	66	26	84	57	99	99	90	37	36	63	32	08	58	37	40	13	68	97	87	64	81	07	83
23	02	17	79	18	05	12	59	52	57	02	22	07	90	47	03	28	14	11	39	79	20	69	22	40	98
24	95	17	82	06	53	31	51	10	96	46	92	06	88	07	77	56	11	50	81	69	40	23	72	51	39
25	35	76	22	42	92	96	11	83	44	80	34	68	35	48	77	33	42	40	90	60	73	96	53	97	86
26	26	29	13	56	41	85	47	04	66	08	34	72	57	59	13	82	43	80	46	15	38	26	61	70	04
27	77	80	20	75	82	72	82	32	99	90	63	95	73	76	63	89	73	44	99	05	48	67	26	43	18
28	46	40	66	44	52	91	36	74	43	53	30	82	13	54	00	78	45	63	98	35	55	03	36	67	68
29	37	56	08	18	09	77	53	84	46	47	31	91	18	95	58	24	16	74	11	53	44	10	13	85	57
30	61	65	61	68	66	37	27	47	39	19	84	83	70	07	48	53	21	40	06	71	95	06	79	88	54
31	93	43	69	64	07	34	18	04	52	35	56	27	09	24	86	61	85	53	83	45	19	90	70	99	00
32	21	96	60	12	99	11	20	99	45	18	48	13	93	55	34	18	37	79	49	90	65	97	38	20	46
33	95	20	47	97	97	27	37	83	28	71	00	06	41	41	74	45	89	09	39	84	51	67	11	52	49
34	97	86	21	78	73	10	65	81	92	59	58	76	17	14	97	04	76	62	16	17	17	95	70	45	80
35	69	92	06	34	13	59	71	74	17	32	27	55	10	24	19	23	71	82	13	74	63	52	52	01	41
36	04	31	17	21	56	33	73	99	19	87	26	72	39	27	67	53	77	57	68	93	60	61	97	22	61
37	61	06	98	03	91	87	14	77	43	96	43	00	65	98	50	45	60	33	01	07	98	99	46	50	47
38	85	93	85	86	88	72	87	08	62	40	16	06	10	89	20	23	21	34	74	97	76	38	03	29	63
39	21	74	32	47	45	73	96	07	94	52	09	65	90	77	47	25	76	16	19	33	53	05	70	53	30
40	15	69	53	82	80	79	96	23	53	10	65	39	07	16	29	45	33	02	43	70	02	87	40	41	45

	1 ~ 10					11 ~ 20					21 ~ 30					31 ~ 40					41 ~ 50				
41	02	89	08	04	49	20	21	14	68	86	87	63	93	95	17	11	29	01	95	80	35	14	97	35	33
42	87	18	15	89	79	85	43	01	72	73	08	61	74	51	69	89	74	39	82	15	94	51	33	41	67
43	98	83	71	94	22	59	97	50	99	52	08	52	85	08	40	87	80	61	65	31	91	51	80	32	44
44	10	08	58	21	66	72	68	49	29	31	89	85	84	46	06	59	73	19	85	23	65	09	29	75	63
45	47	90	56	10	08	88	02	84	27	83	42	29	72	23	19	66	56	45	65	79	20	71	53	20	25
46	22	85	61	68	90	49	64	92	85	44	16	40	12	89	88	50	14	49	81	06	01	82	77	45	12
47	67	80	43	79	33	12	83	11	41	16	25	58	19	68	70	77	02	54	00	52	53	43	37	15	26
48	27	62	50	96	72	79	44	61	40	15	14	53	40	65	39	27	31	58	50	28	11	39	03	34	25
49	33	78	80	87	15	38	30	06	38	21	14	47	47	07	26	54	96	87	53	32	40	36	40	96	76
50	13	13	92	66	99	47	24	49	57	74	32	25	43	62	17	10	97	11	69	84	99	63	22	32	98

附表 16 Ψ 值表（多个样本均数比较时所需样本例数的估计用）

$\alpha = 0.05$，$\beta = 0.1$

v_2	v_1																
	1	2	3	4	5	6	7	8	9	10	15	20	30	40	60	120	∞
2	6.80	6.71	6.68	6.67	6.66	6.65	6.65	6.65	6.64	6.64	6.64	6.63	6.63	6.63	6.63	6.63	6.62
3	5.01	4.63	4.47	4.39	4.34	4.30	4.27	4.25	4.23	4.22	4.18	4.16	4.14	4.13	4.12	4.11	4.09
4	4.40	3.90	3.69	3.58	3.50	3.45	3.41	3.38	3.36	3.34	3.28	3.25	3.22	3.20	3.19	3.17	3.15
5	4.09	3.54	3.30	3.17	3.08	3.02	2.97	2.94	2.91	2.89	2.81	2.78	2.74	2.72	2.70	2.68	2.66
6	3.91	3.32	3.07	2.92	2.83	2.76	2.71	2.67	2.64	2.61	2.53	2.49	2.44	2.42	2.40	2.37	2.35
7	3.80	3.18	2.91	2.76	2.66	2.58	2.53	2.49	2.45	2.42	2.33	2.29	2.24	2.21	2.19	2.16	2.18
8	3.71	3.08	2.81	2.64	2.51	2.46	2.40	2.35	2.32	2.29	2.19	2.14	2.09	2.06	2.03	2.00	1.97
9	3.65	3.01	2.72	2.56	2.44	2.36	2.30	2.26	2.22	2.19	2.09	2.03	1.97	1.94	1.91	1.88	1.85
10	3.60	2.95	2.66	2.49	2.37	2.29	2.23	2.18	2.14	2.11	2.00	1.94	1.88	1.85	1.82	1.78	1.75
11	3.57	2.91	2.61	2.44	2.32	2.23	2.17	2.12	2.08	2.04	1.93	1.87	1.81	1.78	1.74	1.70	1.67
12	3.54	2.87	2.57	2.39	2.27	2.19	2.12	2.07	2.02	1.99	1.88	1.81	1.75	1.71	1.68	1.64	1.60
13	3.51	2.84	2.54	2.36	2.23	2.15	2.08	2.02	1.98	1.95	1.83	1.76	1.69	1.66	1.62	1.58	1.54
14	3.49	2.81	2.51	2.33	2.20	2.11	2.04	1.99	1.94	1.91	1.79	1.72	1.65	1.61	1.57	1.53	1.49
15	3.47	2.79	2.48	2.30	2.17	2.08	2.01	1.96	1.91	1.87	1.75	1.68	1.61	1.57	1.53	1.49	1.44
16	3.46	2.77	2.46	2.28	2.15	2.06	1.99	1.93	1.88	1.85	1.72	1.65	1.58	1.54	1.49	1.45	1.40
17	3.44	2.76	2.44	2.26	2.13	2.04	1.96	1.91	1.86	1.82	1.69	1.62	1.55	1.50	1.46	1.41	1.36
18	3.43	2.74	2.43	2.24	2.11	2.02	1.94	1.89	1.84	1.80	1.67	1.60	1.52	1.48	1.43	1.38	1.33
19	3.42	2.73	2.41	2.22	2.09	2.00	1.93	1.87	1.82	1.78	1.65	1.58	1.49	1.45	1.40	1.35	1.30
20	3.41	2.72	2.40	2.21	2.08	1.98	1.91	1.85	1.80	1.76	1.63	1.55	1.47	1.43	1.38	1.33	1.27
21	3.40	2.71	2.39	2.20	2.07	1.97	1.90	1.84	1.79	1.75	1.61	1.54	1.45	1.41	1.36	1.30	1.25
22	3.39	2.70	2.38	2.19	2.05	1.96	1.88	1.82	1.77	1.73	1.60	1.52	1.43	1.39	1.34	1.28	1.22
23	3.39	2.69	2.37	2.18	2.04	1.95	1.87	1.81	1.76	1.72	1.58	1.50	1.42	1.37	1.32	1.26	1.20
24	3.38	2.68	2.36	2.17	2.03	1.94	1.86	1.80	1.75	1.71	1.57	1.49	1.40	1.35	1.30	1.24	1.18
25	3.37	2.68	2.358	2.16	2.02	1.93	1.85	1.79	1.74	1.70	1.56	1.48	1.39	1.34	1.28	1.23	1.16
26	3.37	2.67	2.35	2.15	2.02	1.92	1.84	1.78	1.73	1.69	1.54	1.46	1.37	1.32	1.27	1.21	1.15
27	3.36	2.66	2.34	2.14	2.01	1.91	1.83	1.77	1.72	1.68	1.53	1.45	1.36	1.31	1.26	1.20	1.13
28	3.36	2.66	2.33	2.14	2.00	1.90	1.82	1.76	1.71	1.67	1.52	1.44	1.35	1.30	1.24	1.18	1.11
29	3.36	2.65	2.33	2.13	1.99	1.89	1.82	1.75	1.70	1.66	1.51	1.43	1.34	1.29	1.23	1.17	1.10
30	3.35	2.65	2.32	2.12	1.99	1.89	1.81	1.75	1.70	1.65	1.51	1.42	1.33	1.28	1.22	1.16	1.08
31	3.35	2.43	2.32	2.12	1.98	1.88	1.80	1.74	1.69	1.64	1.50	1.41	1.32	1.27	1.21	1.14	1.07
32	3.34	2.64	2.31	2.11	1.98	1.88	1.80	1.73	1.68	1.64	1.49	1.41	1.31	1.26	1.20	1.13	1.06
33	3.34	2.63	2.31	2.11	1.97	1.87	1.79	1.73	1.68	1.63	1.48	1.40	1.30	1.25	1.19	1.12	1.05
34	3.34	2.63	2.30	2.10	1.97	1.87	1.79	1.72	1.67	1.63	1.48	1.39	1.29	1.24	1.18	1.11	1.04
35	3.34	2.63	2.30	2.10	1.96	1.86	1.78	1.72	1.66	1.62	1.47	1.38	1.29	1.23	1.17	1.10	1.02
36	3.33	2.62	2.30	2.10	1.96	1.86	1.78	1.71	1.66	1.62	1.47	1.38	1.28	1.22	1.16	1.09	1.01
37	3.33	2.62	2.29	2.09	1.95	1.85	1.77	1.71	1.65	1.61	1.46	1.37	1.27	1.22	1.15	1.08	1.00
38	3.33	2.62	2.29	2.09	1.95	1.85	1.77	1.70	1.65	1.61	1.45	1.37	1.27	1.21	1.15	1.08	0.99
39	3.33	2.62	2.29	2.09	1.95	1.84	1.76	1.70	1.65	1.60	1.45	1.36	1.26	1.20	1.14	1.07	0.99
40	3.32	2.61	2.28	2.08	1.94	1.84	1.76	1.70	1.64	1.60	1.44	1.36	1.25	1.20	1.13	1.06	0.98
41	3.32	2.61	2.28	2.08	1.94	1.84	1.76	1.69	1.64	1.59	1.44	1.35	1.25	1.19	1.13	1.05	0.97
42	3.32	2.61	2.28	2.08	1.94	1.83	1.75	1.69	1.63	1.59	1.44	1.35	1.24	1.18	1.12	1.05	0.96
43	3.32	2.61	2.28	2.07	1.93	1.83	1.75	1.69	1.63	1.59	1.43	1.34	1.24	1.18	1.11	1.04	0.95
44	3.32	2.60	2.27	2.07	1.93	1.83	1.75	1.68	1.63	1.58	1.43	1.34	1.23	1.17	1.11	1.03	0.94
45	3.31	2.60	2.27	2.07	1.93	1.83	1.74	1.68	1.62	1.58	1.42	1.33	1.23	1.17	1.10	1.03	0.94
46	3.31	2.60	2.27	2.07	1.93	1.82	1.74	1.68	1.62	1.58	1.42	1.33	1.22	1.16	1.10	1.02	0.93
47	3.31	2.60	2.27	2.06	1.92	1.82	1.74	1.67	1.62	1.57	1.42	1.33	1.22	1.16	1.09	1.02	0.92
48	3.31	2.60	2.26	2.06	1.91	1.82	1.74	1.67	1.62	1.57	1.41	1.32	1.22	1.15	1.09	1.01	0.92
49	3.31	2.59	2.26	2.06	1.92	1.82	1.73	1.67	1.61	1.57	1.41	1.32	1.21	1.15	1.08	1.00	0.91
50	3.31	2.59	2.26	2.06	1.92	1.81	1.73	1.67	1.61	1.56	1.41	1.31	1.21	1.15	1.08	1.00	0.90
60	3.30	2.58	2.25	2.04	1.90	1.79	1.71	1.64	1.59	1.54	1.38	1.29	1.18	1.11	1.04	0.95	0.85
80	3.28	2.56	2.23	2.02	1.88	1.77	1.69	1.62	1.56	1.51	1.35	1.25	1.14	1.07	0.90	0.90	0.77
120	3.27	2.55	2.21	2.00	1.86	1.75	1.66	1.59	1.54	1.49	1.32	1.22	1.09	1.02	0.94	0.83	0.68
240	3.26	2.53	2.19	1.98	1.84	1.73	1.64	1.57	1.51	1.46	1.29	1.18	1.05	0.97	0.88	0.76	0.56
∞	3.24	2.52	2.17	1.96	1.81	1.70	1.62	1.54	1.48	1.43	1.25	1.14	1.01	0.92	0.82	0.65	0.00

附表 17　λ值（多个样本率比较时样本量估计用）$\alpha = 0.05$

v	0.9	0.8	0.7	0.6	0.5	0.4	0.3	0.2	0.1
					β				
1	0.43	1.24	20.6	2.91	3.84	4.90	6.17	7.85	10.51
2	0.62	1.73	2.78	3.83	4.96	6.21	7.70	9.63	12.65
3	0.78	2.10	3.30	4.50	5.76	7.15	8.79	10.90	14.71
4	0.91	2.40	3.74	5.05	6.42	7.92	9.68	11.94	15.41
5	1.03	2.67	4.12	5.53	6.99	8.59	10.45	12.83	16.47
6	1.13	2.91	4.46	5.96	7.50	9.19	11.14	13.62	17.42
7	1.23	3.13	4.77	6.35	7.97	9.73	11.77	14.35	18.28
8	1.32	3.33	5.06	6.71	8.40	10.24	12.35	15.02	19.08
9	1.40	3.53	5.33	7.05	8.81	10.71	12.89	15.65	19.83
10	1.49	3.71	5.59	7.37	9.19	11.15	13.40	16.24	20.53
11	1.56	3.88	5.83	7.68	9.56	11.57	13.89	16.80	21.20
12	1.64	4.05	6.06	7.97	9.90	11.98	14.35	17.34	21.83
13	1.71	4.20	6.29	8.25	10.23	12.36	14.80	17.85	22.44
14	1.77	4.36	6.50	8.52	10.55	12.73	15.22	18.34	23.02
15	1.84	4.50	6.71	8.78	10.86	13.09	15.63	18.81	23.58
16	1.90	4.65	6.91	9.03	11.16	13.43	16.03	19.27	24.13
17	1.97	4.78	7.10	9.27	11.45	13.77	16.41	19.71	24.65
18	2.03	4.92	7.29	9.50	11.73	14.06	16.78	20.14	25.16
19	2.08	5.05	7.47	9.73	12.00	14.41	17.14	20.56	25.65
20	2.14	5.18	7.65	9.96	12.26	14.71	17.50	20.96	26.13
21	2.20	5.30	7.83	10.17	12.52	15.01	17.84	21.36	26.60
22	2.25	5.42	8.00	10.38	12.77	15.30	18.17	21.74	27.06
23	2.30	5354	8.16	10.59	13.02	15.59	18.50	22.12	27.50
24	2.36	5.66	8.33	10.79	13.26	15.87	18.82	22.49	27.94
25	2.41	5.77	8.48	10.99	13.49	16.14	19.13	22.85	28.78
26	2.46	5.88	9.64	11.19	13.72	16.41	19.44	23.20	28.78
27	2.51	5.99	8.79	11.38	13.95	16.67	19.74	23.55	29.19
28	2.56	6.10	8.94	11.57	14.17	16.93	20.04	23.89	29.60
29	2.60	6.20	9.09	11.75	13.39	17.18	20.33	24.22	29.99
30	2.65	6.31	9.24	11.93	14.60	17.43	20.61	24.55	30.38
31	2.69	6.41	9.38	12.11	14.82	17.67	20.89	24.87	30.76
32	1.74	6.51	9.52	12.28	15.02	17.91	21.17	25.19	31.13
33	2.78	6.61	9.66	12.45	15.23	18.15	21.44	25.50	31.50
34	2.83	6.70	9.79	12.62	15.43	18.38	21.70	25.80	31.87
35	2.87	6.80	9.93	12.79	15.63	18.61	21.97	26.11	32.23
36	2.91	6.89	10.06	12.96	15.82	18.84	22.23	26.41	32.93
37	2.96	6.99	10.19	13.12	16.01	19.06	22.48	26.70	32.93
38	3.00	7.08	10.32	13.28	16.20	19.28	22.73	26.99	33.27
39	3.04	7.17	10.45	13.44	16.39	19.50	22.98	27.27	33.61
40	3.08	7.26	10.57	13.59	16.58	19.71	23.23	27.56	33.94
50	3.46	8.10	11.75	15.06	18.31	21.72	25.53	30.20	37.07
60	3.80	8.86	12.81	16.38	19.88	23.53	27.61	32.59	39.89
70	4.12	9.56	13.79	17.60	21.32	25.20	29.52	34.79	42.48
80	4.41	10.21	14.70	18.74	22.64	26.75	31.29	36.83	44.89
90	4.69	10.83	15.56	19.80	23.93	28.21	32.96	38.74	47.16
100	4.95	11.41	16.37	20.81	25.12	29.59	34.54	40.56	49.29
110	5.20	11.96	17.14	21.77	26.25	30.90	36.04	42.28	51.33
120	5.44	12.49	17.88	22.68	27.34	32.15	37.47	43.92	53.27

参考文献

[1] 史周华. 医学统计学 [M]. 3 版. 北京：人民卫生出版社，2022.

[2] 何雁. 中医药统计学 [M]. 5 版. 北京：中国中医药出版社，2021.

[3] 颜艳，王彤. 医学统计学 [M]. 5 版. 北京：人民卫生出版社，2020.

[4] 王彤，姚应水. 医学统计学 [M]. 北京：人民卫生出版社，2020.

[5] 徐刚，闫国立. 医学统计方法学 [M]. 北京：中国中医药出版社，2019.

[6] 李康，贺佳. 医学统计学 [M]. 7 版. 北京：人民卫生出版社，2018.

[7] 魏高文. 卫生统计学 [M]. 2 版. 北京：中国中医药出版社，2018.

[8] 罗家洪，郭秀花. 卫生统计学（案例版）[M]. 2 版. 北京：科学出版社，2018.

[9] 李国春. 中医统计学 [M]. 3 版. 北京：科学出版社，2018.

[10] 李晓松. 卫生统计学 [M]. 8 版. 北京：人民卫生出版社，2017.

[11] 史周华. 中医药统计学与软件应用 [M]. 北京：中国中医药出版社，2017.

[12] 张雪飞. 医学统计学 [M]. 北京：中国医药科技出版社，2016.

[13] 胡良平，赵铁牛，李长平. 医学综合设计与数据分析 [M]. 北京：电子工业出版社，2014.

[14] 孙振球，徐勇勇. 医学统计学 [M]. 3 版. 北京：人民卫生出版社，2014.

[15] 李晓松. 医学统计学 [M]. 3 版. 北京：高等教育出版社，2014.

[16] 方积乾. 卫生统计学 [M]. 7 版. 北京：人民卫生出版社，2013.

[17] 贺佳. 卫生管理统计及软件应用 [M]. 北京：人民卫生出版社，2012.